本草纲目：

养生保健、对症食疗一本通

胡维勤◎主编

江西科学技术出版社

·南昌·

图书在版编目（CIP）数据

本草纲目：养生保健、对症食疗一本通/胡维勤主编. — 南昌：江西科学技术出版社，2017.12
ISBN 978-7-5390-6093-4

Ⅰ.①本… Ⅱ.①胡… Ⅲ.①养生(中医)－基本知识②食物疗法 Ⅳ.①R212②R247.1

中国版本图书馆CIP数据核字（2017)第238477号

选题序号：ZK2017252
图书代码：D17089-101
责任编辑：邓玉琼　张旭　万圣丹

本草纲目：养生保健、对症食疗一本通

BENCAO GANGMU: YANGSHENG BAOJIAN、DUIZHENG SHILIAO YIBENTONG　　胡维勤　主编

摄影摄像　深圳市金版文化发展股份有限公司
选题策划　深圳市金版文化发展股份有限公司
封面设计　深圳市金版文化发展股份有限公司
出　　版　江西科学技术出版社
社　　址　南昌市蓼洲街2号附1号
　　　　　邮编：330009　电话：（0791）86623491　86639342（传真）
发　　行　全国新华书店
印　　刷　深圳市雅佳图印刷有限公司
开　　本　720mm×1 020mm　1/16
字　　数　160千字
印　　张　11
版　　次　2018年3月第1版　2018年3月第1次印刷
书　　号　ISBN 978-7-5390-6093-4
定　　价　29.80元

赣版权登字：-03-2017-344

序言

本草智慧，调养生息

《本草纲目》是以宋朝唐慎微的《证类本草》为主要资料增删考订而成。作者李时珍花了约27年的时间，修改编写完成《本草纲目》一书，编书过程中他参考了800多种书籍，并亲自到各地去进行实地考察，耗费许多心力。

《本草纲目》共52卷，其中所记载的食材及药材共1892种，每种都分列释名（确定名称）、集解（叙述产地）、正误（更正过去文献的错误）、修治（炮制方法）、气味、主治、发明（分析药物的功能）、附方（收集民间流传的药方）等项。如此详尽且完整的说明与记录，让《本草纲目》一直到现代，仍广为流传，并在生物、化学、天文、地理乃至于历史方面，都有一定的贡献。

《本草纲目》的实用性

从《本草纲目》中，可以认识到日常生活里许多宜药宜食的食物，改变人们对于药物的既有观念，并减轻排斥感。随着健康观念的增强，人们对于本草的认识和利用也越来越多，本书特别收录《本草纲目》中较常见的各种食材及药材，详细说明其特色及保健功效，并加上现代营养学的成分分析，在活用这些食材与药材入菜的时候，可以让人们有更完整的知识及营养概念。

养生之道——药食同源

我们的祖先运用智慧，在生活实践中逐渐发现许多食物不仅可以用来止饿，还有补养身体的功用，而且还能够治疗一些简单的疾病。在此基础上，无数的中医学家、道家及佛家等又通过努力不懈的积累与总结，归纳形成了独特的中医食疗养生体系。中医认为“食之偏性为药性”，药物和食物是不可分的，其分类是相对的，药物是食物，食物也是药物，是人类赖以生存的基础，人体所需的营养主要是通过日常饮食中获取的。

合理的膳食安排不只可以填饱肚子，更重要的是达到强身健体、延年益寿、治疗疾病等作用。因此，人们日常饮食以食物为主，逐渐地，人体机能对其极为适应，食补能达到最好的效果。再者，食补和日常饮食互不冲突，完全可以结合日常饮食来安排，不用担心是否有服药禁忌等，实行起来极为便利。

本书对于日常生活中常见的疾病，以及老年人、妇女和小孩常见的疾病，有详尽的病症说明及治疗原则，并根据不同的病症，搭配《本草纲目》中的食材与药材，设计可以调养该病症的养生食谱，在治疗疾病的同时，还可以达到调整体质的作用，做到真正的药食同源！

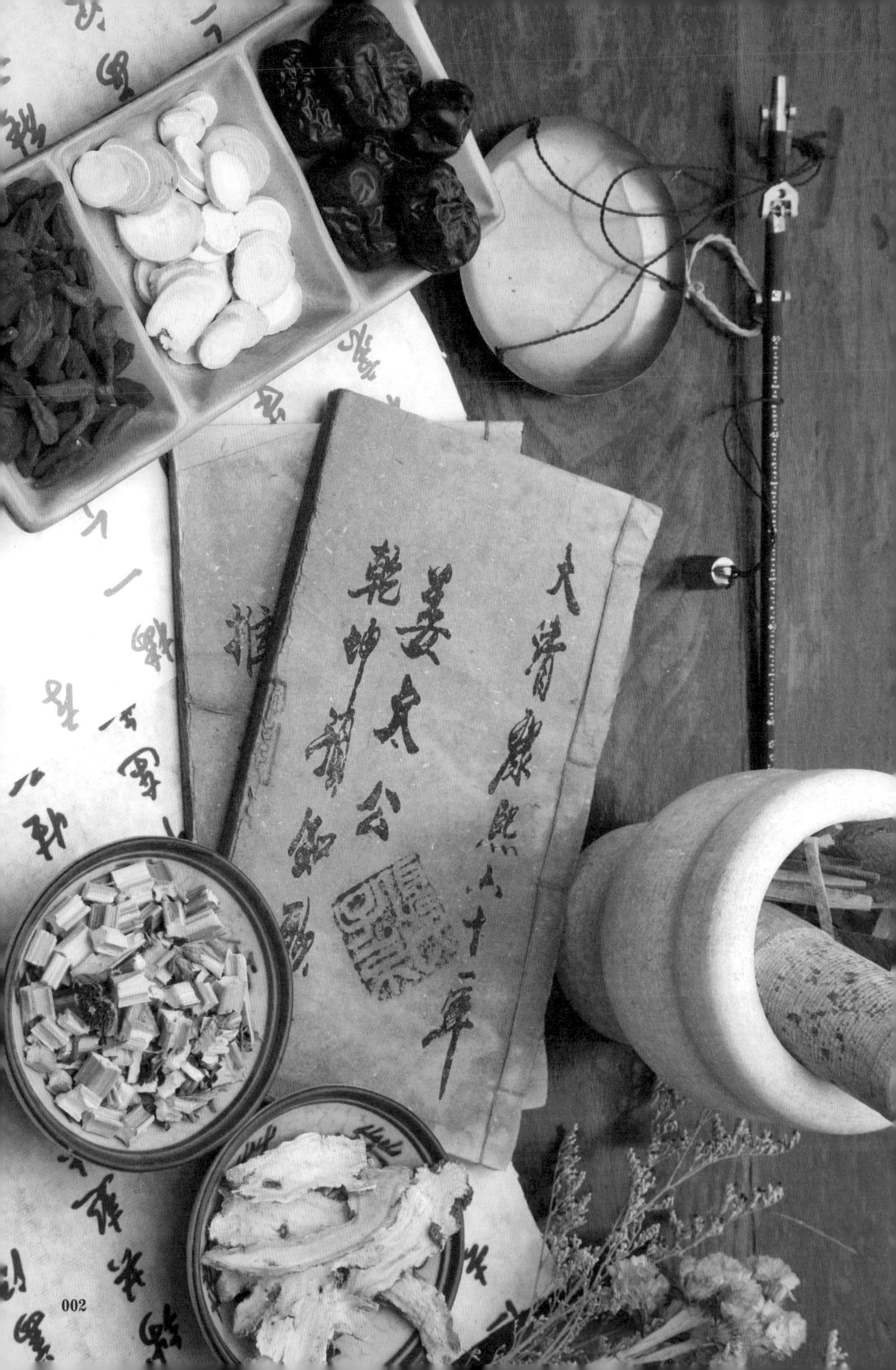

目　录
CONTENTS

Chapter 1
本草纲目中
常见的养生食材

Chapter 2
一般常见病 对症调养食疗方

Chapter 3
老年人常见病 养生固本食疗方

Chapter 4

妇科常见病
补血滋养食疗方

Chapter 5

儿科常见病
体质调整食疗方

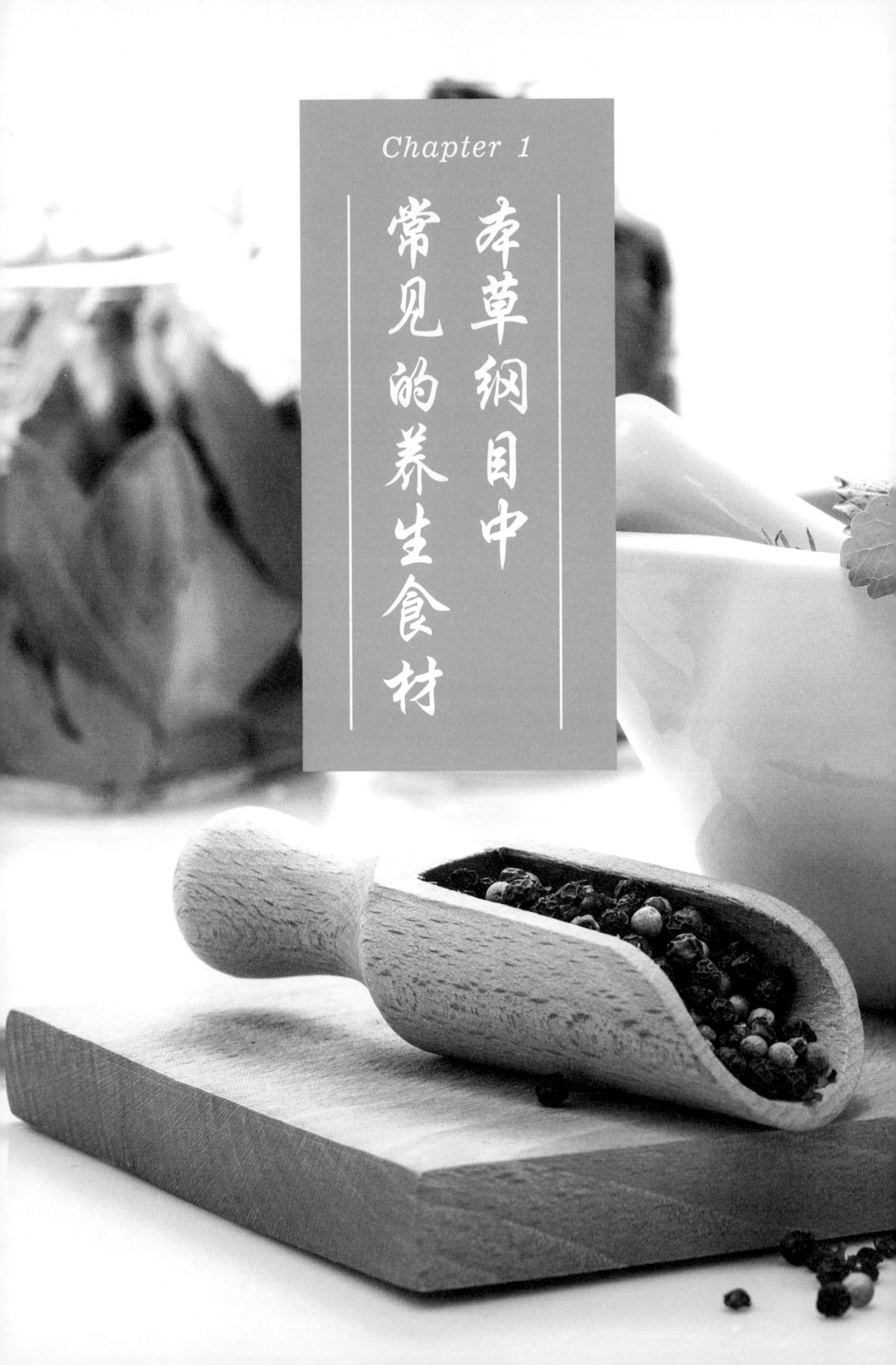
Chapter 1
本草纲目中
常见的养生食材

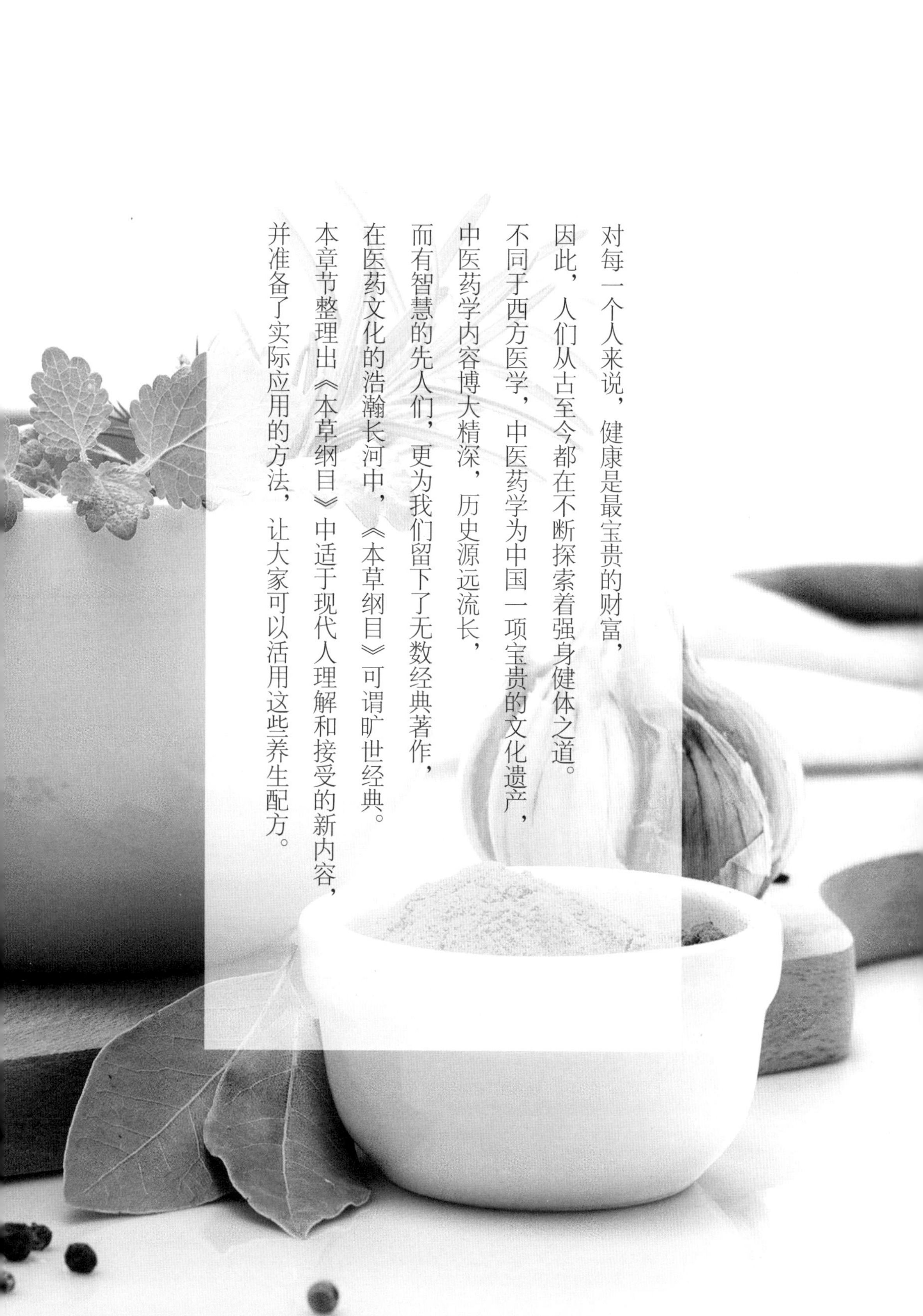

对每一个人来说，健康是最宝贵的财富，
因此，人们从古至今都在不断探索着强身健体之道。
不同于西方医学，中医药学为中国一项宝贵的文化遗产，
中医药学内容博大精深，历史源远流长，
而有智慧的先人们，更为我们留下了无数经典著作，
在医药文化的浩瀚长河中，《本草纲目》可谓旷世经典。
本章节整理出《本草纲目》中适于现代人理解和接受的新内容，
并准备了实际应用的方法，让大家可以活用这些养生配方。

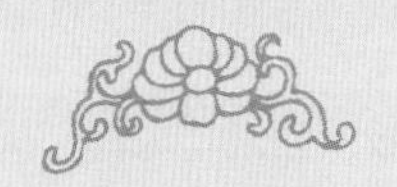

稻

《本草纲目》记载

暖脾胃，止虚寒泄痢，缩小便，收自汗，发痘疮。

释名

稻是草本类稻属植物的统称。一般所说的稻是指需要在水田种植的庄稼总称，而本草上的稻专指糯米。稻字是从舀字转变过来的，而舀字的本意恰恰就是一个人在石臼上舂米。因它的口感又黏又软，所以又称作糯米。

食材特色

南方的水田大多数都种稻。它本身有点黏性，可以用来酿酒，酿出的酒口感绵密，不像北方的酒那样浓烈。

稻的种类很多：根据谷壳的颜色区分，有红色的和白色的两种；根据谷壳的外形特征区分，有有毛的和无毛的两种；根据米的颜色区分，有红色的和白色的两种。最好吃的稻米，是像秋霜一样洁白的长粒米，煮熟之后清香满室，十分可口。

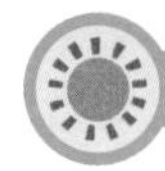

保健功效

常食用稻米可以滋补身体，补脾胃，养气血。且可以治疗痢疾，止频尿。

日常养生配方

牛奶饭

与正常煮饭的程序一样，只不过将水换成牛奶。食用牛奶饭有养胃补血、丰润皮肤的滋补美容功效。另外，可改善便秘。

五谷饭

在白米中加入五谷杂粮，用清水浸泡至少3个小时后，再放入电锅中煮，煮的时间要比煮一般白米饭多20分钟左右。五谷杂粮对体重过重、糖尿病、便秘、心血管疾病都有不错的疗效及预防作用。

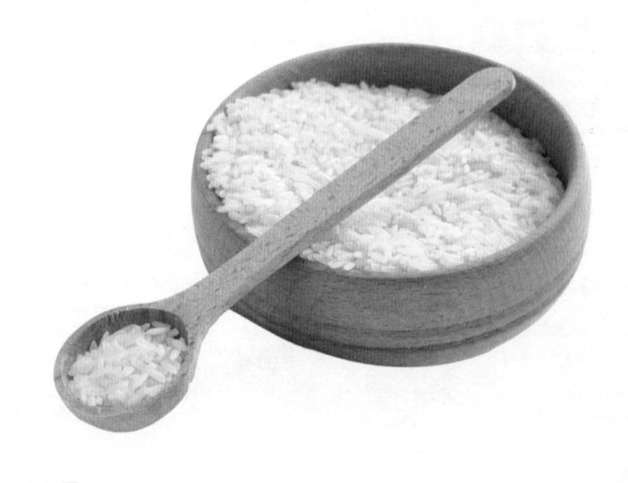

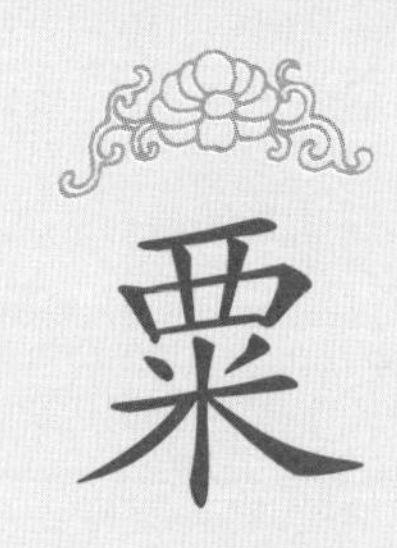

粟

《本草纲目》记载

养肾气，去脾胃中热，益气。陈者：苦，寒。治胃热消渴，利小便。

释名

粟又名小米，中国古称为禾或稷，亦称作粱，约有八千多年的栽培历史。

食材特色

粟的种类很多，穗大、毛长且粒粗的是粱，穗小、毛短并且粒细的是粟。苗和茅草相似。种类多，大概有数十种，有青、赤、黄、白、黑等多种颜色，因此，名称很多。

粟的成熟期有早有晚，苗秆有高有低，米的味道有好有坏。如果种植时顺应天时地利，那么不用费太多工夫就能有很好的收成，否则就会劳而无获。一般而言，早粟外皮薄、米粒充实，晚粟则恰好相反。粟过去是古人的主食，用于炊饭、煮粥、酿酒等。

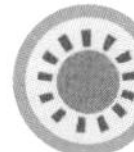

保健功效

粟即小米，营养价值极高，适宜老人、小孩等身体虚弱的人滋补。经常食用有降血压、预防消化不良、补血健脑的功效。还有减轻皱纹、黑斑、色素沉淀等美容作用。

日常养生配方

小米粥

小米熬至软烂，加入适量红糖即可。红糖小米粥营养丰富，含铁量高，对于产妇产后滋阴养血大有功效，有助于恢复体力，所以有“补血汤”之美称。

小米麻糬

将小米蒸熟后，捣成麻糬，蘸取大豆粉或是花生粉食用，比起糯米做的麻糬来，要更好消化吸收。

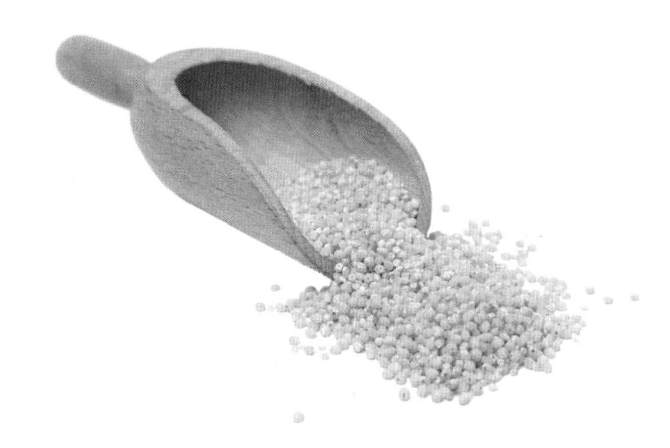

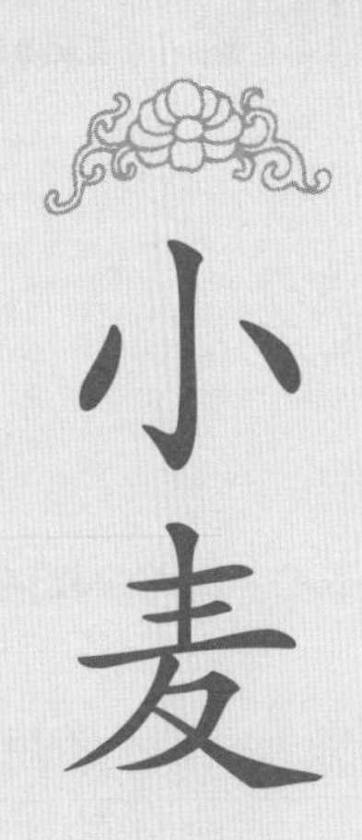

小麦

《本草纲目》记载

熬末服，杀肠中蛔虫。陈者煎汤饮，止虚汗。烧存性，油调涂诸疮，汤火灼伤。

释名

上天所降下祥瑞的麦，一为来二为麰，像芒刺的形状。来像它的果实，麰像它的根，故得“麦”称。梵文把麦叫作迦师错。

食材特色

小麦是世界上总产量第二多的粮食作物，仅次于玉米。大、小麦都是秋天播种，冬天成长，春天长叶，夏天结果实，具备了四季的精华，因此，被称为“五谷之贵”。

有些地方气候较暖和，春天播种，夏天就可以收割，称为春小麦。但这种小麦和秋小麦相比，没有经过四季的洗礼，有微毒。北方人种小麦用漫撒的方法，南方人种麦子用撮撒的方法，所以北方的麦皮薄但肉多，南方的麦子则相反。

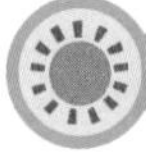

保健功效

小麦是北方人的主要食材，不仅营养价值极高，而且有一定的药效。可以健脾益肾、止血养心，还有滋润皮肤的美容效果。

日常养生配方

小麦面食

小麦面粉做的面食，家常食用的有饼、馒头、包子、饺子、馄饨等，尤其是包子、饺子、馄饨在加入菜、肉做成的馅后，可以使营养成分搭配合理，更有益人体吸收。

红枣小麦汤

小麦、红枣洗净，一起入锅煮至小麦熟烂，饮用时可加适量白糖。此汤专治神经紊乱及妇女更年期症状。

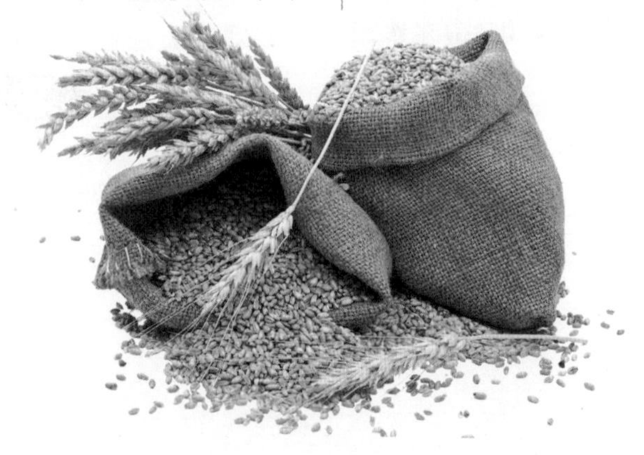

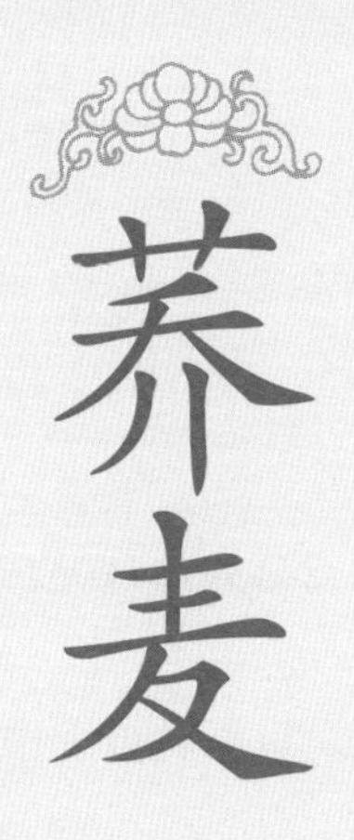

荞麦

《本草纲目》记载

实肠胃，益气力，续精神，能炼五脏滓秽。作饭食，压丹石毒，甚良。以醋调粉，涂小儿丹毒赤肿热疮。

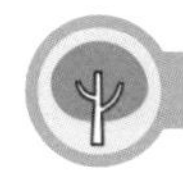

释名

荞麦又名三角麦、乌麦、花荞、花麦、甜麦，它的茎柔弱且上翘，这种特点使得它很容易生长，而且易收割。有些人称它为甜荞，用以区别口感不佳的苦荞。

食材特色

荞麦这种作物在南北方都有种植。一般在立秋前后播种，到八九月便可以收割。荞麦最怕霜冻，如果在收割前遇到霜冻，会大幅减产。其植株一般能长到30～60厘米高，赤红色的茎，碧绿色的叶子，开着密密的小白花。荞麦的果实完全成熟时呈乌黑色，上面有三个棱，像羊蹄一样。

北方人将它磨成面粉，做成煎饼，食用时会搭配葱蒜，别有一番风味。

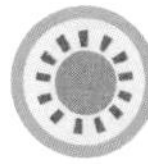

保健功效

荞麦含有丰富的蛋白质、维生素，有降血脂、保护视力、软化血管、降低血糖的功效。同时，荞麦可杀菌消炎，有“消炎粮食”之美称。

日常养生配方

荞麦粥

将洗净的荞麦米和瘦肉丝一起煮，至八分熟时，可放入其他的配料（黄瓜、胡萝卜等），煮熟后加入适量的盐即可。此粥有止咳、平喘的作用，对高血压等心血管疾病也有辅助治疗的功效。但荞麦不易消化，不宜多食。

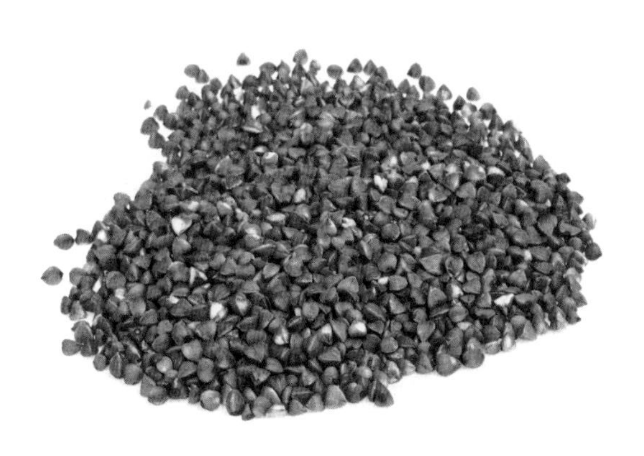

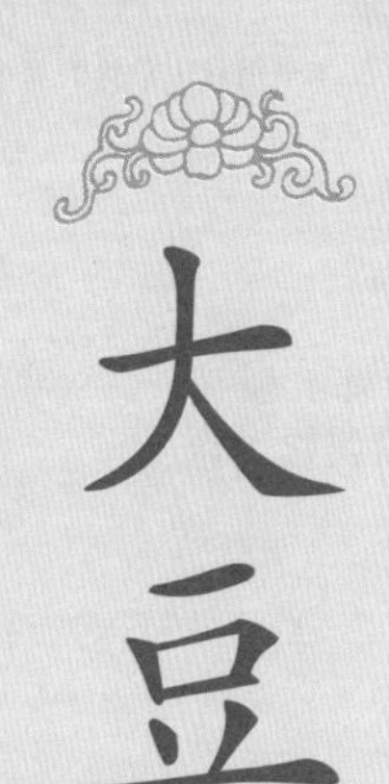

大豆

《本草纲目》记载

治肾病，利水下气，制诸风热，活血，解诸毒。

释名

豆，是有豆荚类谷物的总称。而篆文中的豆，就像种子在豆荚中的样子。豆的角叫豆荚，豆的叶叫豆藿，豆的茎叫豆萁。大豆是豆类中非常重要的一种，一般指黄豆、黑豆、青豆三类。

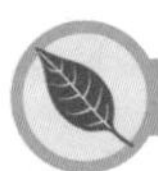

食材特色

大豆有黑色、白色、黄色、褐色、青色、花斑色等颜色。黑色的叫作乌豆，可以入药、充饥，还可以做成豆豉；黄色的可以做成豆腐，也可以榨油或做成豆瓣酱；其他颜色的都可以炒熟后食用。

各种大豆都是在夏至前后播种的，长成后苗高90～120厘米；叶子呈桃形；秋天时开白花；豆荚大概有2～3厘米长。所有的大豆都禁不起霜害，一场秋霜过后就会慢慢地干枯。

种植大豆如果想要丰收，通常会采用以下的办法：用几个布袋装等重的大豆，冬至当天埋在阴暗潮湿的地方，15天后取出，选用较重的布袋的豆子来播种。大豆的保存时间较长，可存放一年之久，故可储备，以应不时之需。

保健功效

大豆富含植物蛋白，可以增强体质和身体的抗病能力，还有降血脂、降血压和减肥的功效，并能补充人体所需要的热量，可以预防便秘，极适宜老年人食用。

日常养生配方

黄豆汤

黄豆、干香菜、葱白、白萝卜一起炖煮，加入适量调味料，煮至黄豆熟烂即可。该汤鲜美且营养丰富，可以缓解感冒等症状。

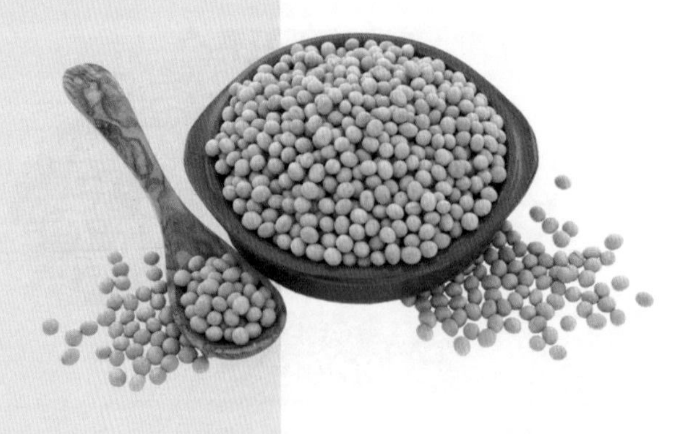

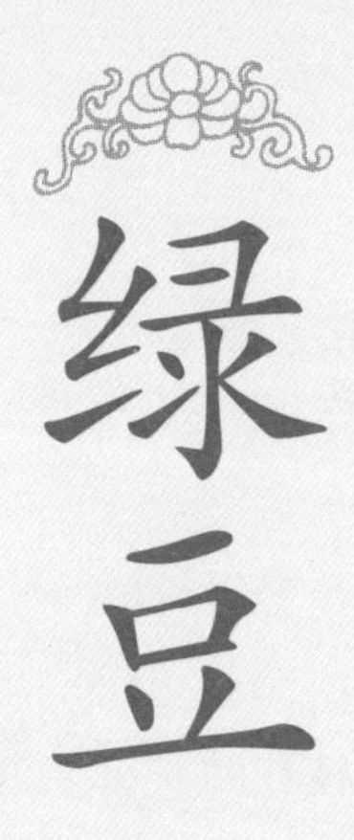

绿豆

《本草纲目》记载

厚肠胃。作枕，明目，治头风头痛。除吐逆。治痘毒，利肿胀。

日常养生配方

绿豆汤

把绿豆洗净，加入适量的清水，煮熟即可食用。还有一种更简便的方法，就是把绿豆洗净，放入保温瓶中，再加入热开水，盖上瓶盖，20分钟后即可食用。绿豆汤被誉为“神仙汤”，不仅是炎炎夏日祛热解暑的饮料，还有极强的药用价值。

释名

绿豆又名青小豆，古称文豆。之所以叫绿豆，是因为它的颜色是绿色的。古书中写作“菉豆”。

绿豆分为油绿豆及粉绿豆两种，油绿豆种皮厚且具光泽，适合加工制成馅；粉绿豆种皮略带粉质，煮后味香无硬粒，较受人们喜爱。

食材特色

大部分地区都可以种植绿豆，每年春夏都可播种。长成时，绿豆株大约30～70厘米高，叶子小小的，上面长有小茸毛，约90天后才会开花，花也很小。绿豆的豆荚和赤豆荚十分相似。

由于绿豆成长期较长，早点种晚点种都有一定的收获。但收割早种的叫摘，意思是可以多次获取；而收割晚种的叫拔，意思是一次性拔掉。

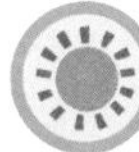

保健功效

绿豆是一种传统食品，它富含蛋白质，可以刺激神经，增强食欲；绿豆有降血脂、降胆固醇的功效，可以预防冠心病、心绞痛。最新研究显示，绿豆还可解毒、抗过敏，而且还能预防癌症。老人、小孩及身体虚弱者长期食用绿豆可以滋补身体、增强体力。

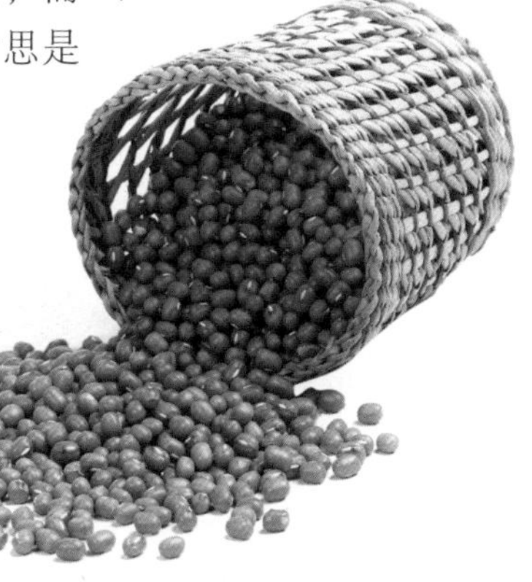

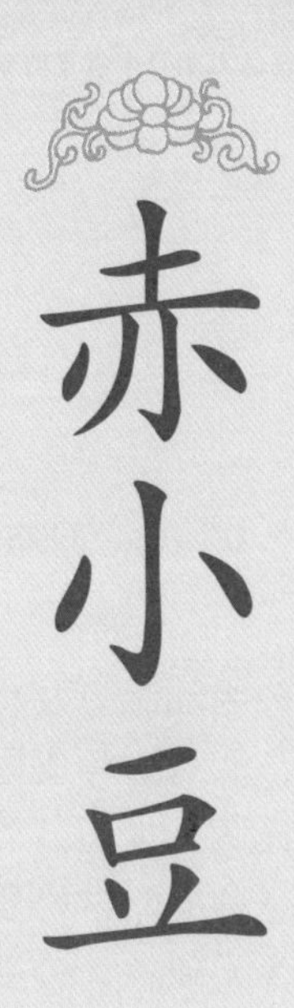

赤小豆

《本草纲目》记载

辟瘟疫，治难产，下胞衣，通乳汁。和鲤鱼、蠡鱼、鲫鱼、黄雌鸡煮食，并能利水消肿。

释名

小豆是总称，有三四个品种。现今说的红豆、白豆、绿豆等都属于小豆。这里把可以入药的红色小豆称作赤小豆。

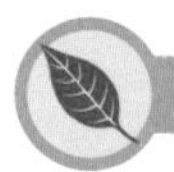

食材特色

这种豆子只有个头小且是暗红色的才能入药，而个头大、颜色是浅红或深红的治病效果则较低。

赤小豆一般在夏至后播种，成长后苗高30厘米左右，枝和叶长得与豇豆相似，不过赤小豆的叶子较小、较圆。秋天开银褐色的小花，形状也和豇豆花相似，有淡淡的腐臭味。豆荚有5～8厘米长，比绿豆荚稍大，外皮是白里透红的颜色。

赤小豆可以煮粥、煮饭，另可将它做成豆馅，制成面食。

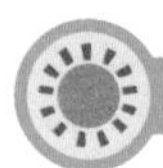

保健功效

赤小豆可做粮食，也可作副食品，例如：粥、馅、风味小吃等。注意，赤小豆不是相思豆，它们只是外形相似。相思豆含有毒蛋白，不可内服，切勿将相思豆当成赤小豆而误食。

赤小豆可消肿利尿、解酒、解毒，还有降血压、降血脂的功效。赤小豆对癌症、糖尿病也有一定作用，经常食用还有减肥效果，尤其是对腿部肥肿者更加有效。

日常养生配方

赤小豆粥

赤小豆和粳米洗净一起煮，煮至软烂即可，食用时可加入适量白糖。此粥营养丰富，药用功效强，可治疗水肿、脚气、腮腺炎等症，孕妇食用还可催奶。

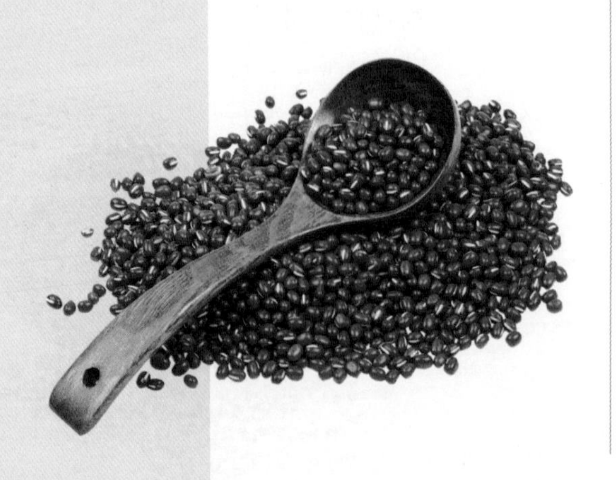

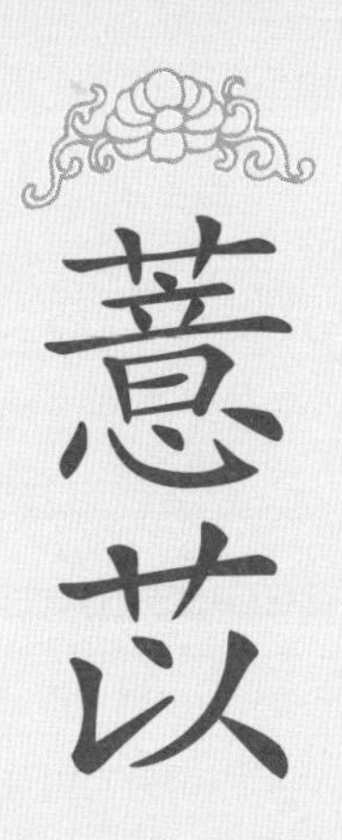

薏苡

《本草纲目》记载

健脾益胃，补肺清热，去风胜湿。炊饭食，治冷气。煎饮，利小便热淋。

释名

薏苡这个名称的来历不详。这种植物的叶子像蠡实叶，但是是解散的，另外又像芑黍的苗，因此，有解蠡、芑实这两个别称。

食材特色

现在有很多人种薏苡。每年二、三月，薏苡的宿根开始生长，叶子就像初生的斑茅，到了五、六月便开花结实。

结的果实有两种：一种口感有些黏牙，外形尖且外壳薄，这就是薏苡仁，呈白色，就像糯米一样，可以熬粥吃，也可以磨成面吃，还可以酿酒；另一种圆形的外壳又尖又厚，就是菩提子，可用线串起来当作念经用的佛珠，也就是我们说的念珠。

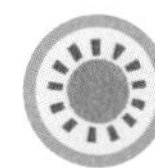

保健功效

薏苡仁的有效成分可以促进新陈代谢，能滋补身体，还可以清热利尿、防癌抗癌、美容。经常食用薏仁对慢性肠炎、消化不良、脚气等症均有一定的疗效，所以它有“生命健康之禾”的美称。

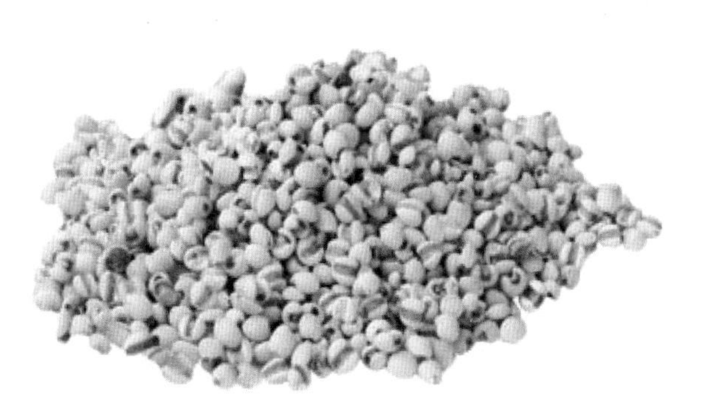

日常养生配方

薏仁粥

薏苡仁和粳米一起放入锅中，加清水熬粥，熬至软烂即可，食用时可加入适量白糖。经常食用此粥有利尿、防癌的功效，适用于体弱、身体浮肿者。

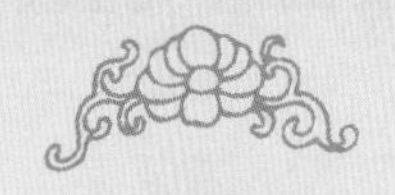

玉米

《本草纲目》记载

调中开胃。

释名

玉米又名玉高粱、玉蜀黍。中医认为玉米性平味甘，有开胃、健脾、除湿、利尿等作用，主治腹泻、消化不良、水肿等。

食材特色

玉米刚开始的时候是在西部地区种植，但种植的数量不多。它的苗和叶与高粱相似，但较矮、较肥厚。苗高90～120厘米，六、七月开花成穗，苗中间长出一个鱼形苞，苞的上面长有白色的玉米须，玉米须很长。随着时间，苞逐渐张开，露出一个个紧密挨着的黄白色的果实。果实可以食用，炸、炒都行。

现代玉米的栽种技术越来越发达，有许多不同的品种，像是紫玉米、水果玉米等，甜度和营养价值都更高。

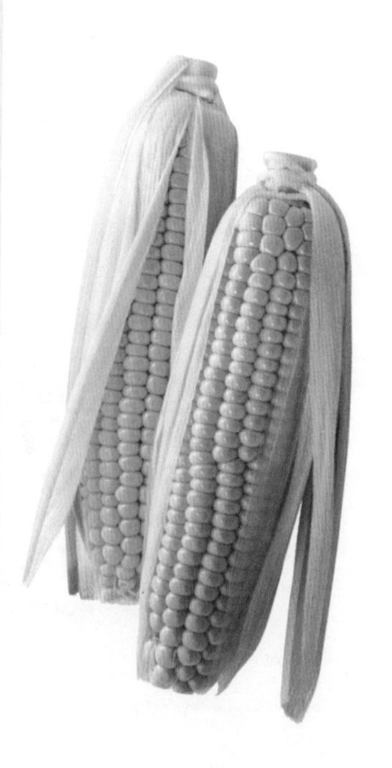

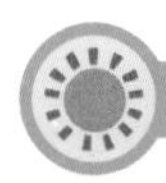

保健功效

玉米具有清湿热、利肝胆、延缓衰老等功能，经常食用可预防高血脂、高血压等心脑血管疾病，也有一定的健脑、防癌功能。因此，玉米有“保健佳品”之称。

日常养生配方

玉米排骨汤

将排骨剁成块状，玉米去皮、去丝，切成小段。在砂锅内放水，将排骨和葱、姜放入锅内，滴入少许米酒，待砂锅内水煮沸有浮沫时，捞掉浮沫，再放入玉米，一起煲。煲熟后加入少许盐调味即可。经常食用有健脾益胃、防癌抗癌、润肺养心和延年益寿的功效。

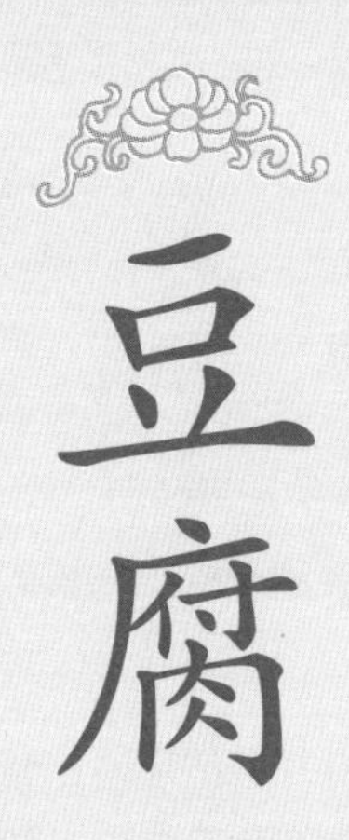

豆腐

《本草纲目》记载

宽中益气，和脾胃，消胀满，下大肠浊气。清热散血。

释名

豆腐没有别名，其制作的方法，始于西汉淮南王刘安。刘安为求长生不老药，在炼丹时以黄豆汁培育丹苗，无意中发明了豆腐，并传入民间。

食材特色

所有的黑豆、黄豆、豌豆、泥豆、白豆、绿豆等豆子，都可以制成豆腐。

制作方法如下：先以水将豆子泡发，大约要泡至隔天，然后把泡好的豆子磨碎，滤掉渣滓，加入适量水煮沸，最后加入盐卤汁凝结便可完成。有些地区最后是改加石膏末，也可以达到凝结的效果。凝结后上面有一层皮，将它揭下来晾干，就是人们常说的豆腐皮。

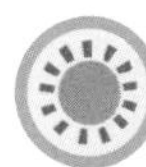

保健功效

豆腐以其高蛋白、低脂肪、低热量、低胆固醇等优点成为人们喜爱的食品。豆腐有护肝养胃的作用，经常食用还有防癌、预防老年痴呆、预防糖尿病、提高记忆力等功效，是儿童、病弱者及老年人补充营养的食疗佳品。

日常养生配方

豆腐海带汤

豆腐切块，海带切片，放入适量水，开锅后加入适量配料（盐、芝麻油等），煮熟即可。此汤味道鲜美，营养丰富，有降血脂、降血压的作用，且在一定程度上有预防支气管炎、肝炎和减肥的功效。

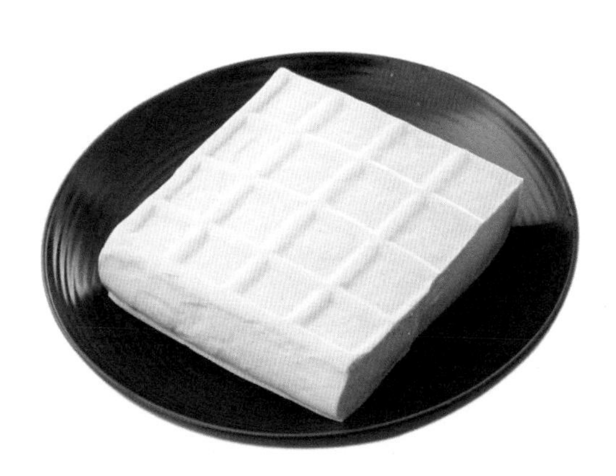

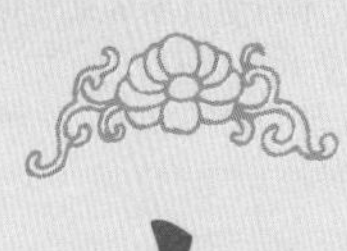

山药

《本草纲目》记载

益肾气，健脾胃，止泻痢，化痰涎，润皮毛。

释名

山药俗名薯蓣，又有大薯、山蓣、田薯、薯药及淮山等称呼。名字不同，或许是发音有轻有重，又或许是因为讹传。不过也有人说，薯蓣因唐代宗名字叫预，为了避其讳而改名叫薯药，后因为避讳宋英宗的名字署，便改名为山药，这时已和当初的称呼完全不同了。

食材特色

山药如要入药，野生的效果最好，如要食用则自栽的较好。

山药四月生苗延蔓，紫茎绿叶，叶子有三个尖，像牵牛叶但更厚更光润，五、六月开穗状淡红色的花，结荚成簇，豆荚有三个棱，坚硬但无仁。种子长在豆荚的旁边，大小不一，外皮黄色但内瓤为白色，煮后食用味道甘甜爽滑。

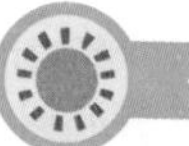

保健功效

山药的成分有降血糖、调节血脂、增强身体免疫力的作用，最适宜老年人及身体虚弱者。经常食用山药还有美容减肥的功效。

日常养生配方

牛肉炖山药

牛肉和山药切块，两者同时放入锅中，加清水及盐等调味，煮至肉烂汤浓即可食用。此菜适宜冬天进补。如加上木耳，滋补功效更强。

山药排骨汤

山药和排骨切块后，一起放入锅中，加清水以大火煮滚后，转中小火炖煮40分钟左右，煮至山药熟软，再加少许盐调味即可。山药与排骨所熬出的汤头，浓醇美味，又能补养身体。

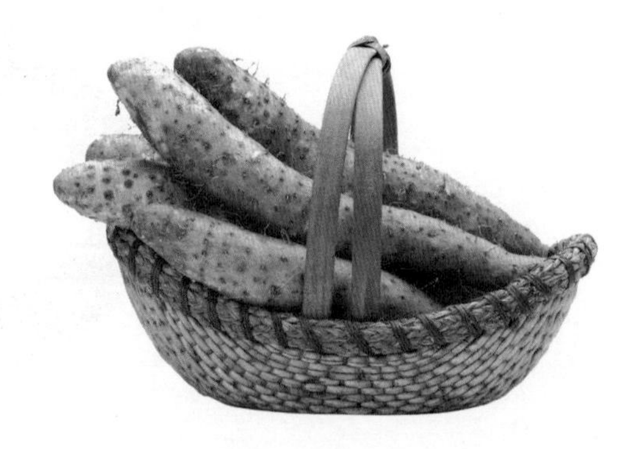

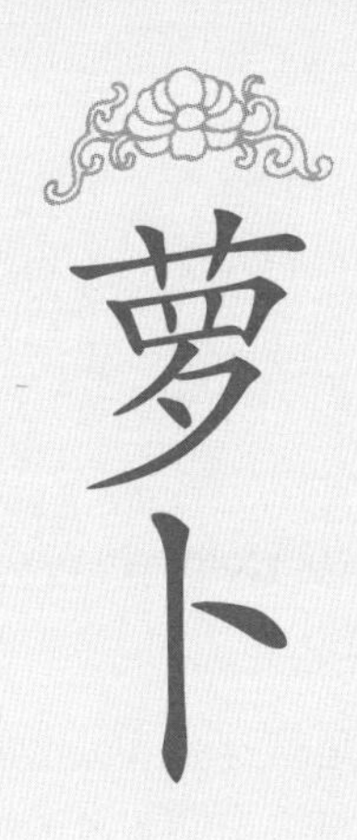

萝卜

《本草纲目》记载

主吞酸，化积滞，解酒毒，散瘀血，甚效。末服，治五淋。丸服，治白浊。煎汤，洗脚气。

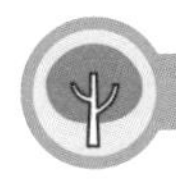

释名

古人根据四季替萝卜起了四种不同的名字，春天为破地锥；夏天为夏生；秋天为萝卜；冬天为土酥，是洁白如酥的意思。

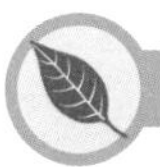

食材特色

萝卜现在各地都有。一般在六月播种，秋天采苗，冬天挖根。根的颜色有红有白，外形有长形也有圆形。一般种在沙土里的又脆又甜，而种在贫瘠的土地则会又硬又辣。

萝卜的根和叶都可食用，生吃熟食皆可，也可以做成馅和酱菜，还可以和醋或糖一起吃，为蔬菜中对人最有益处的食材之一。萝卜中的矿物质可促进胃肠蠕动，有助于体内废物的排出。正是由于萝卜有这样的药用价值，才有“冬吃萝卜夏吃姜，不用医生开药方”的说法。

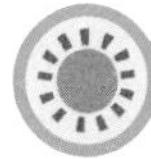

保健功效

常吃萝卜可降低血脂、软化血管、稳定血压，也可预防冠心病、动脉硬化、胆石症等疾病。

萝卜所含热量较低，纤维质较多，吃后易产生饱足感，这些都有助于减肥。萝卜含有能诱导人体自身产生干扰素的多种微量元素，可增强身体免疫力，抑制癌细胞的生长，对防癌、抗癌有重要作用。

日常养生配方

牛腩白萝卜汤

将白萝卜去皮后洗净切块，牛腩切块，两种材料放入煲汤锅中，加水。煲3小时后加入姜片及盐，上桌前再撒上葱花。萝卜有消渴利水的功效，牛肉可补中益气、滋养脾胃、强筋健骨。推荐内热、消渴、消化不良、气滞胃痛者多饮用。

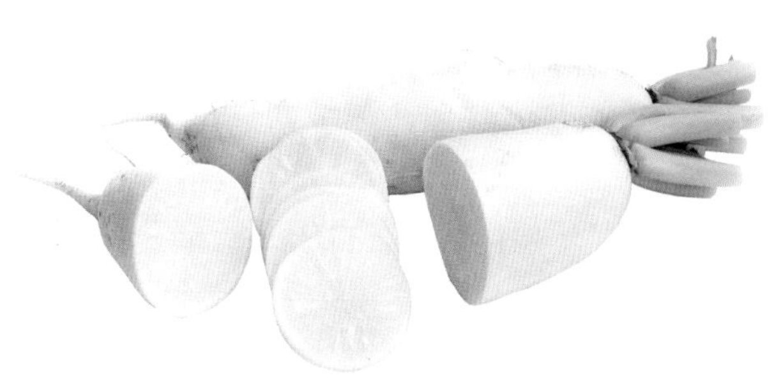

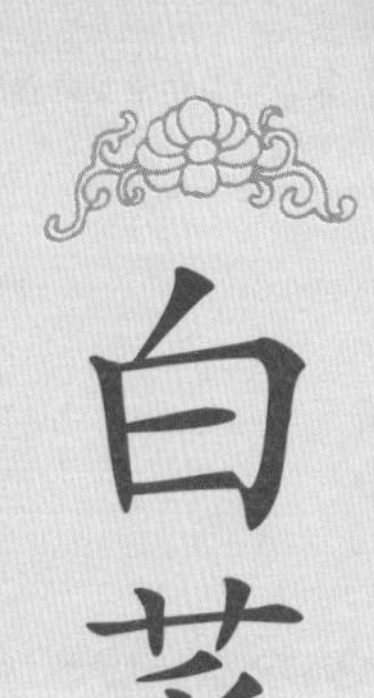

白菜

《本草纲目》记载

通利肠胃，除胸中烦，解酒渴。消食下气，治瘴气，止热气嗽。冬汁尤佳。和中，利大小便。

释名

因白菜在冬天凋谢得较晚，有松树的特性，所以称为菘。而人们因为它的颜色青白，所以习惯称之为白菜。

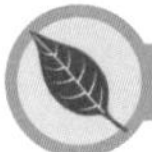

食材特色

白菜有两种：一种茎是青色的，又圆又厚，即大白菜；一种是白色的茎，又薄又扁，即小白菜。这两种白菜的叶都是青白色。

白菜品种多，中国古诗描写的白菜，即绍菜，粤人叫黄芽白，天津大白菜简称津白，古称黄矮菜，上海人叫黄芽菜。台湾的大白菜是黄芽白菜、结球白菜、包心白菜；小白菜又叫青菜、白菘、江门白菜。

白菜清甜且水分多，味道爽口，不论是制作成腌菜或是煮汤、炒炖，都有不同的好滋味。

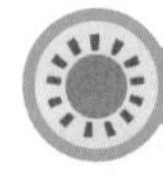

保健功效

白菜有“菜中之王”的美名，多吃白菜，具有护肤和养颜效果。白菜中的纤维不但能发挥润肠和排毒的作用，还能促进人体对动物性蛋白质的吸收。所以，民间有“百菜不如白菜”的说法。

日常养生配方

凉拌白菜

将白菜切丝，根据个人口味加入适当的盐、酱油、醋等调味料即可。此菜清脆爽口，有解毒开胃之功效。其脂肪含量极低，是不可多得的减肥佳品。

醋熘白菜

将白菜切块，先将白菜梗放入热油锅中炒软后，再放入白菜叶略炒，起锅前加醋炝锅，并以少许的盐调味。

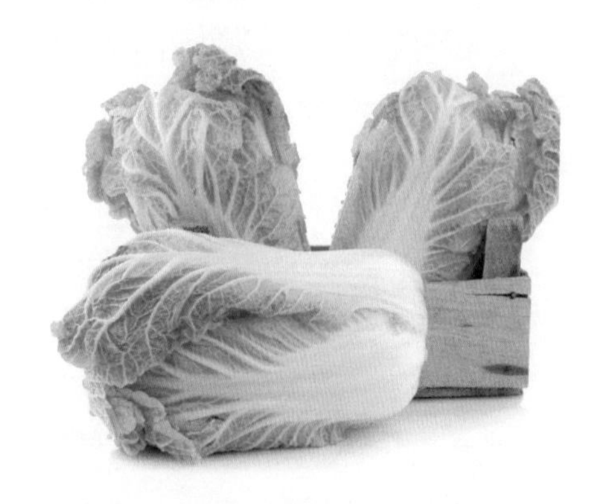

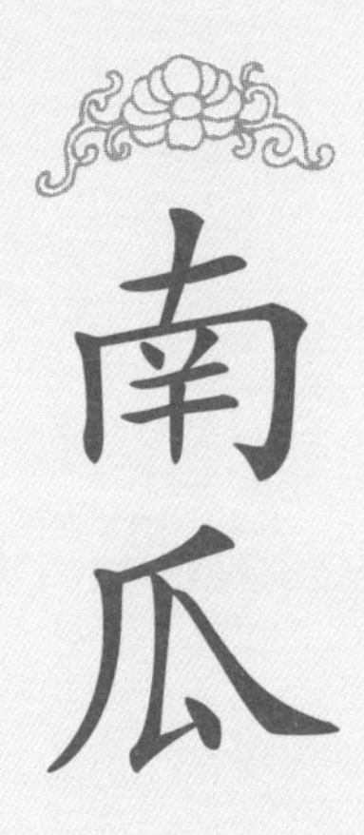

南瓜

《本草纲目》记载

补中益气。

释名

南瓜是葫芦科南瓜属的植物。因产地不同，其叫法各异，又名麦瓜、番瓜、倭瓜、金冬瓜，台湾又称为金瓜，原产于北美洲。

食材特色

南瓜每年二月播种，最适宜种在肥沃的沙质土地。四月出苗引蔓，蔓最长能有3000厘米，每根蔓上都有节，每一节下面都长有根，入土就扎根。

南瓜的茎是中空的；叶子形状和蜀葵相似，大小和荷叶相同；八九月时开黄色的花，和西瓜花相似；瓜很圆，外皮和甜瓜一样有棱，颜色有绿、黄、红三种。黄色的瓜肉肥厚，但不可生吃，食用时要去除皮和瓤。

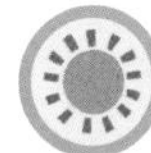

保健功效

南瓜含有丰富的微量元素钴和果胶。钴的含量之高，是其他蔬菜都无法比拟的，钴是胰岛细胞合成胰岛素所必需的微量元素，常吃南瓜有助于预防糖尿病。果胶则可延缓肠道对糖和脂质的吸收，有助减肥。另外，南瓜还可护肝、防癌。

日常养生配方

南瓜粥

白米熬粥，七分熟时，加入洗净、切小块的南瓜，煮熟即可。也可以将南瓜切成丝，会更快煮熟，味道也更能进入米粥中。南瓜粥甘甜爽口，滑而不腻，可降血压、降血脂、防糖尿病、防癌，长期食用将有助减肥。

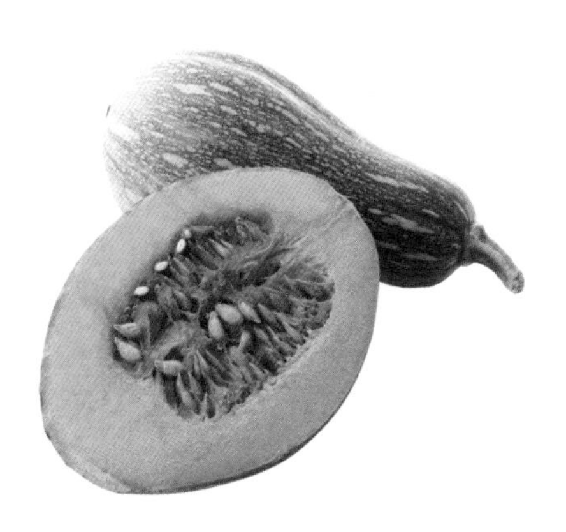

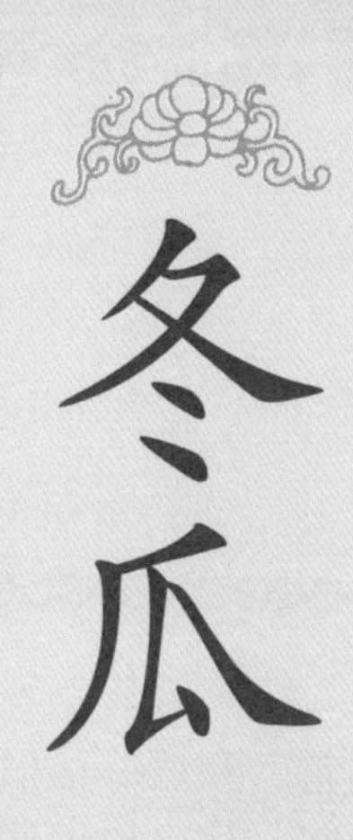

冬瓜

《本草纲目》记载

主驴马汗入疮肿痛，阴干为末涂之。又主折伤损痛。

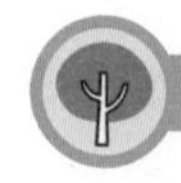

释名

因为在冬天成熟，所以被称为冬瓜。贾思勰认为，冬瓜一般在正月或二、三月种植，在十月播种的要比春天种的大还好吃，这也许就是叫冬瓜的原因。

食材特色

冬瓜在三月会长出苗和蔓，叶子又大又圆，有一个小尖，茎和叶都有刺毛，六、七月会开出黄花，果实很大，直径大概有30厘米左右。

瓜嫩时外皮是绿色的，有小茸毛，厚且硬，瓜肉则又白又肥美。白色瓜瓤像棉絮一样，可用来洗衣服。

冬瓜籽是冬瓜的种子，可入药，有清肺化痰功效，具有增强免疫力的作用，但性微寒，脾胃虚寒者禁用。

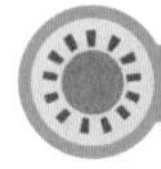

保健功效

冬瓜内的有效成分，可防止人体内脂肪堆积，因此，冬瓜具有减肥、降脂、美容的功效。冬瓜含钠量低，是肾病而致浮肿患者的膳食佳品。

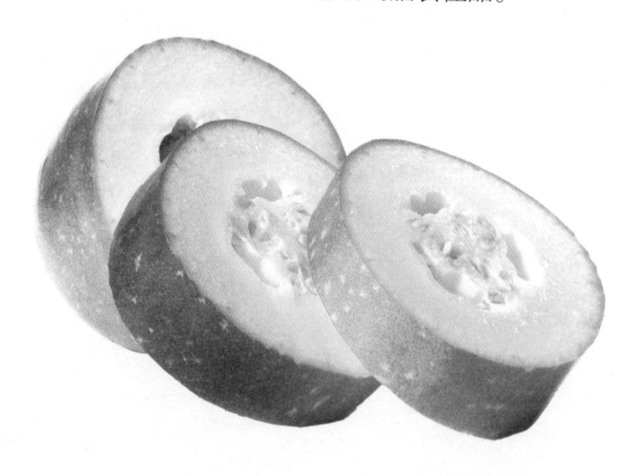

日常养生配方

冬瓜汁

冬瓜捣成汁，外洗可治痔疮疼痛；外敷可治脚气、夏天长的痱子；内服有解毒功效。

冬瓜汤

冬瓜切片熬汤（不加调味料）即可。此汤俗名“神仙汤”。长期饮用，对糖尿病、冠心病、动脉硬化、高血压及肥胖病患者都有良好的辅助治疗效果。夏日饮用则可清凉祛暑。

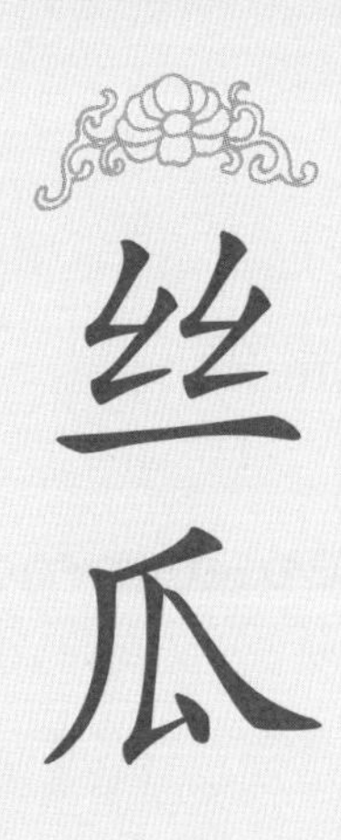

丝瓜

《本草纲目》记载

去风化痰，凉血解毒，杀虫，通经络，行血脉，下乳汁，治大小便下血，痔漏崩中……

日常养生配方

丝瓜汁

用纱布类物品蘸汁，均匀擦脸及肌肤，慢慢风干后，洗净即可。丝瓜汁可以保持皮肤的水分，保持皮肤弹性，有抗皱美容的功效。

丝瓜瘦肉汤

将丝瓜和瘦肉切丁，加水熬汤，肉熟后加入适量盐即可。此汤夏季服用有清热祛火的功效，可以预防夏季中暑。夏季露天作业的工作人员最宜食用。

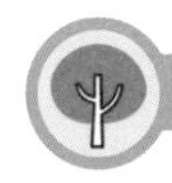

释名

这种瓜老的时候里面的筋丝会缠绕一起，因此，被称为丝瓜；因为是从南方少数民族地区传来的，所以又称作蛮瓜。

食材特色

丝瓜，在唐宋以前从未听说过，现在各地均有栽培，是家常菜。喜温暖环境，宜选土壤湿润及富含有机质的砂质土壤栽种。

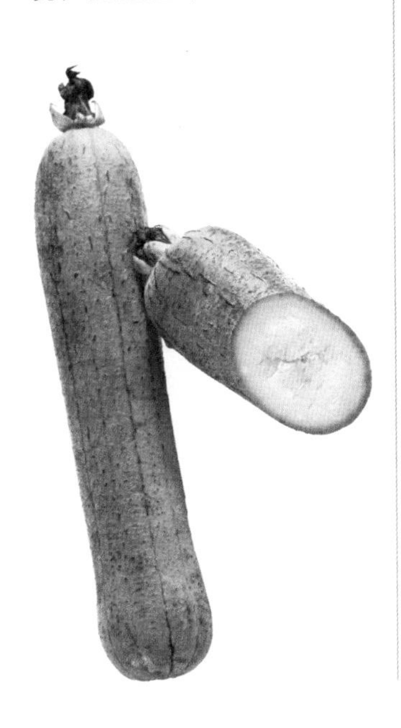

二月播种，苗长出来时须用树枝、竹枝引瓜蔓。叶子有蜀葵那么大，但有一些分叉，且有细毛刺，叶子榨汁可以当绿色的染料；瓜茎有棱；每年六、七月开黄色的花；瓜长一般有30厘米左右，最大的有100厘米左右，深绿色的瓜外皮有皱纹。

瓜嫩的时候可以去皮食用，烹制、爆炒皆可；瓜老的时候就像杵一样大，不能食用但可以擦洗锅碗，被称为洗锅罗瓜。

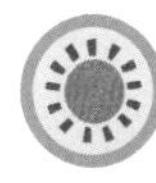

保健功效

丝瓜中的维生素C含量较高，可用于抗坏血病及预防维生素C缺乏的症状。丝瓜中的B族维生素有利于小孩及中老年人大脑保健，有预防老年痴呆的功效。另外，丝瓜也是美容的佳品。

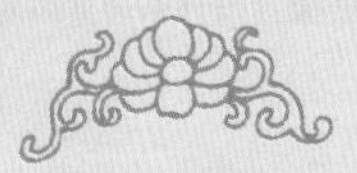

竹笋

《本草纲目》记载

主消渴，利水道，益气力，可久食。

释名

生长一旬（10日）以内的竹子，就叫笋，一旬以外的则叫竹。所以笋字是由“竹”和“旬”组成的。

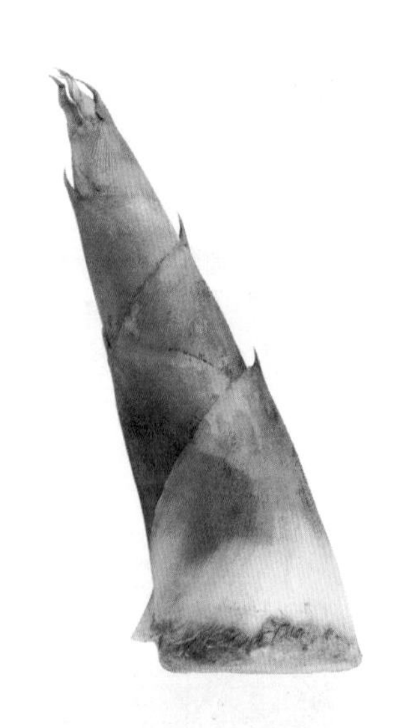

食材特色

笋是幼竹茎秆幼嫩的生长部分。还没完全从地底下长出来时，以及刚刚出土还没有木质化的部分可作为蔬菜食用。有分可食用的和不可食用的。竹子分雌雄，从根上看第一枝双生的一定是雌的，而雌的旁边就一定有笋出现。孟宗竹十一月至第二年二月在地下形成笋，未出土前挖出叫冬笋，肉质细嫩、食味极佳，较为珍贵。

保健功效

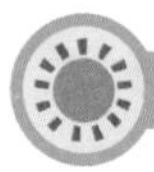

经常食用竹笋可增强身体免疫力，对消化不良、便秘等症状也有一定疗效。

日常养生配方

凉拌鲜竹笋

鲜竹笋煮熟后，与生姜、醋拌匀后食用，可治痰和咳嗽。

香菇鲜笋粥

白米加清水熬成米粥备用。将鲜竹笋切丝，香菇切丝，猪瘦肉切丝，红葱头拍扁。热油锅中放入红葱头爆香后，加入猪肉丝拌炒，再加入笋丝和香菇丝，炒软后加入白米粥，以小火熬煮20分钟即可。

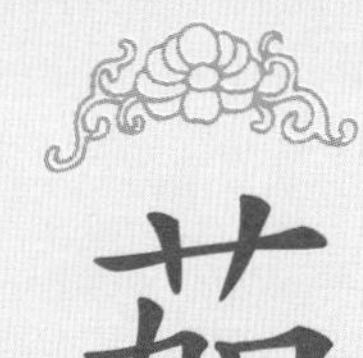

茄

《本草纲目》记载

治寒热、五脏劳。散血止痛，消肿宽肠。

释名

别名昆仑瓜、草鳖甲。据说是隋炀帝把茄子改名为昆仑瓜。因为鳖甲能治疟疾，而茄子也能治此疾病，所以有的医书便把茄子叫作草鳖甲。

食材特色

茄子最高能长到70～100厘米，叶子很大，像成人的手掌一样。茄子的花期很长，从夏至秋都开紫色的五瓣小花，黄色的花蕊，绿色的花蒂，花蒂包着种子。茄子里有瓤，瓤中有像芝麻一样的种子。

茄子的颜色有青色的，有紫色的，也有白色的。无论什么颜色的茄子，老的时候都会变成黄色。茄子是一种典型的蔬菜，根据品种的不同，食用方式非常多样化，炒、烧、煎、蒸、拌、炝皆可。

保健功效

茄子有清热解毒、活血散瘀的功效，可预防高血压、动脉硬化、心脏病，还有很强的抗癌性。

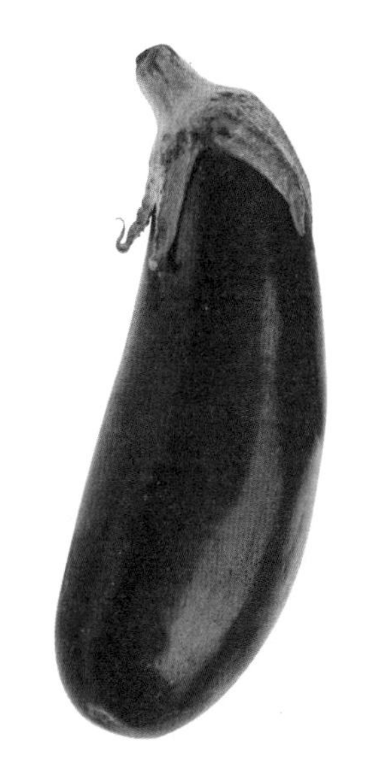

日常养生配方

蒜泥茄子

茄子蒸熟，待凉切条，放入盘中。大蒜捣成泥，和盐等调味料倒入盘中拌匀即可。经常食用有降血压、降血脂的作用，还有一定的防癌效果。

烤茄子

将蒜末、葱末、酱油膏调匀成酱汁，淋在剖半的茄子上，放入烤箱，烤熟即可。烤茄子上的酱料可以依照自己的喜好调配，注意不要过咸就好。

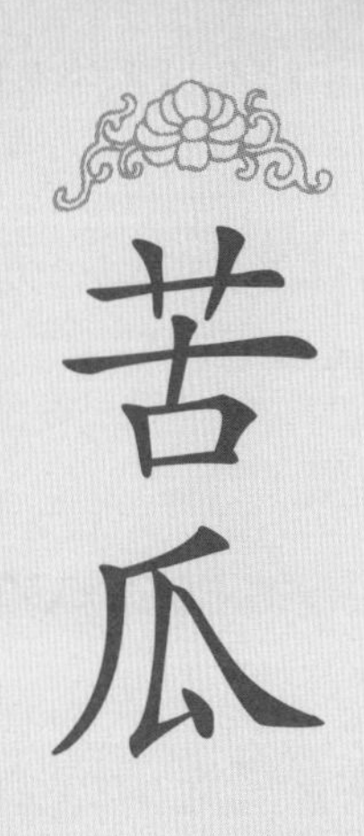

苦瓜

《本草纲目》记载

除邪热，解劳乏，清心明目，益气壮阳。

释名

这种瓜因其味苦而得名。苦瓜的茎叶和荔枝、葡萄的类似，所以它又有锦荔枝、癞葡萄的别名。

食材特色

苦瓜又名凉瓜，是葫芦科植物，为一年生攀缘草本，耐热性强，在日照充足、通风良好的条件下，生长结果良好。

每年五月播种，长出的茎叶都有卷须，和葡萄的茎叶相似，但比葡萄略小。七、八月会长出像碗一样的黄色小花。结的瓜最大的有20厘米，最小的只有7厘米。未成熟时瓜是青色的，外皮粗糙，和荔枝的外壳相似。等到成熟时，瓜就变成黄色的了，并且自然裂开，露出里面的瓤和籽。

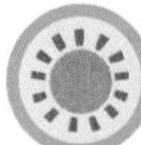

保健功效

苦瓜含有丰富的营养及多种微量元素，经常食用能增强身体免疫力，可促进皮肤的新陈代谢，使肌肤细腻光滑而有弹性，还有消炎退热、防癌和减肥的功效。

日常养生配方

凉拌苦瓜

苦瓜切条，用热水汆烫后，放入冷水中冰镇，沥干水分放入盘中。加入一些配菜和调味料即可食用。经常食用可以降血糖。

苦瓜炒蛋

苦瓜切薄片，鸡蛋打散，热油锅中放入蛋液炒至八分熟后起锅，再加少许油烧热，放入苦瓜炒软，加入炒过的蛋和盐调味即可。

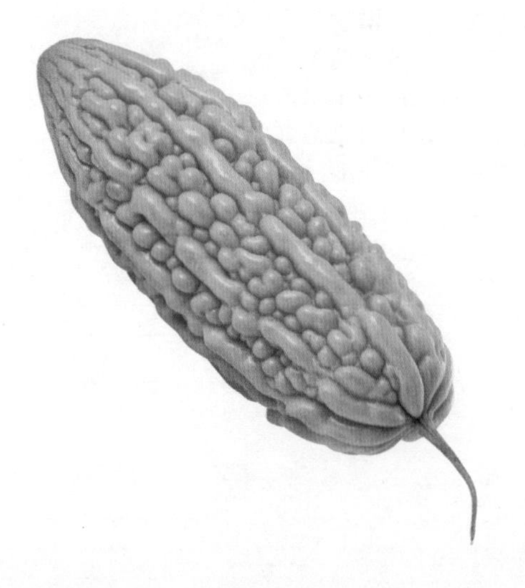

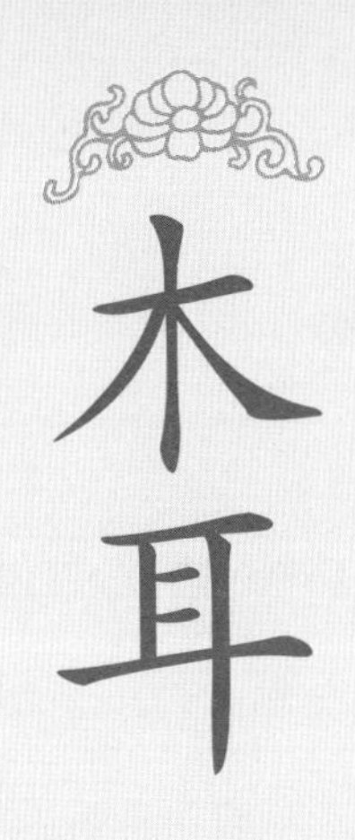

木耳

《本草纲目》记载

益气不饥，轻身强志。断骨治痔。

释名

木耳生长在桑、槐、柳、榆、楮等朽树上，形似人耳，属于野生食用菌。

食材特色

木耳可供烹调食用或药用。各种木头腐朽了都可以长出木耳，因此，木耳药性的好坏和其质量密切相关，所以入药时必须要仔细地观察。现在市场上卖的木耳，都是由不同种类木头所生，不过大都是桑树、榆树、柳树等木。

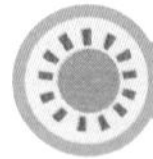

保健功效

木耳中的有效成分可以发挥清理肠胃的作用，可以促进消化吸收，预防血栓及动脉硬化。经常食用可强健身体，防癌抗癌。

日常养生配方

清拌木耳

木耳泡发，以热水焯烫，沥干水分，根据个人口味加入适量调味料即可。经常食用可滋润肌肤，调理肠胃。对高血压、高血脂、癌症都有较好的预防功效。同时还利于减肥，极适宜心脑血管病患者食用。

木耳红枣汤

木耳泡发，和红枣同时放入锅中，加入适量清水和冰糖，煮至汤浓即可。此汤有较强的补血作用，适宜于贫血者及病后初愈者食用。

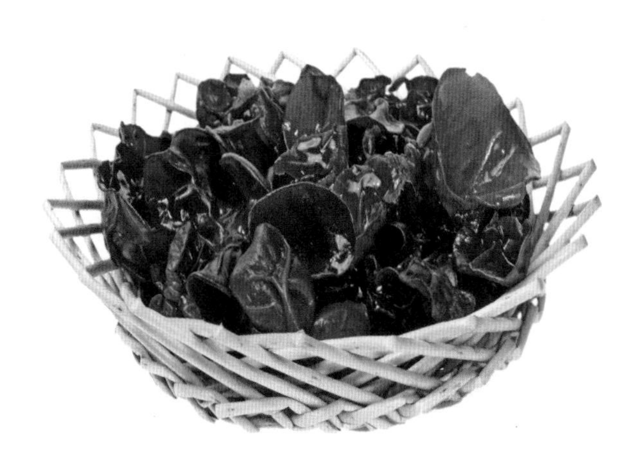

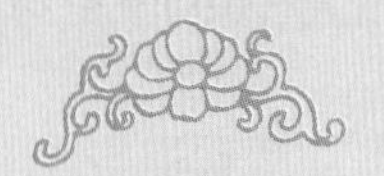

西瓜

《本草纲目》记载

消烦止渴，解暑热，疗喉痹。宽中下气，利小水，治血痢，解酒毒。含汁，治口疮。口、舌、唇内生疮，烧研噙之。

释名

根据《陷虏记》记载，胡峤在征伐西北民族的时候得到了这种植物的种子，因此，称它为“西瓜”。

食材特色

西瓜是在五代的时候传入中国的，现在南方和北方都种植了许多，但是南方西瓜的味道稍差，属于甜瓜的一种。

二月播种，长出藤蔓，花朵和叶片都和甜瓜类似。七、八月的时候西瓜就成熟了，有的瓜围达到30厘米，有的甚至达到60厘米。有的西瓜有瓜棱，有的则没有；有的是青色的，有的则是绿色的；有的是红瓤，有的是白瓤，红瓤的味道最佳。

西瓜籽有黄色、红色、黑色和白色，但白色的味道最差。西瓜的味道分甜、淡、酸三种，甜味最好，酸味最差。

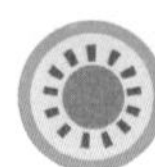

保健功效

西瓜可以清热解暑，补充身体所缺乏的水分，利尿，对黄疸有一定的治疗作用。

日常养生配方

西瓜汁

西瓜汁的制作方法非常简单，直接榨取即可。西瓜汁不仅能够补充人身体所缺乏的水分，还能够补充维生素等营养物质。西瓜汁的营养成分很容易被肌肤所吸收，能够使皮肤润滑、光泽。另外，很多办公室女性由于长期坐着，腿部很容易浮肿，西瓜汁的利尿作用不仅可以把盐分排出体外，减轻浮肿的程度，又可以补充美腿所需要的钾元素。

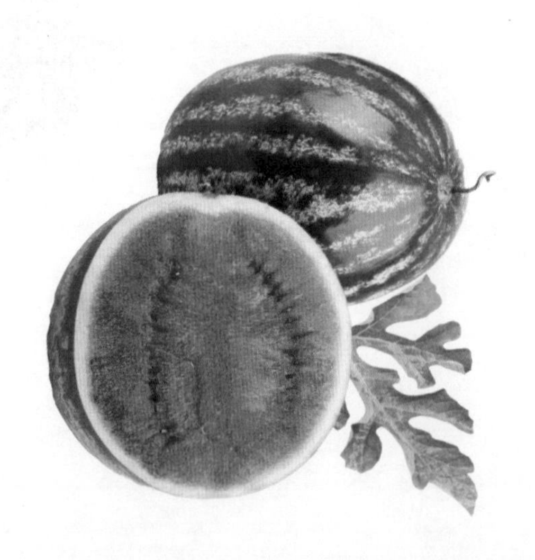

葡萄

《本草纲目》记载

时气痘疮不出，食之，或研酒饮，甚效。

日常养生配方

葡萄干

饭前吃6～9克葡萄干，既能开胃，又有滋补作用，对老年人及罹患慢性胃炎的人有极好的功效。另外，醋渍葡萄干也是对健康十分有益的食品。将葡萄干放入一升的容器中，浸醋后密封，一昼夜后就可食用。

释名

根据《汉书》记载，西汉张骞从西域引进葡萄，此后逐渐在中国开始大面积种植。葡萄可以制酒，但酒精浓度不高，酒性不烈，令喝醉的人有一种陶然自得的感觉，因此，《汉书》中称它为蒲桃（与“陶”同音）。

根据外形、颜色来区分不同的品种，圆形的为草龙珠，稍长的为马乳葡萄，白色的为水晶葡萄，黑色的为紫葡萄。

食材特色

葡萄在七、八月成熟，一般有紫色、白色两种颜色。但蜀地有一种葡萄，全熟的时候是绿色的；另一种在云南出产的葡萄像枣一样大，味道特别甜美；西方则有一种葡萄，像五味子一样大，但是没有核，异于其他种类。

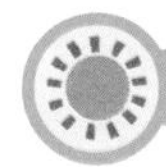

保健功效

葡萄酸甜可口，在夏末秋初时食用可除烦解渴。把葡萄制成葡萄干后，糖和铁的含量会相对增多，对妇女、儿童和体弱贫血者有滋补的功效。以葡萄为原料制成的葡萄酒，可以降低胆固醇，预防动脉硬化和心脑血管疾病。这些优点，使得它在世界上被大量种植，占了水果产量的四分之一。

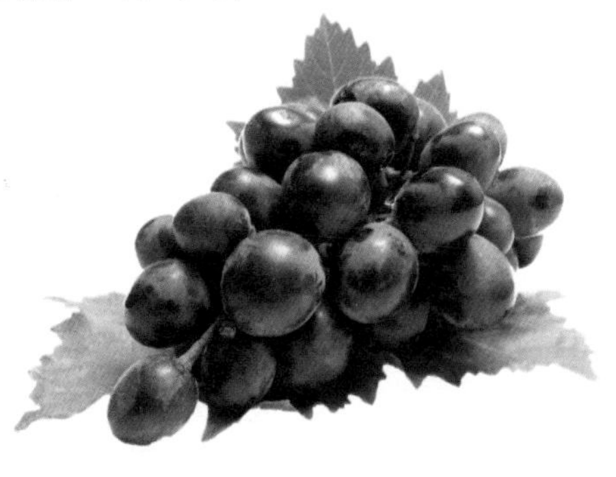

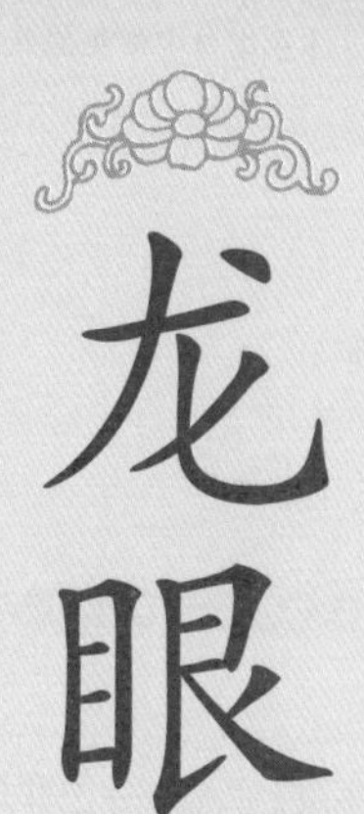

龙眼

《本草纲目》记载

开胃益脾，补虚长智。

释名

去皮后晶莹剔透偏浆白，隐约可见内里红黑色果核，极似眼珠，故以“龙眼”名之。

食材特色

龙眼又称亚荔枝、燕卵、益智。龙眼常和荔枝拿来比较，它虽不如荔枝那样味美多汁，但所具有的滋补功能历来最为人们所称道。因龙眼怕冷，一般在白露之后采收，经日晒火烤使其干燥，便于保存。

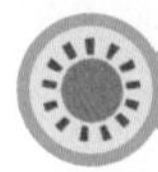

保健功效

自古以来，龙眼就被视为滋补佳品，其营养价值非一般水果可比，因此有“神果”之称。长期食用有壮阳益气、补益心脾、养血安神、润肤美容等多种功效，对贫血、失眠、健忘、神经衰弱等症状均有疗效，尤适宜老年人及久病初愈者。

日常养生配方

龙眼粥

将龙眼肉、粳米及适量的水一起下锅煮，煮至软烂即可。此粥营养丰富，有滋补作用。长期食用还可以治疗贫血、失眠、健忘等症状，可以润肤养颜，有一定的美容作用。

龙眼莲子汤

将莲子洗净后泡发，放入锅中，倒入适量的水煮至八分熟，再加入洗净的龙眼肉，煮至软烂即可。长期饮用此汤将对贫血、神经衰弱、盗汗、心悸等症有一定的疗效。

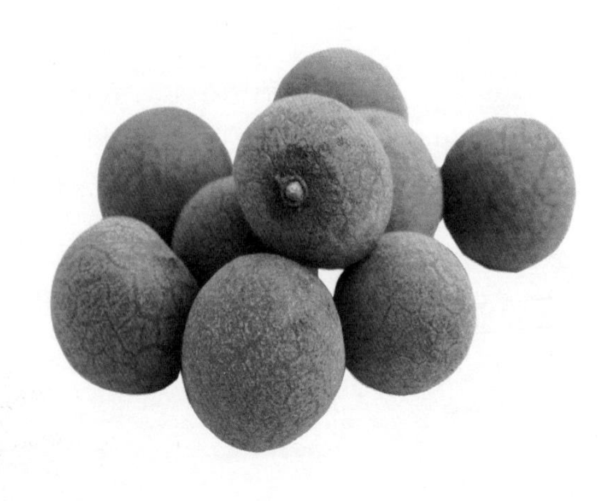

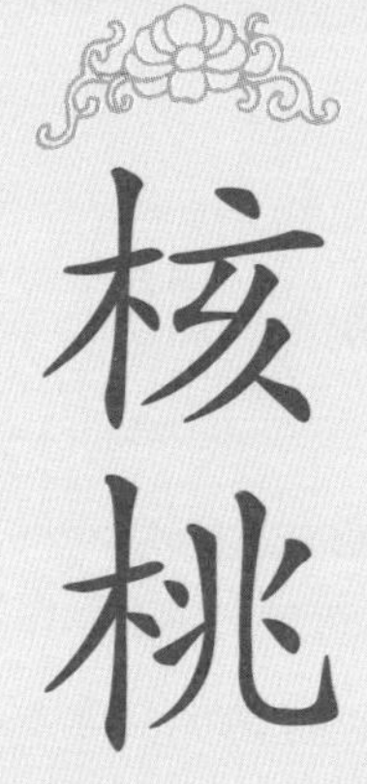

核桃

《本草纲目》记载

补气养血，润燥化痰，益命门，利三焦，温肺润肠，治虚寒喘咳，腰脚重疼，心腹疝痛，血痢肠风，肿毒，发痘疮，铜毒。

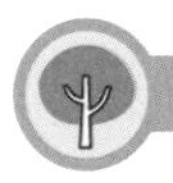

释名

核桃原本出自羌胡地区，汉朝时张骞出使西域才被带入中原。外表有青色的皮和果肉，核桃则是核。因羌人“胡”与“核”同音，故核桃又称胡桃。

食材特色

核桃树大约有300厘米高，春天长出叶子，约有15厘米长，有点像大青叶；三月开花，与栗花相似，花穗呈苍黄色；秋天结果，果实像青桃。果实剥除外皮和果肉，果核就是核桃。

核桃果大，外表是肉质果皮，果汁见空气后会氧化变成黑色，所以如果手碰到果皮，会沾黑，不容易清洗，但干燥后果皮就会变成纤维质。内部是坚果，坚果中子叶肉质多油，可生食、制作糕点，也可用来榨油。

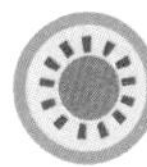

保健功效

核桃是健脑补脑和治疗神经衰弱的良药。核桃还含有丰富的微量元素，对保持心血管健康、促进内分泌功能正常和抗衰老等有重要作用。

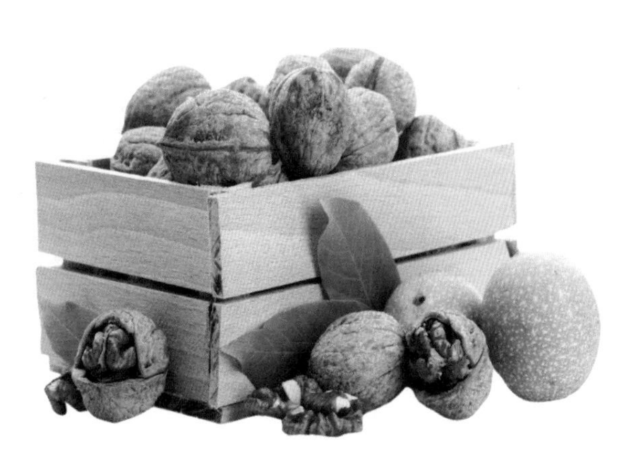

日常养生配方

核桃粥

将碎核桃仁放入五分熟的粥中，煮熟即可。此粥有补脑、养颜、抗衰老的功效，可治疗神经衰弱、高血压、冠心病、肺气肿、胃痛等症，对慢性气管炎和哮喘病患者也有疗效。

核桃糊

将糯米洗净打成米浆，再加入核桃一起打成核桃露，放入锅中煮滚，熬煮片刻后，加入冰糖调味即可。核桃糊是一道滋补的甜品，适合老年人食用。

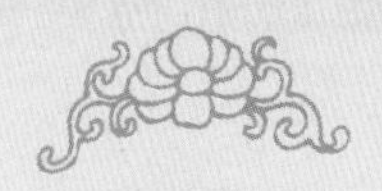

山楂

《本草纲目》记载

化饮食，消肉积、癥、痰饮、痞满吞酸，滞血痛胀。

日常养生配方

山楂汤

山楂去籽洗净，加入适量清水及冰糖，煮至山楂软烂即可。饮用此汤有去火消食的功效，也可以预防心血管疾病、动脉硬化，还可以改善睡眠。

山楂糕

山楂对切，挤入柠檬汁，放入锅中加水至盖过山楂，开中小火把山楂煮软，压成泥，再放入锅中加少许清水和冰糖，熬煮成果酱状，放凉后进冰箱冷藏3小时即完成。山楂糕酸甜可口，开胃消食，是不错的养生甜品，但肠胃较弱或不适者不宜食用。

释名

因味道像楂子，所以被称为山楂。山楂长在深山的密林中，鼠和猴特别喜欢吃，所以又有鼠楂、猴楂等别名。

食材特色

山楂生长于山中，叶子有五个小尖，树枝上还有小刺。三月会开五个花瓣的小白花。果实有黄色和红色两种，九月成熟。闽人时常把成熟的果实去皮、去核，加入糖和蜂蜜再捣成泥，制成山楂糕很好吃。

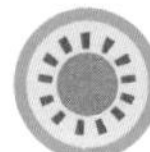

保健功效

山楂有开胃消食的作用，还可以预防心血管疾病，降低血压和胆固醇，软化血管，对老年人心脏病也有益处，经常食用能增强身体的免疫力，有防衰老、抗癌的作用。

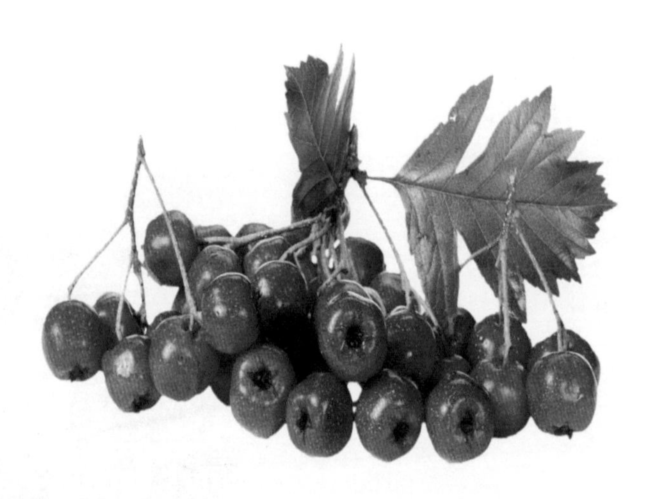

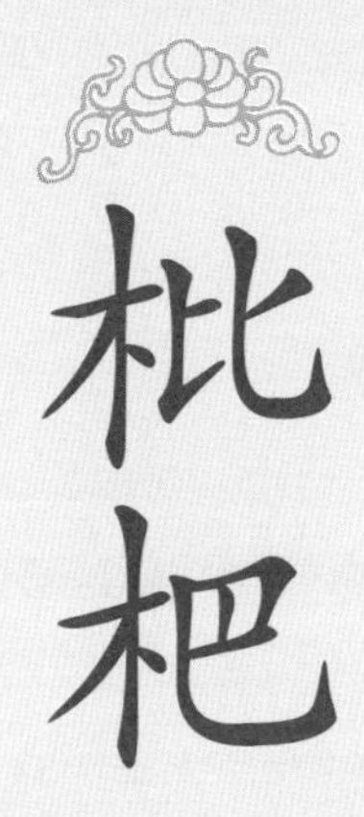

枇杷

《本草纲目》记载

和胃降气，清热解暑毒，疗脚气。

释名

因为外形像琵琶而得名。

食材特色

枇杷容易种植，叶子与栗子树的叶子相似，冬天开花，春天结果。种子一团一团挤在一起，连结成串，外层有小茸毛。四月枇杷成熟时，果实大的如鸡蛋，小的只有龙眼大小。白色的味道最好，黄色的味道较差。

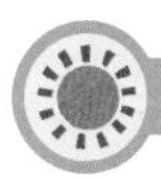

保健功效

枇杷可以消暑止渴，促进消化和吸收；可以治疗咳嗽，有预防感冒的作用；对癌症也有一定的预防作用。枇杷叶还可以止呕。

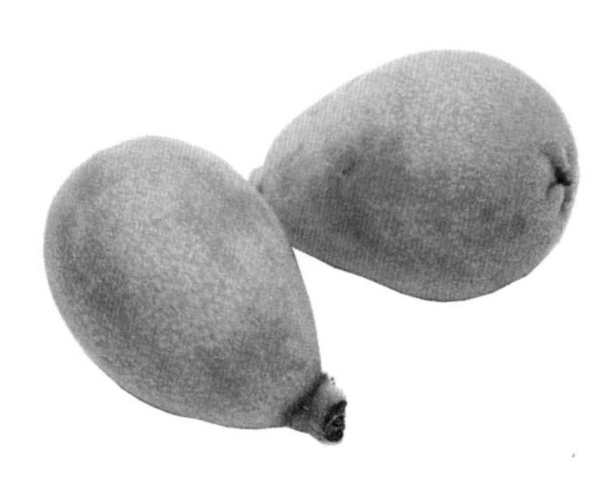

日常养生配方

冰糖枇杷饮

枇杷去皮、去核，放入锅中加入适量的水和冰糖，煮至软烂即可。此饮香甜可口，放凉吃风味更佳。有止咳化痰，预防感冒的作用。长期食用可以提高身体免疫力和抗病能力。

枇杷冻

将枇杷去皮、去核，切成小丁备用。热锅中放入水和冰糖，煮滚后关火，加入洋菜粉，拌匀后放至微凉，再加入枇杷丁，放进冰箱冷藏两小时即可。

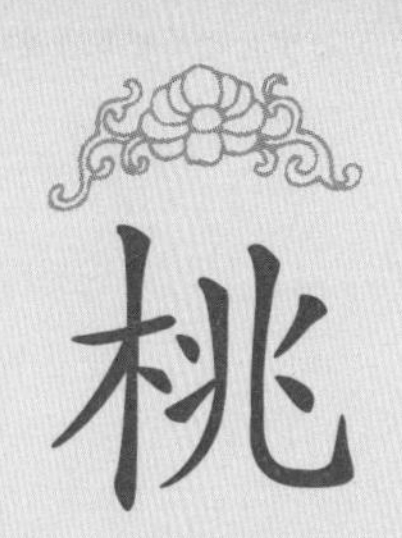

桃

《本草纲目》记载

主血滞风痺骨蒸，肝疟寒热，鬼注疼痛，产后血病。

释名

桃开花较早，易于种植且产量高，所以取代表十亿的“兆”和“木”共同组成了“桃”字。

食材特色

桃的品种很多，易于种植，且结果时间也较早。桃花有白色、红色、紫色等多种颜色。

桃的品种从颜色划分，有红桃、白桃、乌桃、金桃、银桃等；从外形划分，有绵桃、油桃、御桃、方桃等；从成熟的时间来分，有早桃、冬桃、霜桃、秋桃等。这些桃都可以食用，只有一种长在山中的毛桃，果肉十分难吃，但桃仁富含油脂，可以入药。

桃可以做成许多美味佳肴，将生桃切片，煮后晒干，便成为桃脯，口感也很好。桃肉柔软细致，适合老年人及小孩食用。

古时候有许多关于桃的传说。据说在汉明帝时，有人献给皇上一颗巨桃，这种桃下霜时开花，盛夏才结果；还有一种桃的半个桃核就可以装一升米；而蜀后主刘禅有个用桃核制成的杯，能装五升水，水装入后不久就会变成酒。过去人们把桃称作仙果，大概就是这个原因。

保健功效

桃可以补气血，有滋补作用；还可以治便秘，促消化。因其营养丰富，药用价值高，所以有“天下第一果”之称。

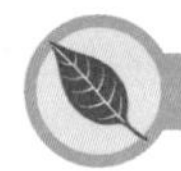

日常养生配方

桃汁

鲜桃榨汁，味道鲜美，清凉止渴，实是消夏佳品。经常饮用可以促进消化，也有活血养颜的功效，对胃病也有一定疗效。

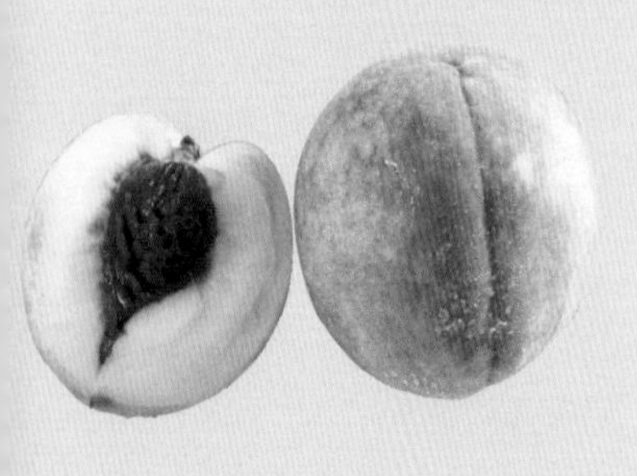

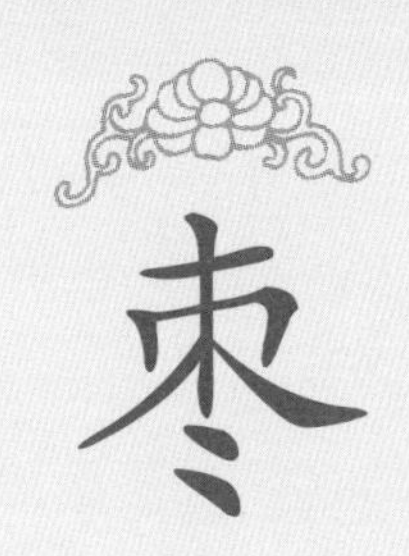

枣

《本草纲目》记载

补中益气，坚志强力，除烦闷，疗心下悬，除肠澼。久服不饥神仙。

释名

大的为枣，小的为棘，棘就是酸枣。朿，与刺同音，因枣和棘都有刺，因此而得此字。

食材特色

枣树是一种生长在温带地区的小乔木，有刺，四月会长出有光泽的小叶，五月开小白花，花小多蜜，是一种蜜源植物。果实为枣，长圆形，未成熟时为黄色，成熟为褐红色。

枣的种类很多，名称也非常多，例如：狗牙、鸡心、牛头、赤心、夕枣、白枣、棠枣等。等到枣全红时，摘下来晒干，外皮呈红色且发皱；枣半红时，果肉不丰满，晒干后则是呈黄色。

将枣切开晒干的叫枣脯；将枣煮熟后榨出的汁叫枣膏；将枣蒸熟的叫胶枣，蒸之前加入糖和蜂蜜，味道更好。

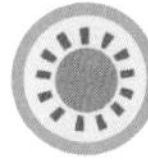

保健功效

枣可以抗过敏，益智健脑，预防高血压，还有防癌抗癌的功效。

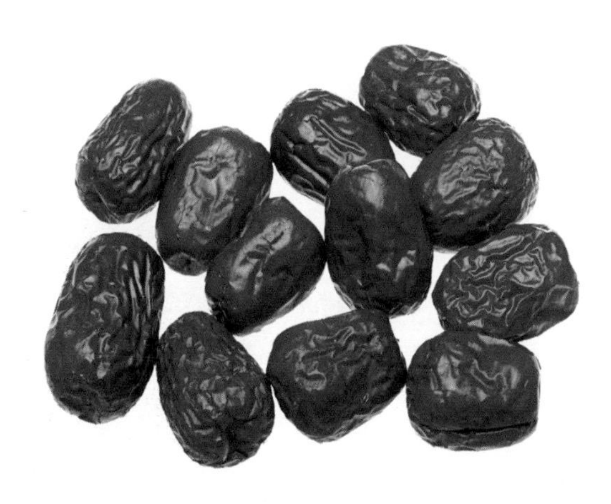

日常养生配方

冰糖红枣饮

红枣洗净，去核，和适量冰糖一起放入锅中，加入少量清水，煮至软烂即可食用。红枣口感软糯，汤香甜可口。经常食用可以补血养气、强身健体，尤其适宜老年人及病后身体虚弱者进补。

红枣枸杞鸡汤

红枣和枸杞洗净，鸡肉切块，一起放入锅中，加清水炖煮50分钟，加少许盐调味即可。红枣枸杞鸡汤补气又滋润，最适合女性食用，也很适合老年人及小孩补养身体。

荔枝

《本草纲目》记载

治瘰疬瘤赘，赤肿疔肿，发小儿痘疮。

释名

荔枝结果时，枝条柔软，但蒂十分牢固，果实不容易采摘，必须用刀斧割断树枝，被称为离枝。

白居易认为，如果果实离开树枝，一天就会变色，三天就会变味，所以离枝这个名字也许是取自这层意思吧！

食材特色

按照白居易《荔枝图序》的说法，荔枝生长在巴中、三峡一带。荔枝最怕寒冷，是南方的特有水果，在热带地区易于种植。荔枝树很耐种，有的树历经几百年还能结果。

新鲜的荔枝果肉是白色的，吃起来香甜顺口，就算是牙口不好的小孩或老年人，也可以安心食用。干燥后为红色，果肉无论是用日晒、火烘、卤浸还是制成蜜饯，皆能保存很长时间。

荔枝树的形状就像帷帐的圆顶，叶子如冬青的叶子，花和橘树的花一样在春天开放，果实则在夏天成熟，果核像枇杷核一样。果实外壳像红绸，果肉的外膜如同紫色的薄纱，果肉洁白如冰雪，味道酸甜可口。

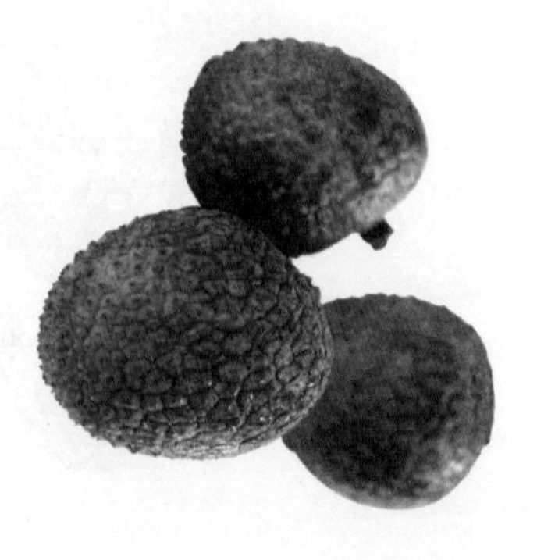

保健功效

食用新鲜荔枝能生津止渴、和胃平逆；干荔枝有补肝健胃、益气养血的功效，是病后体虚者、年老体弱者的滋补佳品。

日常养生配方

荔枝酒

荔枝去皮、去核，加入少量的白酒浸泡，15分钟后加入清水，煮五分钟即可。此酒对脾胃虚寒者有一定疗效。

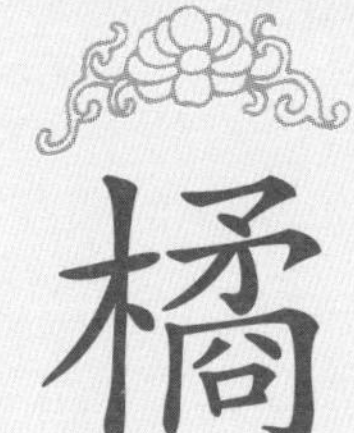

橘

《本草纲目》记载

疗呕哕反胃嘈杂，时吐清水，痰痞痎疟，大肠闷塞，妇人乳痈。入食料，解鱼腥毒。

释名

橘这个名字和矞字相关，有祥瑞之兆的意思，五色祥云被称为庆云，两种颜色的云叫矞云。矞云外红内黄，如缥缈的烟雾一般。而橘的外皮是红色的，果肉是黄色的，还带有一种馥郁的香气。这些特征和矞云很像，所以橘字是由“木”和“矞”构成的。

食材特色

橘、柚、柑虽然相似，但却是三种不同的东西。橘树能长300厘米多高，树枝上有刺，树叶两头都是尖的。每年四月开小白花，花香袭人。果实到冬天成熟变黄，每个大小都如酒杯般。剥开外皮里面有橘瓣，每一瓣里面都有种子。

橘的种类很多，但味道各异，黄橘又扁又小，外面却有一层香雾，是橘中的上品；乳橘外形像乳柑，皮厚但果肉充实，味道酸甜可口；塌橘又大又扁，外皮是绿色，但瓤为红色，橘瓣大，水分足；冻橘八月开花，冬天结果，春天果实成熟；荔枝橘产自横阳，外皮有些像荔枝。

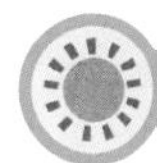

保健功效

橘有健脾、润肺、补血、清肠、通便等功效，对脑血管疾病，如脑血栓、中风等也有较好的预防作用，在一定程度上还可以预防癌症。

日常养生配方

橘皮粥

橘子皮洗净，等粥煮至八分熟时放入，煮至软烂即可。此粥芳香四溢，口感香滑，不仅有开胃作用，还有止咳化痰的功效。

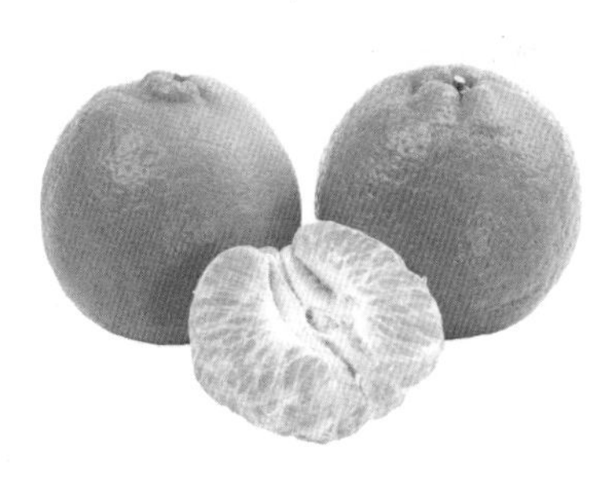

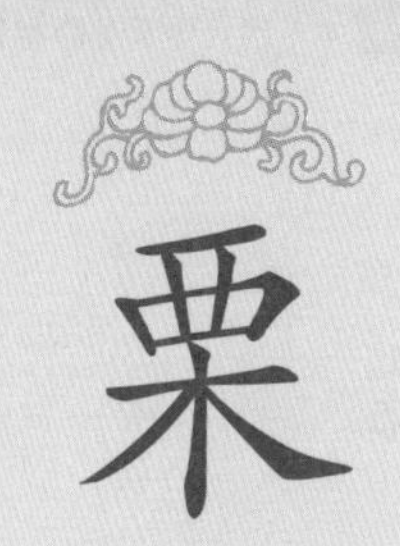

栗

《本草纲目》记载

益气，厚肠胃，补肾气，令人耐饥。

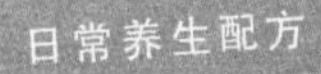

日常养生配方

栗子鸡

将栗子去皮，和鸡肉一起煮，放入盐等调味料，煮熟即可。此菜有极强的滋补作用，适宜于身体虚弱者进补。亦有生精养血、补气安神的功效。

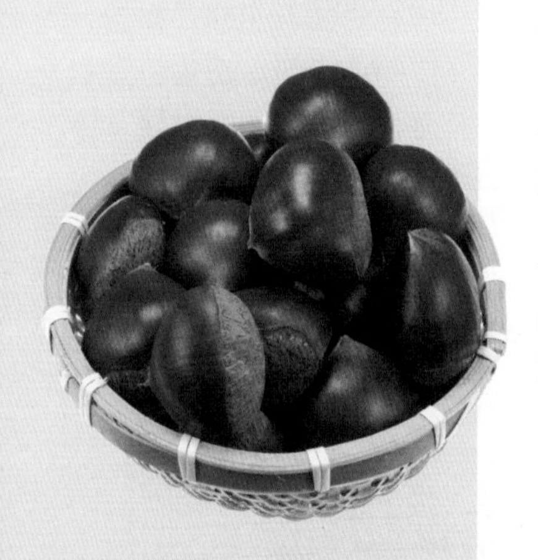

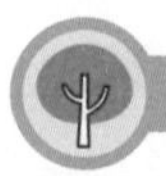

释名

栗在《说文解字》中的字形，就像花和果实下垂的样子。梵语称之为笃迦。

食材特色

栗树可以种植，但绝不可以移栽。栗树有600～1000厘米高，其叶与栎树叶相似。四月开花，形似胡桃花。每根树枝上最少有四个苞，苞上有刺，有青、黄、红三种颜色。苞中就是栗，每个苞里有一至四枚。生栗的壳是黄色的，等到颜色变成紫色即表示成熟，它的成熟期在九月降霜之时。

一般因苞自己裂开而掉在地上的栗容易保存，强行取出的则易腐烂。栗中最大的叫板栗，扁的叫栗楔，体积稍小的叫山栗。最常见的食用方法是糖炒栗子，将变成黑色的沙子和栗子混合炒，使栗子受热均匀，糖分不易流失。

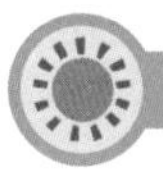

保健功效

栗子营养丰富，有“干果之王”的美称。栗子的有效成分能预防高血压、冠心病、动脉硬化、骨质疏松症等疾病，是抗衰老、延年益寿的滋补佳品。

常吃栗子对治疗口腔溃疡有益。栗子还可以与人参相媲美，在国外有“人参果”之美誉。此外，栗子对辅助治疗肾虚有益，故又称为“肾之果”，对老年肾虚者更为适宜，经常食用能强身健体。

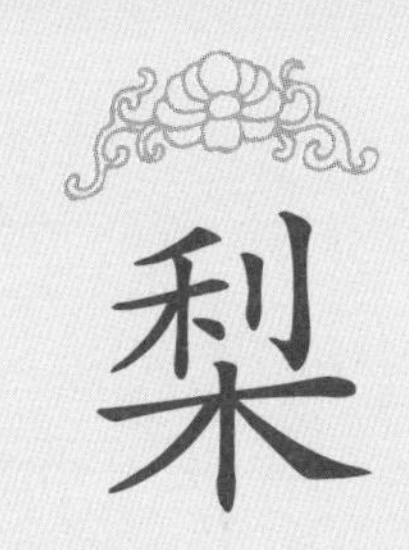

梨

《本草纲目》记载

润肺凉心，消痰降火，解疮毒、酒毒。

日常养生配方

冰糖梨

梨去皮、去核，切块，和适量冰糖放入碗中，放入锅中蒸熟即可。经常食用，可以止咳化痰，润喉祛火，对慢性气管炎、支气管炎也有疗效。女性食用还能滋润皮肤。

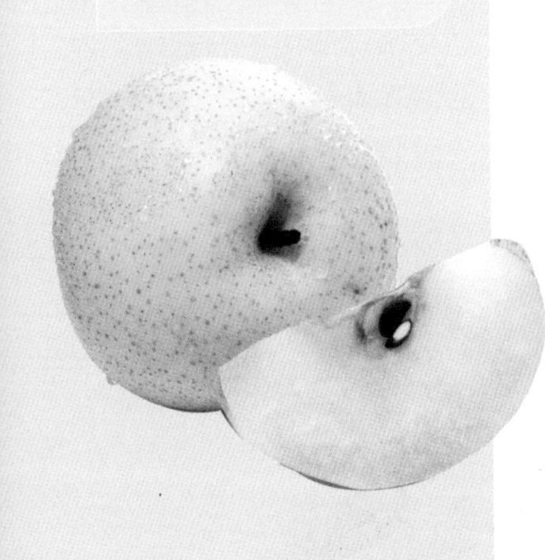

释名

梨就是利的意思，因为它能使人排泄顺利。梨的品种很多，且均为寒凉之物，因此，人们又称之为快果，不可以入药。

水梨、山樆、玉露、蜜父、果宗、玉乳等也都是梨的别名。

食材特色

梨树高有600厘米多，叶子尖尖的，边缘有小细齿，表面光亮细腻。果实椭圆形或扁圆形，果皮褐色或黄白色，具果点，果肉白色，质脆多汁。

梨的种类繁多，现今比较典型的分为四个系统。一是沙梨系统：新世纪梨、横山梨、菊水梨、新兴梨等。二是白梨系统：鸭梨、慈梨等。三是西洋梨系统：巴梨、红巴梨、法兰西梨等。四是杂交梨系统：扁蒲梨、太平洋梨、高接梨等。

梨在古代有“百果之宗”的美誉，不同种类的梨味道和质感完全不同。梨既可生食，也可蒸煮后食用。每年七至十月是梨的盛产期。

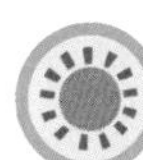

保健功效

梨能促进食欲，帮助消化，对肺结核、气管炎和上呼吸道感染等均有疗效。患高血压、心脏病、肝炎、肝硬化的病人经常吃梨对身体康复也有好处。另外，梨可清喉降火，有保养嗓子的作用。

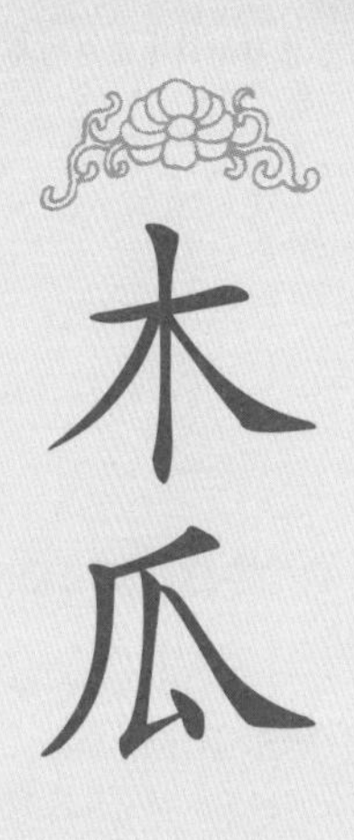

木瓜

《本草纲目》记载

调营卫，助谷气。去湿和胃，滋脾益肺。治腹胀善噫，心下烦痞。

释名

木瓜的果实像小瓜，可食用，味道有点酸。有人说，木瓜之所以酸，是得了树木本身的正气，所以取名为木瓜。

食材特色

各地常有栽培木瓜，夏、秋季果实绿黄时采摘，常置沸水中烫至外皮呈灰白色，对半纵剖，再晒干。

木瓜的形状像柰，可以种植，可以嫁接，也可以压枝。它的叶子光滑厚实；春末开花，花呈深红色；果实大的像瓜，小的如拳头，外表像涂了一层黄色的粉。外表紫红色或红棕色，有不规则的深皱纹；剖面边缘向内卷曲，果肉红棕色，中心部分凹陷，呈棕黄色。

木瓜皮薄，气味芳香，籽向瓜心的一头是尖的，另一头是方的。

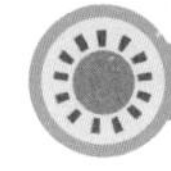

保健功效

木瓜的营养成分丰富，可预防高血压、高血脂，并增强身体免疫力，还有延缓衰老、护肤养颜的美容效果。经常食用还有健胃消食、滋补身体的功效。

日常养生配方

木瓜鲜奶饮

木瓜洗净，去皮、去核，切块，用果汁机打成汁，加入牛奶和适量白糖即可饮用，冰镇后味道更好。此饮不仅是夏天祛暑的佳品，还有护肤养颜的效果。如果无法打汁，把木瓜切成小块，放入牛奶中也可，功效相同。

木瓜红枣羹

木瓜洗净，去皮、去核，切块，红枣洗净、去核，两者放入锅中，加入适量清水和冰糖，煮至软烂即可。

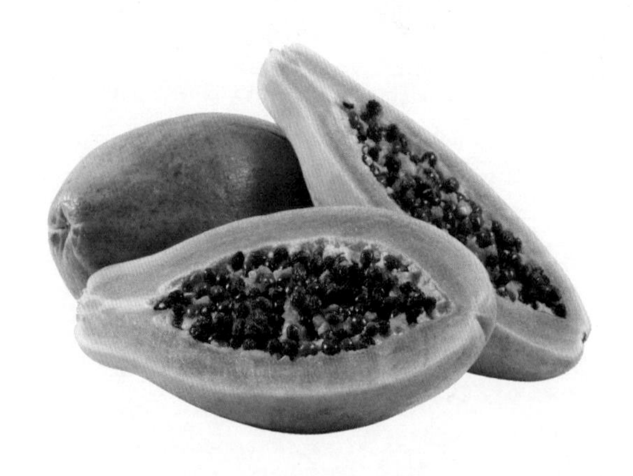

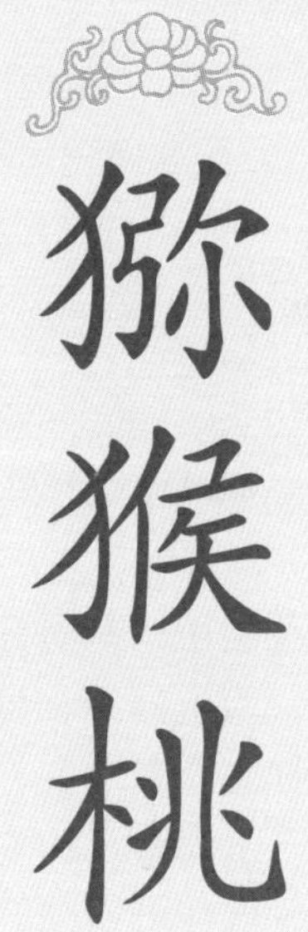

猕猴桃

《本草纲目》记载

调中下气，主治骨节风，瘫痪不遂，长年白发，内痔病。

释名

它的外形如梨，颜色如桃，猕猴特别喜欢吃，所以被称为猕猴桃。闽人则称它阳桃。

食材特色

市面的新西兰奇异果，原产于中国的猕猴桃，经改良才以“kiwi fruit”为名热卖全球。

它生长在山谷中，树藤通常高600～1000厘米，附着其他树生长，叶片是圆形的，外表有茸毛。果实在十月成熟，外形像鸡蛋，外皮呈褐色，果肉为淡绿色。种子小而多，颜色像芥子。皮可制纸。一般山路旁还能摘到果实，深山中的大都被猴子吃了。

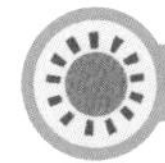

保健功效

猕猴桃是各种水果中营养成分最丰富的水果。可以有效预防、治疗便秘和痔疮，降低冠心病、高血压、心肌梗死、动脉硬化等心血管疾病的发病率，还有抗癌的功效。

日常养生配方

冰糖猕猴桃

将猕猴桃洗净，去皮、切块，放入碗中，加入适量冰糖，放入锅中蒸，蒸至冰糖溶化、猕猴桃软烂，放凉即可食用。冰糖猕猴桃有生津养阴、降压降脂的功效，适用于高血压、高血脂、冠心病、心烦口渴等病症。经常食用能滋润肌肤养颜，使头发乌亮。

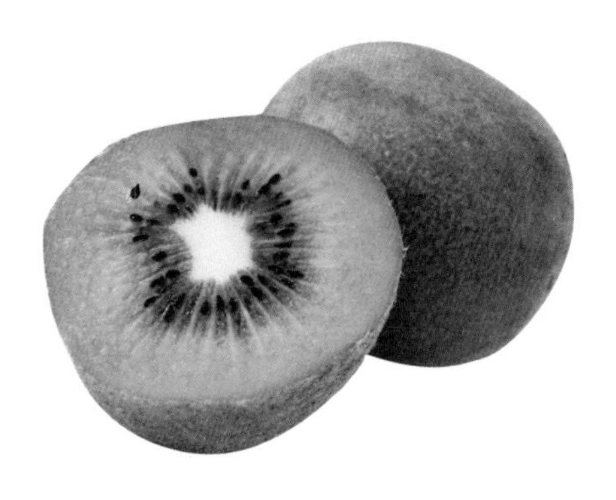

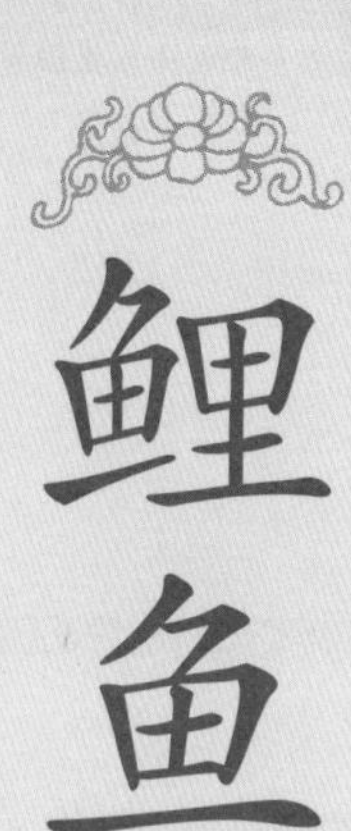

鲤鱼

《本草纲目》记载

调煮食，治咳逆上气，黄疸，止咳。治水肿脚满，下气。

释名

鲤鱼的鳞有十字交叉的纹理，所以称之为鲤。鲤鱼即使因缺水死去，鳞也不变白。兖州人称红鲤鱼为玄驹，白鲤鱼为白骥，黄鲤鱼为黄骓。

食材特色

鲤鱼的胁部有一道鳞，从头至尾，不分大小，都有36片，每一个鳞片都有小黑点。

众多鱼类中，只有此品种最好，为上好的食材。鲤鱼被称为众鱼之长，形体可爱，又有神奇的变化，甚至传说它可以飞跃江河湖泊，因此，仙人琴高乘它而行。山上的河川中如有鲤鱼，则不可以吃。

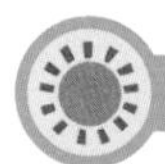

保健功效

鲤鱼的蛋白质不但含量高，而且质量高，经常食用能大大降低胆固醇，也可以预防动脉硬化、冠心病，多吃可以健康长寿。

日常养生配方

猪蹄鲤鱼汤

鲤鱼去鳞、去内脏；猪蹄去毛，洗净，切开。锅中加入适量的水，放入盐等调味料，两者一起煮至肉熟汤浓即可。此汤又名催乳汤，有通窍催乳的作用，适于产后乳汁不下或乳汁过少者食用。

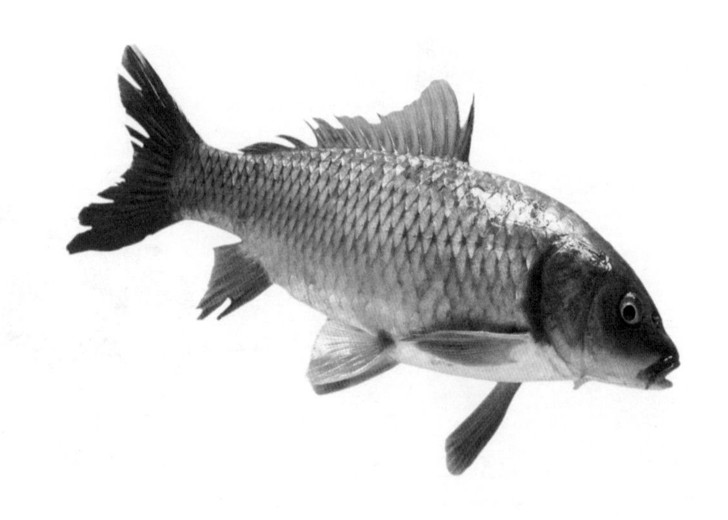

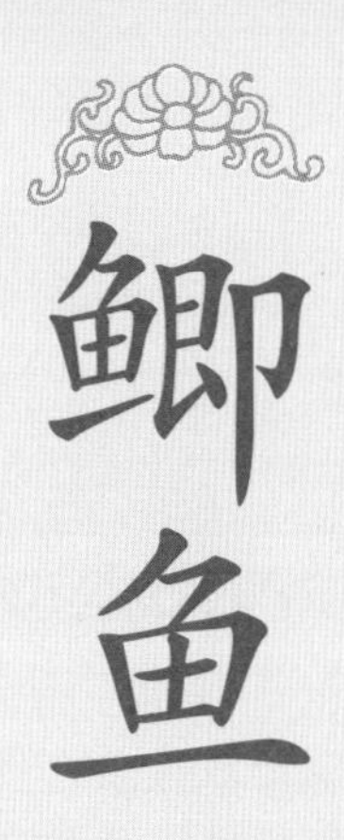

鲫鱼

《本草纲目》记载

合五味煮食，主虚羸。

释名

据说鲫鱼出行时，一个跟着一个，以相即也，所以称为鲫；因为相依附，所以又叫作鲋鱼。

食材特色

鲫鱼形状像小鲤鱼，色黑而体肥，肚子大，脊背隆起。大的可达2千克重。喜欢偎于泥，不食杂物，所以能够补胃。

冬天的鲫鱼肉厚汁多，味道特别鲜美。郦道元《水经注》中记载，青林湖的鲫鱼，长66.6厘米，特别肥美，食用可以避寒暑；东方朔《神异经》中也记载，南方湖中多鲫鱼；《吕氏春秋》中则说，鱼类中的美味要属洞庭湖中的鲋鱼。由此来看，鲫鱼成为上等佳肴的说法自古就有。

保健功效

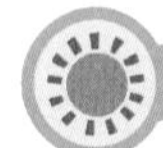

鲫鱼含有优质蛋白质、易于消化吸收，常食可增强抗病能力，健脾利湿，和中开胃，具有较强的滋补作用，尤适宜老年人和身体虚弱者食用。

日常养生配方

清蒸鲫鱼

鲫鱼去掉鳞和内脏，洗净，加入调味料，放在锅上蒸熟即可。经常食用有滋补功效，尤适宜久病初愈的人滋补。

木瓜鲫鱼汤

青木瓜去除皮和籽，切块，鲫鱼也切块，放入滚水中一起熬煮，煮至熟软后，加少许盐调味即可。这道汤品很适合产后缺乳的妈妈食用，可以促进乳汁的分泌。

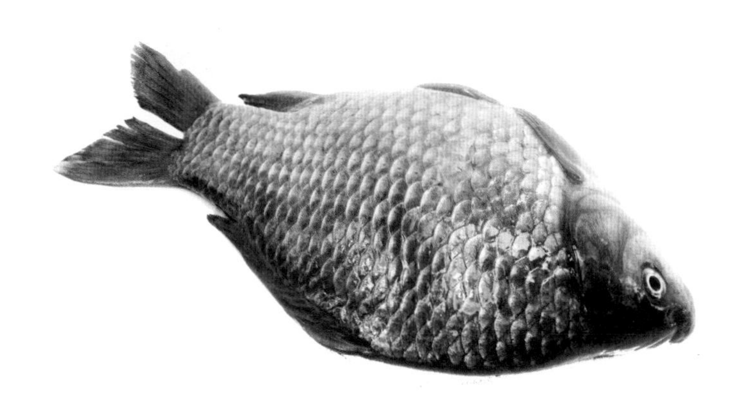

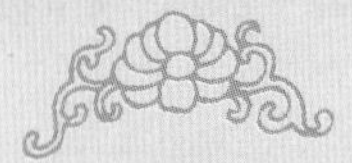

鲈鱼

《本草纲目》记载

补五脏，益筋骨，和肠胃，治水气。多食宜人，作鲊尤良。

释名

黑色曰卢。鲈鱼白底黑花纹，因而得名。淞人称四鳃鱼。

食材特色

鲈鱼出自吴中之地，松江地区盛产。鲈鱼形状略微有点像鳜鱼，但颜色为白色，有黑点，有巨大的嘴，细细的鳞片，有四个鳃。据记载，吴人将淞江鲈鱼献给隋炀帝，隋炀帝对之大加称赞。

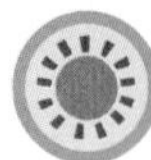

保健功效

鲈鱼营养丰富，可补血健身，经常食用有促进消化、止咳化痰的作用，且是减肥美容的佳品。

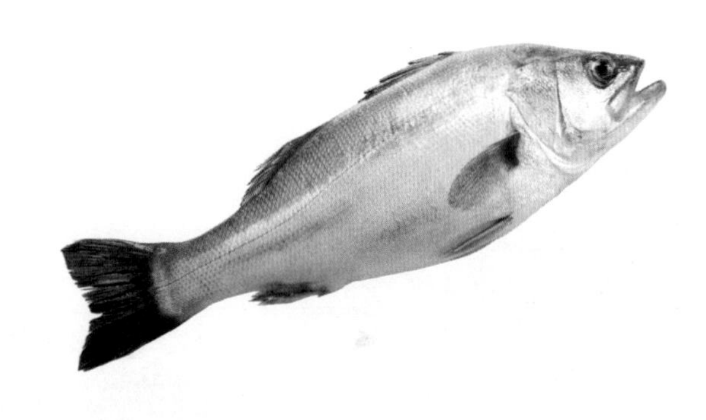

日常养生配方

清蒸鲈鱼

鲈鱼洗净，放入盘中，加入葱丝、盐等调味料，蒸20分钟即可。经常食用可止咳化痰、滋补肠胃，也可治疗消化不良、小儿积食、慢性胃病等，还能促进手术后伤口愈合。孕妇食用此菜还有安胎催奶的功效。

五味子鲈鱼汤

鲈鱼洗净，放入锅中，加入适量清水、五味子和盐等调味料，煮熟即可。食用此汤可滋补身体，对失眠多梦、心悸心慌、慢性腹泻等均有疗效。

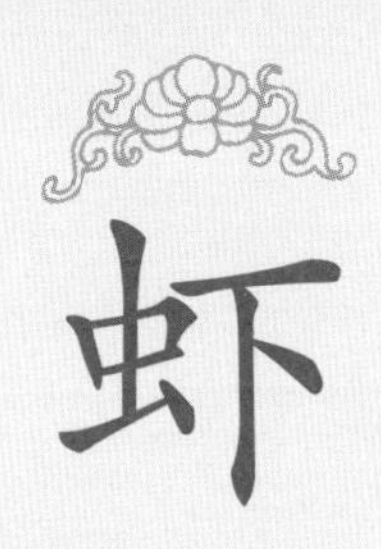

虾

《本草纲目》记载

法制，壮阳道；煮汁，吐风痰；捣膏，敷虫疽。

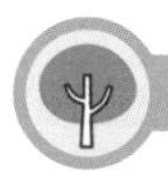

释名

“鰕”音同“霞”，俗称为虾，因为它一煮熟便会变成如红霞般的红色。

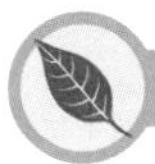

食材特色

江湖中出产的大而颜色为白，小溪中出产的形小而颜色为青，都是磔须钺鼻，背部有段节，尾部有硬鳞，多足且喜跳跃。它的肠属脑，子则在肚外。

虾品种有很多，米虾、糠虾是以精粗命名的；青虾、白虾是以颜色来命名；梅虾，因为产于梅雨时节而命名；泥虾、海虾则是以出产地命名。岭南有一种天虾，它的卵较大，秋后成群的卵落入水中就变成了虾，人们将其制成腌食。

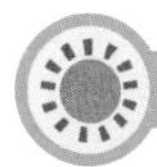

保健功效

虾是一种蛋白质非常丰富、营养价值很高的食物，能预防动脉硬化和冠心病，经常食用可以补钙。孩子、孕妇、老人及身体虚弱者尤适宜食用。

日常养生配方

虾米粥

虾米、粳米和清水一同放入锅中煮，煮至软烂即可食用。此粥营养丰富，易于消化。经常食用，可预防心脑血管疾病，也能有效减少冠心病和心肌梗死的发生。还可治疗神经衰弱等症。尤适宜老年人及病后初愈的人食用。

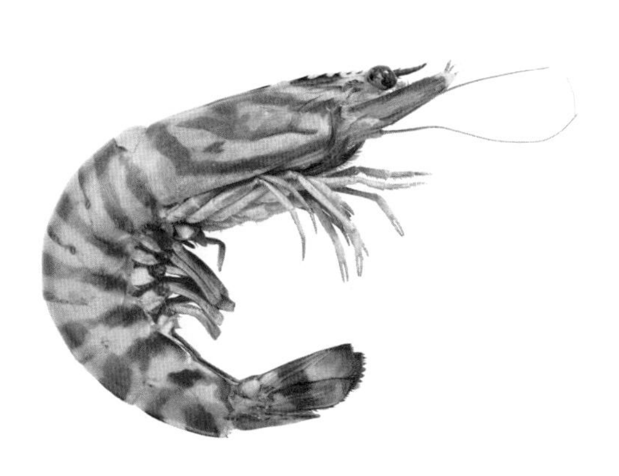

牡蛎

《本草纲目》记载

化痰软坚，清热除湿，止心脾气痛，痢下赤白浊，消疝瘕积块，瘿疾结核。粉身，止大人、小儿盗汗。

释名

蛤蚌都是胎生或卵生。唯独牡蛤是变化而生的，纯雄性，没有雌性，所以用牡命名。叫蛎和蚝是指粗大。

也有说法是向左看的就是雄性的，因此，叫作牡蛎，向右看的就是雌性的，叫作牝蛎，但是这种说法受到很多人的质疑。

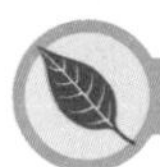

食材特色

牡蛎生活在东海，没有固定的采收季节。现在东海、永嘉、晋安等地都有。十一月收取，越大的越好。附着于石头上，口朝上生长。将腹部朝南举起，口斜向东，这就是向左看。而出自广州南海的多向右看。

牡蛎附着在石头上，相连成片就像房子一样，通常叫它蛎房，晋安人称为莆。刚出生时就像拳头那么大，渐渐四面长大，长至500厘米左右，突出的就像山一样。每一蛎房内有一块肉，来潮时，各蛎房都会打开，一旦有小虫进入，就合起来充饥。

海边的人捉到牡蛎便会凿开蛎房，烤熟，把蛎肉作为美食。南海人用蛎房砌墙，烧成灰来粉刷墙壁，并称它的肉为蛎黄。

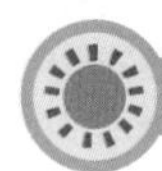

保健功效

牡蛎是名贵海珍，不仅味道鲜美，滋补保健作用也为古今中外所称道，可以强身健体，对肝炎、结核、心血管系统疾病、老年智力衰退、肿瘤等也有辅助治疗作用。

还可以使皮肤滑润，延缓皮肤衰老，减少皱纹，是很好的美容食物。牡蛎因其丰富的营养价值而享有“海底牛奶”的美称。

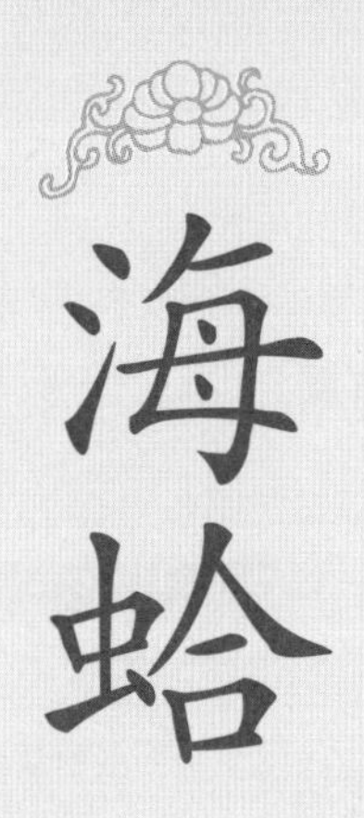

海蛤

《本草纲目》记载

清热利湿，化痰饮，消积聚，除血痢，妇人血结胸，伤寒反汗搐搦，中风瘫痪。

释名

海蛤是海中各种蛤类的总称，不是专指一种蛤。旧本说，海蛤又叫魁蛤，认为这两者是同一种生物，其实是错误的。

食材特色

海蛤生于东海。现于登州、莱州、沧州、南海等地海流湍急处都有，四、五月在海滩的沙子里就可以找到。

海蛤大的如棋子，小的像油麻仁，颜色为黄白，或者黄赤相杂。海蛤不是同一类蛤，是各种蛤的壳表面经过长期冲刷因此光滑晶莹，无法分辨出是哪一种，所以统称为海蛤。那些表面粗糙、外形像半颗杏仁的叫耳蛤，不能作药用。

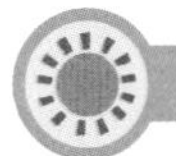

保健功效

蛤肉味道鲜美，营养丰富，蛋白质含量高，脂肪含量低，不饱和脂肪酸较高，易被人体消化吸收。对高胆固醇、高血脂体质的人以及患有甲状腺肿大、支气管炎、胃病等疾病的人尤为适合。

日常养生配方

海蛤蔬菜汤

海蛤洗净外壳，和南瓜、西红柿加适量的水一起煮即可。此汤能降低胆固醇，经常食用可滋阴明目、软坚化痰。

海蛤味噌汤

海蛤洗净，豆腐切块，锅中加水煮滚，放入味噌化开，再加入豆腐煮至入味，最后倒入海蛤和大葱，转大火煮至海蛤张开即可。

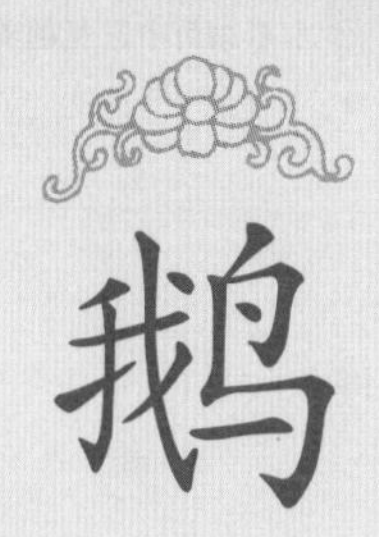

鹅

《本草纲目》记载

灌耳，治卒聋。润皮肤，可合面脂。涂面急，令人悦白。

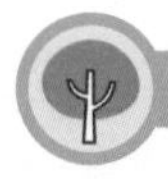

释名

鹅的叫声是"哦、哦"，所以被称为鹅。江东地区的人称为舒雁，意思是说这种鸟像雁，但是行动舒缓。

食材特色

鹅的毛色有灰、白两种，眼绿，嘴黄，脚掌发红，善于争斗。时常在夜里按照更时鸣叫。喜食蛇和蚯蚓，所以畜养它能避虫害，有人说鹅不吃生虫是不对的。

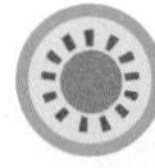

保健功效

鹅肉营养丰富，经常食用有滋补功效，适宜于病后身体虚弱者进补，可以养胃补气，对糖尿病有辅助治疗的作用，还能治疗咳嗽等病。

日常养生配方

鹅肉炖土豆

鹅肉切块，放入锅中，加适量清水和盐、酱油等调味料，煮至五分熟时，加入切成块的土豆，煮至鹅肉软烂即可。此菜鹅肉鲜美，土豆软烂可口，有补血补气的功效，经常食用可治腰腿无力、健忘失眠等症状。

生炒鹅肉

将鹅肉切薄片，蒜头切片，葱切斜刀片。热油锅中放入蒜片和葱爆香，再加入鹅肉片，以大火快炒，加少许盐和米酒调味即可。

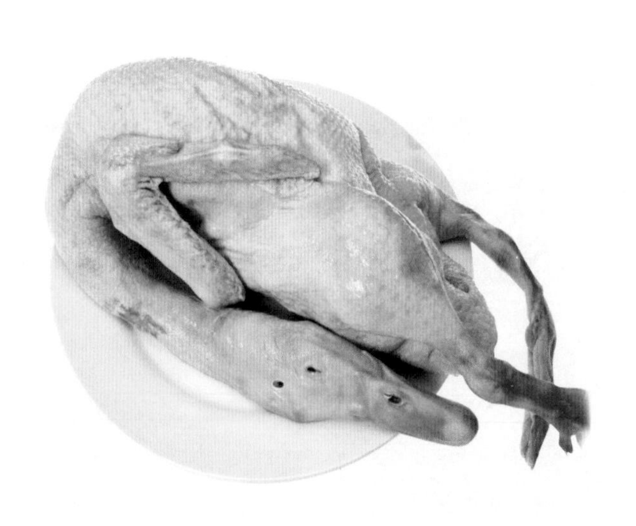

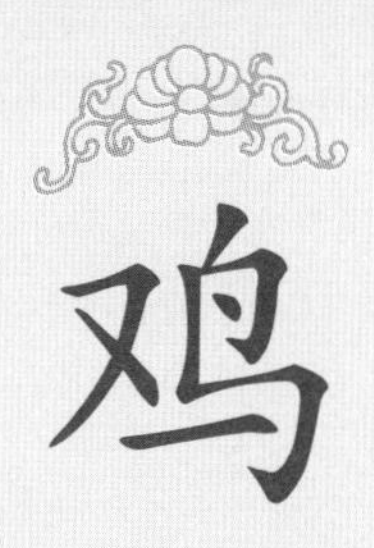

鸡

《本草纲目》记载

止肚痛，心腹恶气，除风湿麻痹，诸虚羸，安胎，治折伤并痈疽。生捣，涂竹木刺入肉。

释名

鸡就是稽的意思，因为它能报时。大的称蜀，小的称荆。梵文名字叫鸠七咤。

食材特色

鸡的种类有很多，大小形色不同。朝鲜有一种长尾鸡，尾长133.33厘米；辽阳有一种食用鸡，是一种角鸡，体形很大，味道肥美，胜过其他品种的鸡；南越有长鸣鸡，昼夜啼叫；南海有石鸡，海水涨潮时就鸣叫；江南有矮鸡，腿长才6.66厘米左右。鸡在八卦中属巽，在星宿中属昴。

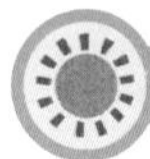

保健功效

鸡肉有较好的滋补作用，其营养成分易吸收，因此，经常食用有强身健体的功效，营养不良、身体虚弱、心血管疾病患者尤适宜食用。鸡肉还有助于人体肌肉的代谢与增长，对血压低的人特别有益。

日常养生配方

乌骨鸡汤

乌骨鸡肉切块，放入锅中加适量清水及调味料，煮至肉烂汤浓即可。此汤营养丰富，药用价值高，可以增强身体免疫力，预防骨质疏松，妇女食用还有丰乳、下奶的功效。

姜汁炖鸡

鸡去除内脏，洗净。将老姜捣碎后用纱布包扎，挤出姜汁，放入鸡腹内盖好，放入锅内，加适量水。将锅置火上，用大火煮沸，用小火烧煮至熟烂即可。此菜温中健脾，益气生血，适用于脾胃虚寒、久治不愈、体质虚弱者。

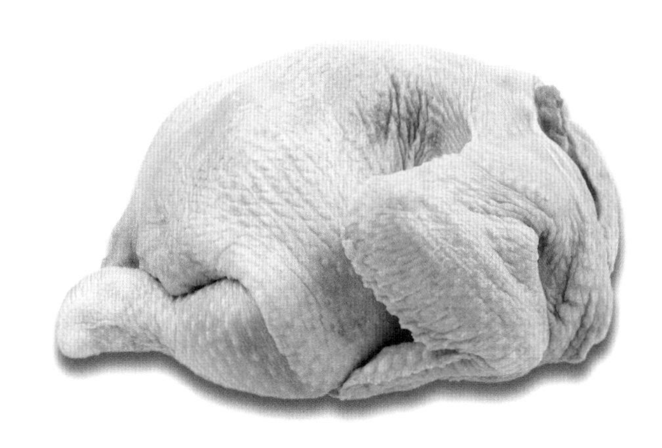

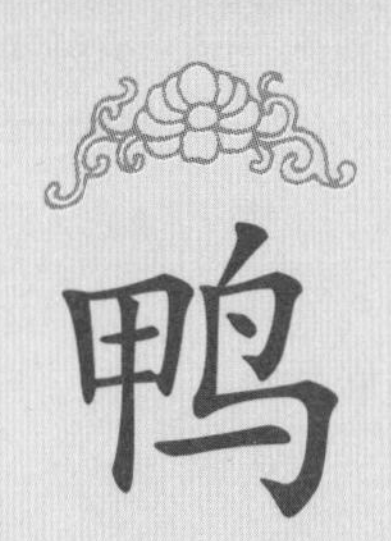

鸭

《本草纲目》记载

补虚除客热，和脏腑及水道，疗小儿惊痫。解丹毒，止热痢。和葱、豉煮汁饮之，去卒然烦热。

释名

鸭子鸣叫声是“呀呀”，所以被称为鸭。凫能高飞，而鸭走路舒缓不能飞，所以鸭又叫舒凫。

食材特色

雄鸭头顶为绿色，翅膀有花纹，雌鸭为黄斑色，但是也有纯黑和纯白的品种，还有一种毛为白色而骨头发黑的鸭子，药用效果甚佳。雄鸭叫声低，雌鸭则响亮。重阳节后，鸭子长得比较肥壮，味道鲜美。

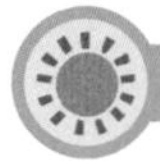

保健功效

鸭肉营养丰富，易于吸收，有较强的滋补作用，可以增强体质。经常食用鸭肉可预防心脑血管疾病，因此，较适宜于老年人进补。

日常养生配方

老鸭汤

鸭肉切块放入锅中，加入适量清水及调味料。煮至肉烂汤浓即可。此菜适用于大病初愈者食用。经常食用还可治咳嗽、失眠、便秘等。

咸鸭蛋

鸭蛋洗净，放入盐水中浸泡35天左右，煮熟即可食用。适用于各类人群，久食有一定滋补功效。

鸭肉面

鸭肉切薄片，面条放入滚水中煮熟后捞起，将鸭肉放入滚水中烫熟，摆在面条上，再淋上鸭油即可。

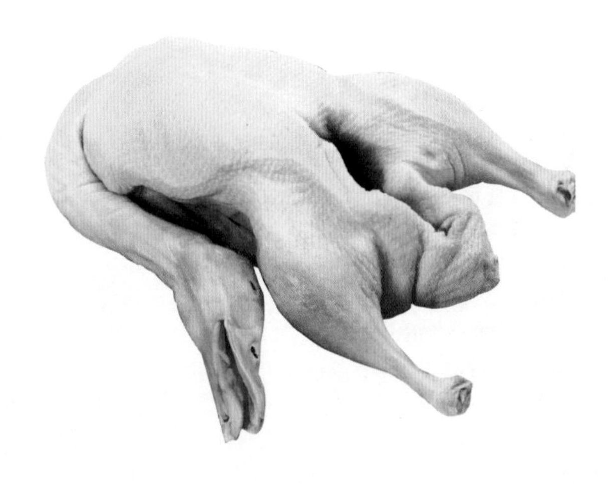

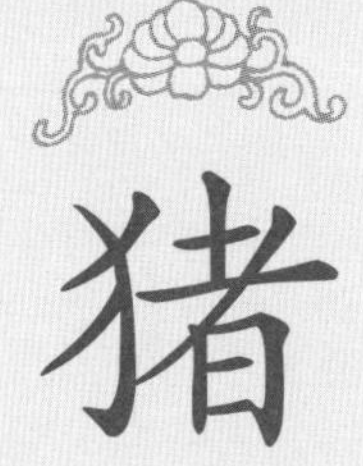

猪

《本草纲目》记载

疗狂病久不愈。压丹石，解热毒，宜肥热人食之。补肾气虚竭。

日常养生配方

猪肉汤

猪肉切块后，和槐花一起煮，经常食用可以治痔疮；猪肉切块后，和莲子、百合一起煮，可以滋补脾胃，有润肺止咳的功效。

猪蹄鲤鱼汤

鲤鱼、猪蹄洗净，切开，加入适量的水，放入盐等调味料，两者一起煮，煮至肉熟汤浓即可。此汤有通窍催乳作用，适于产后乳汁不下或过少者食用。

释名

据《说文解字》记载，“豕”的字形像身上长毛，身后长有尾巴的形状。又因其吃的东西不干净，所以叫作猪。雄性的猪叫豭，或叫牙；雌性的叫彘，或叫豝。

食材特色

猪这种动物，骨头小，筋和油脂多，大的重百余斤，容易畜养。

猪怀孕四个月就可以产仔，繁殖较快。一般养猪场的猪多在5个月时、90千克左右被宰杀供人食用。

古人认为猪肉多食后会动风生痰，可能是指多食肥肉，这会使人体胆固醇增高，进而增加诱发高血压、冠心病的机会，而多食瘦肉也会加重肠胃负担和影响吸收。

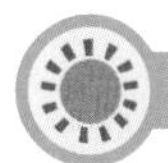

保健功效

猪肉富含蛋白质，易于被身体吸收，有一定的滋补功效，但不可多食，食用过多容易肥胖。

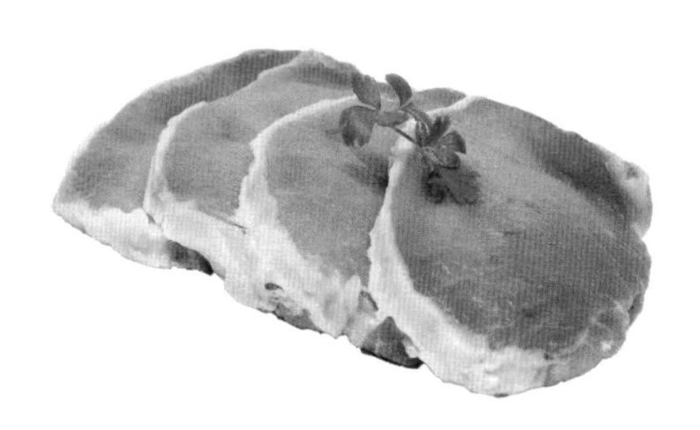

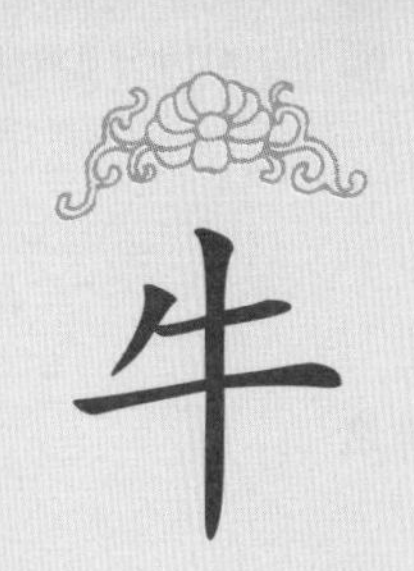

牛

《本草纲目》记载

消渴，止泄，安中益气，养脾胃。补虚壮健，强筋骨，消水肿，除湿气。

释名

《史记》中称一只牛为四蹄，现在的人则称一只牛为一头。

食材特色

牛有很多种。南方人称水牛为牛，北方人把黄牛、乌牛叫做牛。

牛的品种不同，用途也各不相同。水牛是青苍色，大肚头尖，外形像猪，能和老虎相斗。牛有下齿，没有上齿，观察牙齿就可知道年龄，6岁以后，每年脊骨长一节。牛的性情比较温顺，生病时也会站立。牛站起来时，后足先立起来，趴下时，前足先跪下，这是顺从阴气的缘故。

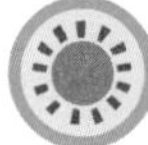

保健功效

牛肉含有丰富的蛋白质，氨基酸组成比猪肉的更接近人体需要，能提高机体抗病能力，对生长发育及手术后、病后调养的人在补充失血和修复组织等方面特别适宜。

日常养生配方

牛肉西红柿汤

西红柿、牛肉切块，一起放入锅中，倒入清水和适量调味料，煮至牛肉软烂即可。此汤健胃消食，补血养气，经常食用对高血压等病症有辅助治疗作用。

卤牛腱

将药材卤包和牛腱一起放入滚水中炖煮，大约煮3个小时，至牛腱软嫩，切片食用即可。

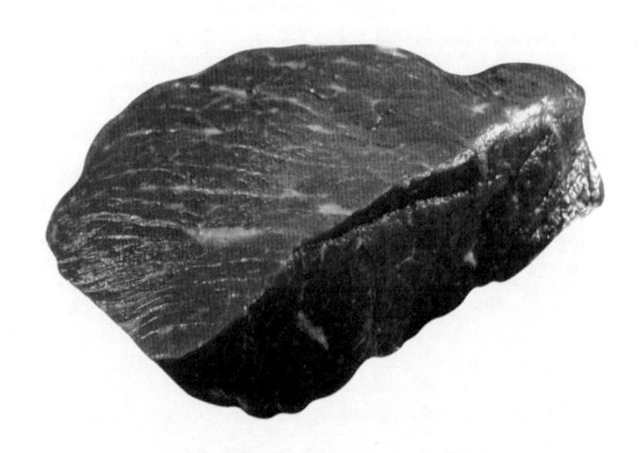

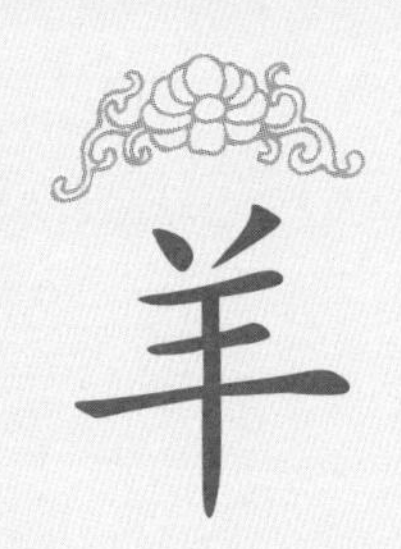

羊

《本草纲目》记载

暖中，字乳余疾，及头脑大风汗出，虚劳寒冷，安心止惊，补中益气。

释名

《说文解字》中记载，羊字像羊的头、角、足、尾之形。孔子认为“牛”、“羊”这两个字都是象形。

有人说，羊是吉祥的象征，所以吉礼的时候用它来祭礼。公羊叫羝。羊的崽叫羔，不同时期的羔又有不同的称呼。

食材特色

生长在江南的羊是吴羊，也叫绵羊。头和身体的比例适中，毛短；生在秦晋之地的是夏羊，头小，身大，毛长；当地的人在羊两岁的时候就剪掉它的毛，做成毡子。

所有的羊都是怀孕4个月就可以生产。羊眼睛无神，肠壁薄而且多弯曲。羊在卦中属于兑，所以性格属于外柔内刚。山羊肉属于凉性，羊肉则是燥性，因此，后者较滋补。

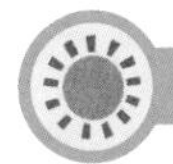

保健功效

羊肉蛋白质含量高，脂肪含量低。吃羊肉不易发胖，还可以提高身体抗疾病能力。经常吃羊肉还可防癌抗癌。

日常养生配方

猪蹄羊肉汤

猪蹄洗净，切开，羊肉切块，放入锅中，加入适量清水及调味料，煮至肉烂汤浓即可食用。此汤营养丰富，滋补效果强，专治产妇产后无乳或乳汁缺乏等症状。

生姜羊肉粥

羊肉切小碎块，姜切小片，放入锅中和粳米一起煮，煮至软烂即可。食用时可加少许盐等调味料。此粥有补血补气、补肾壮阳的功效，适用于四肢冰冷、腰膝酸软、男人阳痿早泄等症状。

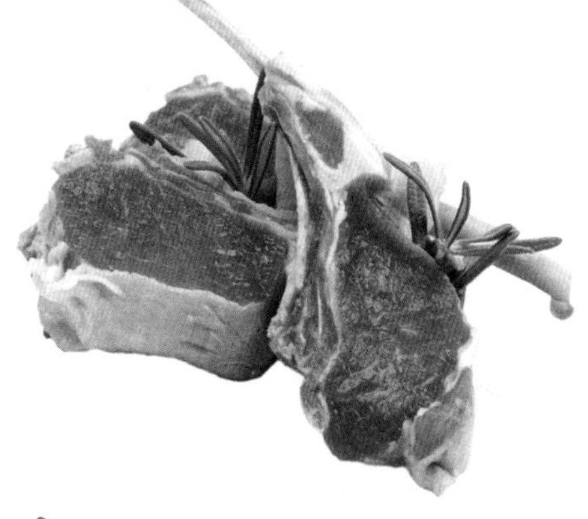

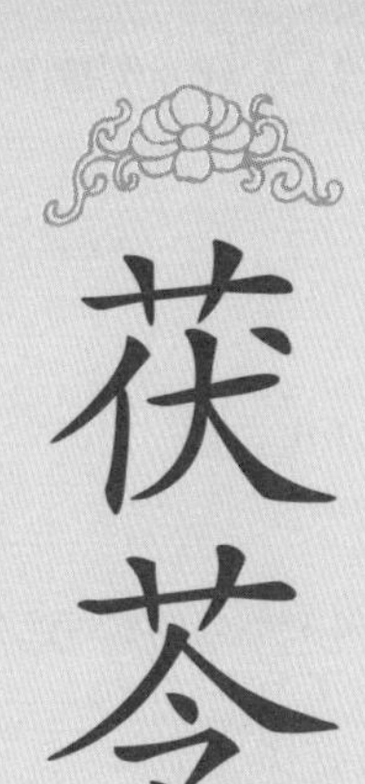

茯苓

《本草纲目》记载

主水肿肤胀，开水道，开腠理。

日常养生配方

茯苓酒

适量茯苓捣碎，放入烈酒中浸泡15天即可饮用，饮用时一次一小杯。此酒有舒筋活血、抵御风寒、强身健体的功效。

茯苓饼

用茯苓霜和面粉做成薄饼，在中间夹上蜜饯、松果、碎仁等。茯苓饼是传统的滋补品，有安神益脾的功效，适用于气虚体弱的人以及浮肿等患者。

释名

砍伐多年的松树根，气味还存留，精华之气也没有散尽。其中精气旺盛的，发泄在外面就结成了茯苓，因它不与根相连，离开了树木的本体，有飘零在外之义。

精气不旺盛的，就只能附结在根本上，不离开树木，所以叫茯神。相传，佩戴拳头大小的茯苓，可以驱除各种鬼怪。

食材特色

茯苓没有苗、叶、花、果实，像拳头一样大小，一块一块地生长在土下，大的可以达到几斤重，有赤、白两种颜色。茯苓大如三四升容器，外皮黑且有细皱，肉坚实且色白，形状像鸟、兽、龟、鳖的较好，质地疏松、颜色发红的欠佳。

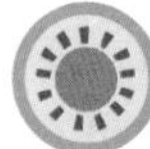

保健功效

茯苓有利尿、镇静的作用，还可以降低胃酸，促进消化，具有一定的抗菌作用。另外，茯苓有降血脂、降血糖的功效，还可以增强身体的免疫能力，发挥防癌抗癌的作用。

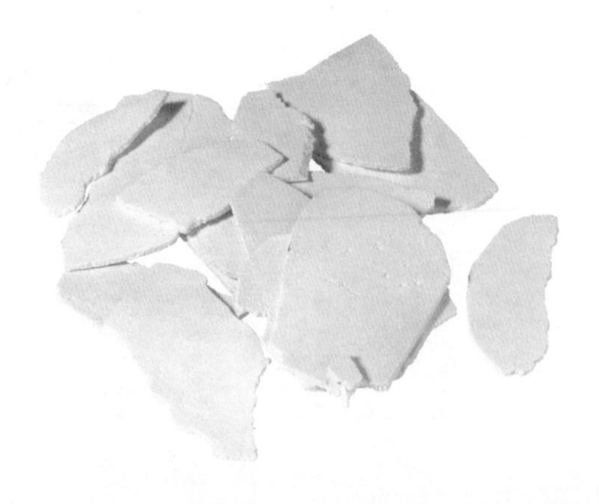

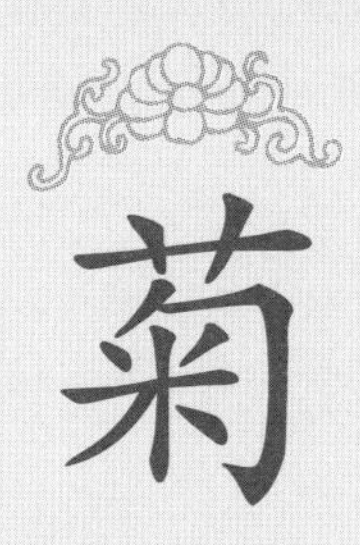

菊

《本草纲目》记载

治头目风热，风旋倒地，脑骨疼痛，身上一切游风令消散，利血脉。

释名

本来是写作蘜，从鞠，而鞠就是穷尽的意思。按照月令来说，九月，菊开黄花，花开到这个时候就穷尽了，所以叫作蘜。节华这个名字也是取它应节候之意。

仙方所说的日精、更生、周盈，都是指菊，而其根、茎、花、实的名称皆不同。

食材特色

菊花正月采根，三月采叶，五月采茎，九月采花，十一月采果实，都阴干。

菊的品种有很多，紫茎的气香，叶子厚且非常柔软，嫩的时候可以食用，花较大，味道特别甘甜，这属于真品；如果茎是青色的，叶子细，气味浓烈像艾蒿，花小，味道苦，名字叫作苦薏，那就不是真品。

花大而且香的是甘菊；花小而呈黄色的是黄菊；花小而气恶的是野菊。由此可见，菊类主要分甘、苦两种。若为食材，需用甘菊；若要入药，则甘、苦皆可，但不能用叫作“苦薏”的野菊。

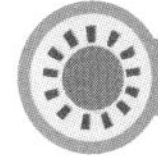

保健功效

菊花的香气使人头脑清醒，而食用菊花有清热解毒、平肝利目、减肥降压的作用，还可以预防冠心病、高血压等心脑血管疾病，对肝炎也有疗效。

日常养生配方

菊花茶

菊花晒干，用热水冲泡饮用，饮用时可加入适量白糖。经常饮用可以治疗由风湿引起的肌肉酸痛，可以舒缓心神，缓解疼痛，还有降血脂、降血压的作用，适合老年人饮用。

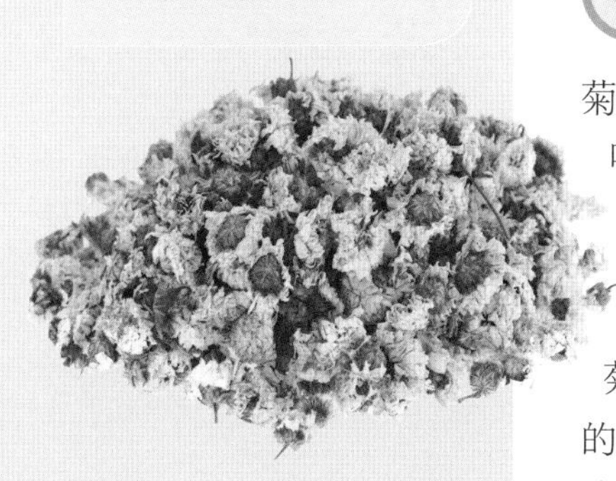

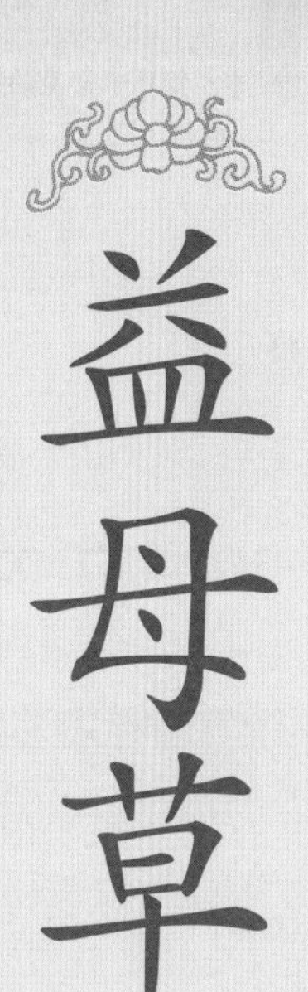

益母草

《本草纲目》记载

明目益精，除水气，久服身轻。疗血逆大热，头痛心烦。

释名

益母草及它的种子都能生长得充盛密蔚，所以称为茺蔚；因它对妇女有益，并能明目益精，所以有益母之称；它的茎和天麻相似，所以也作做野天麻；因为猪喜欢吃，所以俗称为猪麻。

食材特色

益母草在水湿的地方生长得特别繁茂。春初生苗像嫩蒿，入夏后长100厘米左右，茎像黄麻茎。叶子像艾叶，背面青色，一梗三叶，叶有尖岐。3厘米左右长一节，节节生穗，从蔟地围绕着茎生长。

四、五月间，穗内开出红紫色小花，也有微白色的。每个花萼内有四粒种子，粒大如蒿子，有三棱，褐色，药铺中往往当作巨胜子出售。益母草生长期间有臭气，夏至后就会枯萎，根是白色的。

也有人描述益母草的叶子像荏，种子黑色，如鸡冠子。另外有人说它经过冬天也不会凋谢，这是谬论。这种草有白花、紫花两种，茎、叶子、穗都一样。但白花能入气分，红花能入血分，应当区别。

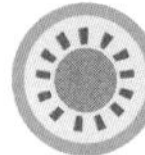

保健功效

益母草的成分可以增强身体免疫能力，预防动脉硬化，还有防衰老、抗疲劳及防癌抗癌的功效，对肾病水肿、小便不利或尿血等症状有疗效。

日常养生配方

益母草粥

益母草洗净，加入清水熬汁。熬制15分钟后，去渣取汁备用。粳米煮粥，五分熟时加入药汁和适量红糖后煮至软烂即可。此粥对月经失调、痛经、无月经症等妇科病有奇效。

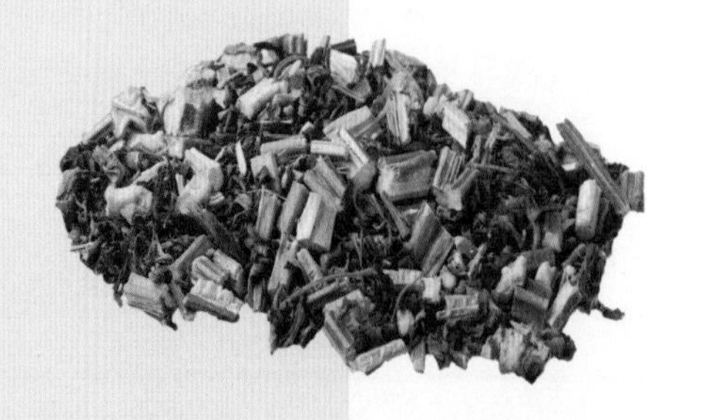

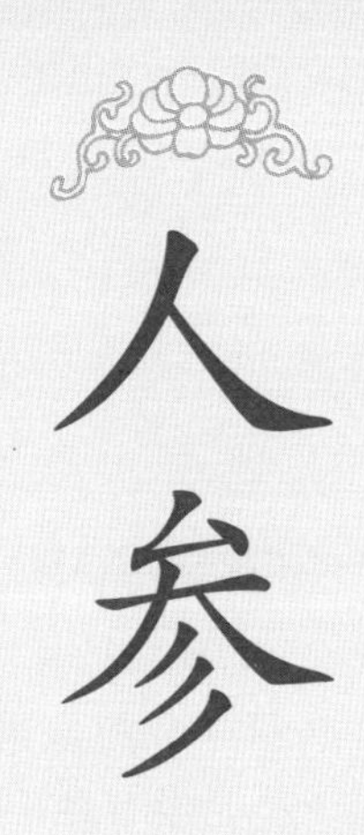

人参

《本草纲目》记载

治男妇一切虚证。发热自汗，晕眩头痛，反胃吐食疟，滑泻久痢，小便频数淋沥，劳倦内伤，中风中暑……

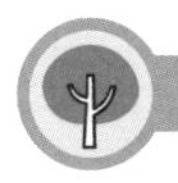

释名

人参是经过年深日久慢慢长成的，根部形状如人形，有神韵，所以称之为人参。这种草背阳向阴，所以又称鬼盖。它在五行之中，色黄属土，能够补脾胃，生阴血，所以又有黄参、血参等名字。

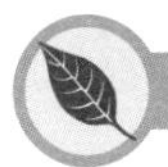

食材特色

人参属于五加科，主要生长在北半球、东亚和北美，特别是寒冷地区。中国早在晋朝就开始栽培人参，却无法有效栽种。到了现代，国内外学者对人参进行大量研究，除了确认人参强壮功效，更使得栽种人参的技术进步，有效栽培人参，降低人参价格。选购时通常以身长、枝大、根茎长、皮细、纹细密饱满，无破伤者为佳。如果枝瘦小、根茎短、皮纹粗、糖重者、内心发黑、破心者次。

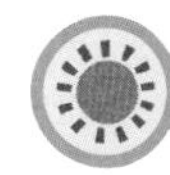

保健功效

人参是补气良药，能够补中益气、安神强心，治疗体虚、脉弱、神经衰弱等病症。同时，人参中富含的人参皂苷和人参多糖能够提高血液中红细胞的载氧能力，促进人体对维生素的摄取和吸收。所以，人参一直有“长寿之源”的美称。

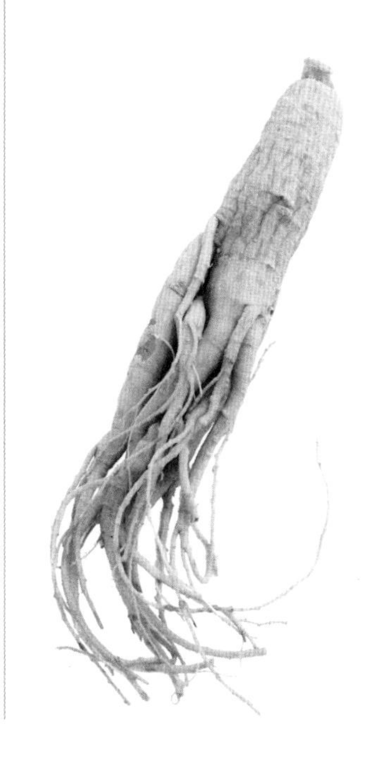

日常养生配方

人参含片

把人参切成3克左右的参片，早晚含在口中慢慢咀嚼。这样既可以发挥提神益气的作用，又不会浪费它的营养成分，除此之外还有美容的作用。

人参酒

把一支完整的人参浸入到高浓度的白酒中，浸泡15天之后，就可以酌量饮取。

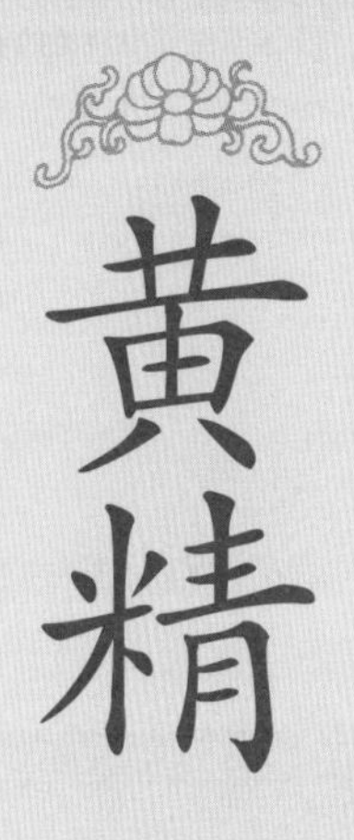

黄精

《本草纲目》记载

补诸虚，止寒热，填精髓，下三尸虫。

释名

黄精是服食药，仙家把它列为芝草类，因为它得到了坤土的精华，所以称作黄精。余粮、救穷是用它的功能来命名的。鹿竹这个名称的由来是因为它的叶子像竹，而鹿可以食用，故名之。

食材特色

黄精生于山谷中，三月开始生长，苗高50厘米左右，叶子短且似竹叶，两两相对；茎梗柔脆，很像桃枝，外红内黄；四月开青白花，形状像小豆花。结白色种子，就像黍粒，也有一些是没有种子的。

根像嫩生姜，呈黄色，二月采根，蒸过后晒干。江南人说黄精苗叶有些像钩吻，但钩吻叶头极尖且根细，这恐怕是南北所产的不同吧！

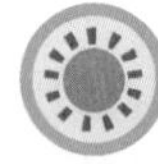

保健功效

黄精是一种补药，适合身体虚弱的人滋补。黄精也可以治疗高血压，对冠心病也有一定疗效；外敷可治体癣，对肺结核也有治疗效果。

日常养生配方

黄精养生酒

黄精切块，泡入烈酒中，浸泡20天后即可饮用，每次一小杯。经常饮用可以补血养气，可延缓衰老。

黄精鸡

将黄精、山药、鸡肉及适量水，隔水炖熟，加入调味料即可。黄精鸡可治疗和减轻更年期综合征，如头晕目眩、心悸失眠和耳鸣健忘等。

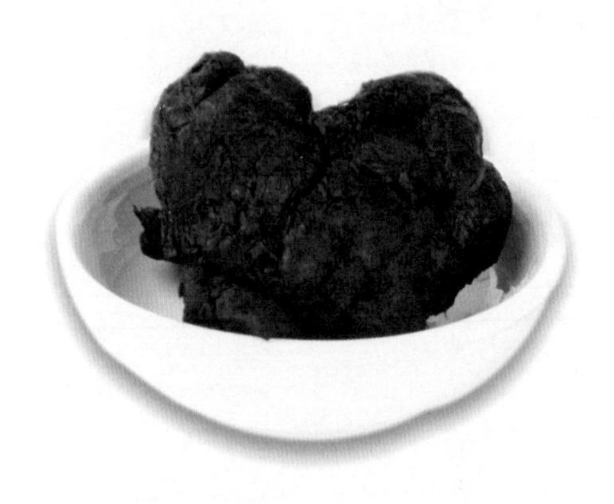

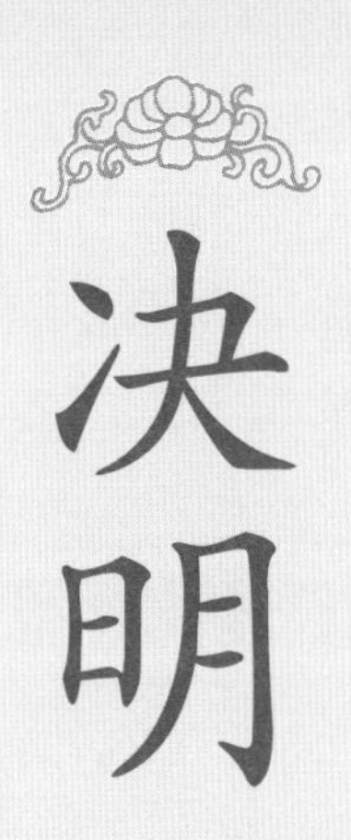

决明

《本草纲目》记载

主治青盲，目淫肤，赤白膜，眼赤痛泪出。

释名

决明就是我们常说的葶苈决明，因其明目的功效而得名。

食材特色

决明有两种，一种是葶苈决明。葶苈决明植株高有100厘米左右，叶子比苜蓿叶稍大，昼开夜合，合上的时候两片叶子紧紧相连。秋天会开有五个花瓣的淡黄色小花，果实像初生的细豇豆，长有20厘米左右。每颗果实中大概有数十颗种子，青绿色的种子像葶苈，它是治眼病的良药。

另一种决明就是《救荒本草》中提到的山扁豆。两种决明的苗都可以制成酒曲，俗称独占缸。

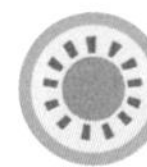

保健功效

决明子有清热明目、润肠通便、清肝火的作用，可以治疗肝炎、肝硬化腹水、高血压、小儿疳积、夜盲、风热眼痛、视物昏暗、习惯性便秘等病症。

日常养生配方

决明子枕头

以决明子为填充物，制成枕头即可。夏季凉爽舒适，冬季温暖御寒，同时决明子圆润的颗粒状还能够按摩头部，促进头部血液循环，增强记忆。

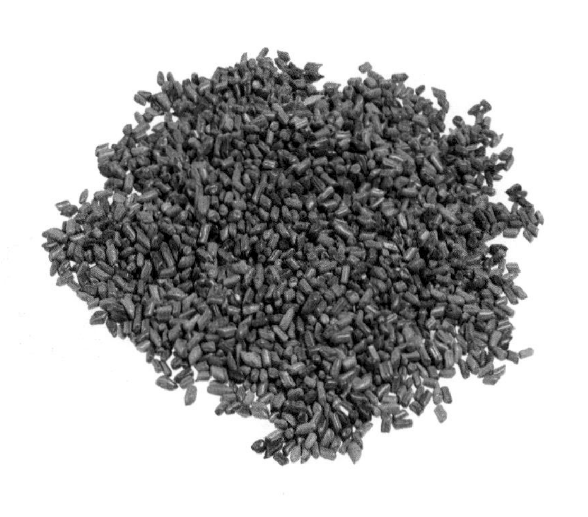

何首乌

《本草纲目》记载

此物气温，味苦涩。苦补肾，温补肝，涩能收敛精气。所以能养血益肝，固精益肾，健筋骨，乌髭发，为滋补良药。

释名

这种药本来没有名称，因一个名叫何首乌的人发现它有一定的功效，便以他的名字命名。

汉武帝时，有马肝石能够使人的头发变乌黑，所以后人也称它为马肝石。还有一种说法是，如果发现是九根，吃了以后可以成仙，有九真藤之名。

食材特色

何首乌性喜高温高湿，生长于海拔1000米以上的山麓。茎长可达300厘米以上，多缠绕在其他植物上，状如人形。

春天生苗，蔓绕在竹子、树木、墙壁间生长，茎为紫色。叶叶相对如山药的叶子，没有光泽。夏秋季节开黄白花。种子有棱，像荞麦而细小。一般于秋冬季节采取根部，根像拳头一样大，有五棱瓣，像个小甜瓜。

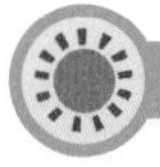

保健功效

何首乌的成分有降低胆固醇、降血脂的作用，可以强身健体、延缓衰老，还可以治疗掉发，有使头发乌亮的功效，此外对神经衰弱也有一定的疗效，能预防癌症。

日常养生配方

何首乌炖鸡

将鸡肉放入锅中，加入适量清水和研成末包在纱布中的何首乌，加入适量调味料，煮至肉烂汤稠即可。食用时将何首乌拿出。此汤有补肝养血的功效，可以治疗失眠、神经衰弱等症状，有滋补身体的功效，适宜老年人食用。

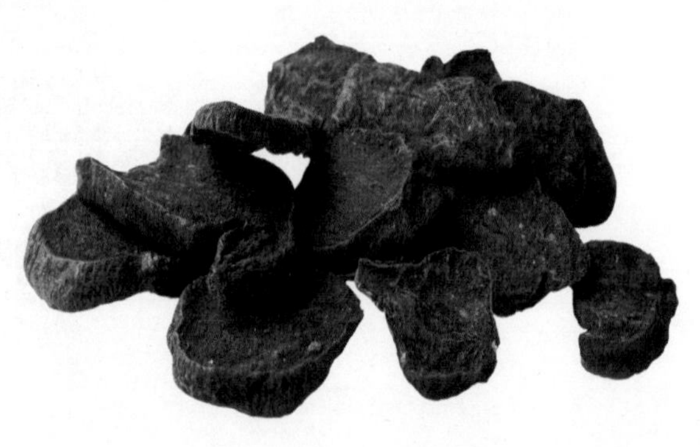

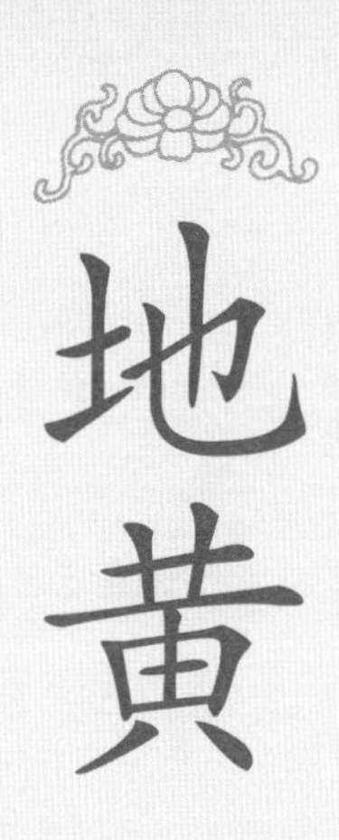

地黄

《本草纲目》记载

解诸热，通月水，利水道。捣贴心腹，能消瘀血。

释名

把生的地黄用水浸泡来检验它的品质，浮上来的叫天黄；半浮半沉的叫人黄；沉在水下的叫地黄。入药时沉底的最佳，半沉半浮的次之，浮在水面的较差。

食材特色

地黄为玄参科植物，其根部为传统中药之一，最早出典于《神农本草经》。依照炮制方法在药材上分为鲜地黄（又称生地黄、鲜生地）、干地黄（又称干生地）与熟地黄（又称熟地）。

地黄的苗是铺长在地上的，叶子像山白菜，叶面深青色，又有些像小芥叶，特别厚，不分叉。叶子中间蹿茎，上面有细毛。茎梢开小筒子花，呈红黄色。结的果实像小麦粒。根长15厘左右，细的像手指，皮为赤黄色，像羊蹄根和胡萝卜根，晒干就变成黑色，生食有土气。苗俗称为婆婆奶。古人种种子，现在人种根。

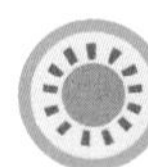

保健功效

生地黄有强心、利尿、升高血压、降低血糖等作用；熟地黄有滋阴补血的作用，可以治疗月经失调、遗精盗汗等症状。

日常养生配方

地黄炖羊肉

熟地黄用纱布包好，和切好的羊肉一起放入锅中，加入清水和调味料，煮至羊肉软烂即可。适用于脾肾阳虚、腰膝酸痛、身体虚弱、浮肿等症状。

鲜地黄汁

将鲜地黄洗净、榨汁，加适量冰糖，稍微加热，至温度不烫口为宜，服下。对肺结核咳血患者有一定疗效。

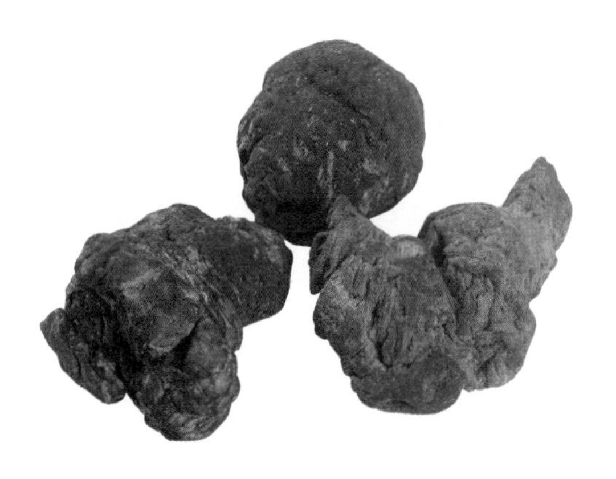

芍药

《本草纲目》记载

邪气腹痛，除血痺，破坚积，寒热疝瘕，止痛，利小便，益气。通顺血脉，缓中，散恶血，逐贼血，去水气……

释名

芍药，绰约美貌，因为花容绰约而得名。

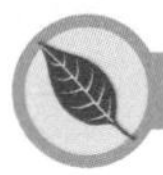

食材特色

芍药在夏商周时期即被中国人作为观赏植物培育，其根可做药用，不剥皮的为“赤芍”，剥皮的为“白芍”。

春天的时候发红芽，从簇地生长，茎上有三枝五叶，像牡丹，但较长，高达50厘米左右；夏初开花，有红、白、紫多种颜色；种子像牡丹，但较小。二、八月采根晒干。

芍药分两种，草芍药及木芍药。木芍药花大而颜色深。目前用的多是种植的，想要它的花叶肥大，一定要在土壤中加入肥料才可以。

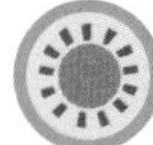

保健功效

芍药有镇痛、通经、护肝、养血的作用，对腹痛、胃痉挛、晕眩、痛风等病症均有疗效。芍药还有美容作用，能使皮肤洁白有弹性，还可以消除脸上的雀斑。

日常养生配方

芍药花粥

芍药花摘下花瓣洗净待用，粳米熬粥，待粥煮至五分熟时，加入花瓣，煮至软烂即可。此粥香味浓郁，软滑可口，经常食用有养血补气的作用，可以治疗烦躁不安、女子经期腹痛等症状。

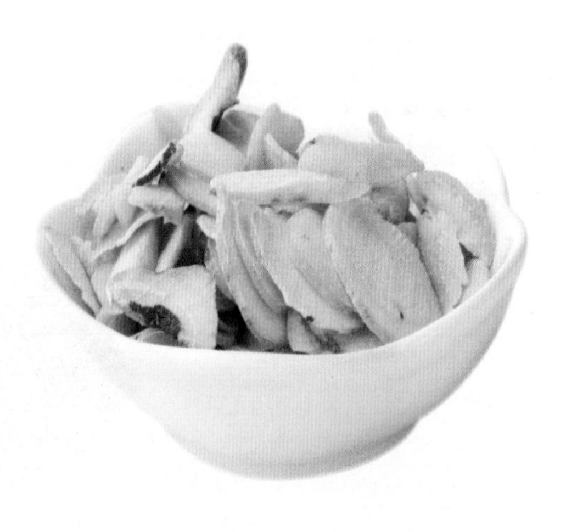

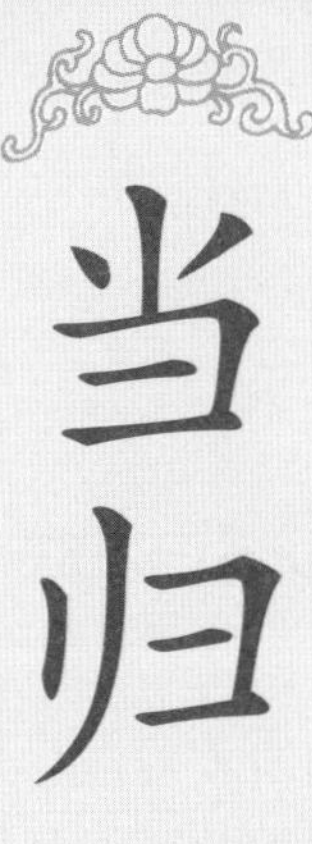

当归

《本草纲目》记载

治头痛、心腹诸痛，润肠胃筋骨皮肤。治痈疽，排脓止痛，和血补血。

释名

“蕲”是古“芹”字。有人说当归是芹类，但当归本非芹类，是因为花叶如芹，所以得芹名。古人娶妻后为了有子嗣续香火，用当归制药给女人调血，有思夫的意思，所以有当归之名。另外，当归可以使气血各有所归，因此，可能取的是此意。

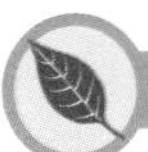

食材特色

当归生于高寒多雨山区。春天生苗，绿叶有三瓣，七、八月开花，像莳萝，呈浅紫色。根是黑黄色，以肉厚而不枯的品种为好。二、八月采根，阴干使用。

现在陕、蜀、秦州、汶川各处的人多栽种，把秦地当归中头圆、尾多、色紫、气香、肥润的叫马尾当归。入药时，治疗身体上部疾患宜用当归头；中部疾患宜用当归身；下部疾患宜用当归尾；全身疾病就用全当归。当归的炮制方法是除去杂质，洗净，润透，切薄片，晒干或低温干燥。

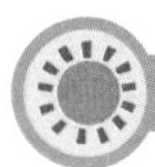

保健功效

当归有活血散瘀、补血养气的功效，可以治疗因跌打损伤而引起的瘀肿、风湿引起的麻痹疼痛、便秘等症状，还可以治疗女子月经失调、经痛。

日常养生配方

当归红枣粥

当归洗净，切成小块，加入清水，煮10分钟左右，滤去渣滓，药汁备用。粳米和红枣一起熬粥，煮至五分熟时加入药汁和适量的冰糖，煮熟即可食用。此粥有极强的补血功效，极适宜病后初愈的人滋补身体，另外可促进消化和通便，还能预防便秘。

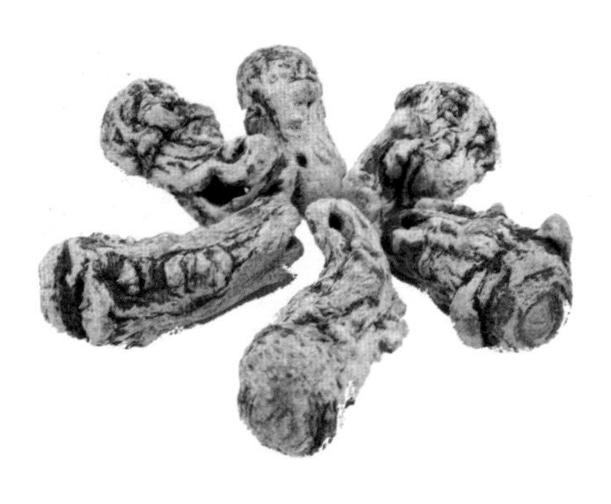

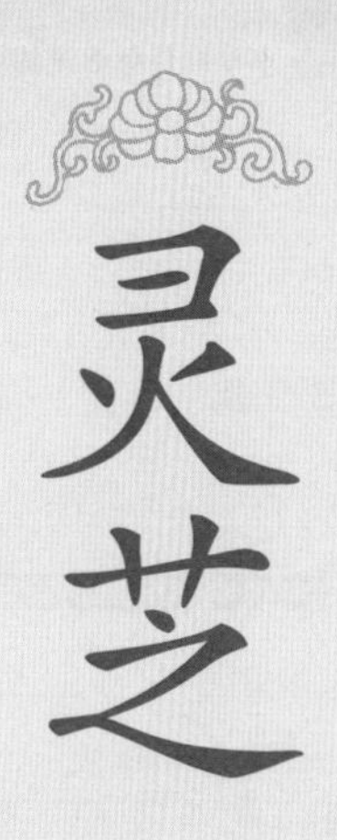

灵芝

《本草纲目》记载

久食益色，至老不改，令人不饥，大小便少，明目益精。

释名

别名石耳。经常食用可以滋润皮肤，延年益寿，还有明目益精的作用。

食材特色

灵芝主要分布在中国、朝鲜半岛和日本。古代认为灵芝具有长生不老、起死回生的功效。灵芝一般生长在湿度高且光线昏暗的山林中，主要生长在腐树或树木的根部，不是植物，自身不能进行光合作用，只能从其他有机物或是腐树中摄取养料。

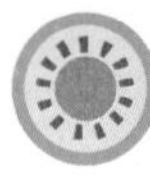

保健功效

灵芝具有清肺热、养胃阴、滋肾水、益气活血、补脑强心的功效，对肺热咳嗽、肺燥干咳、胃肠燥热、头晕耳鸣、月经失调、冠心病、高血压等均有良好的食疗效果。

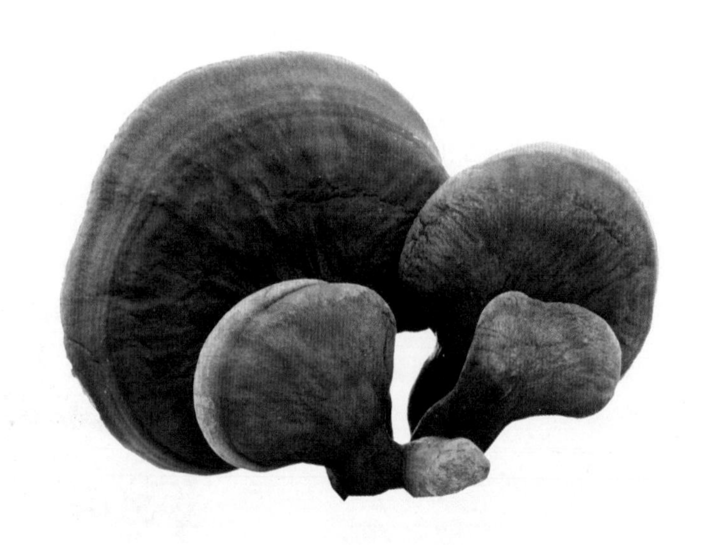

日常养生配方

石耳炖鸡

灵芝洗净，鸡去内脏、切块，一起放入锅中加水炖煮，加适量调味料，煮至肉烂即可。此菜味道鲜美，营养丰富，有滋补作用，可养阴止血，补虚益气，适宜身体虚弱者进补。

红枣石耳羹

灵芝洗净，红枣洗净去核，加适量清水和冰糖，煮20分钟，汤微稠时即可。此汤软滑香甜，有极强的补血作用，适宜病后初愈者食用；对胃溃疡有一定疗效，常喝还有防癌抗癌的作用。

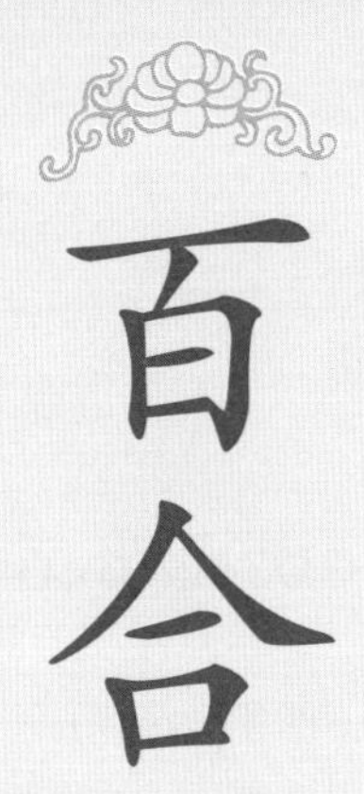

百合

《本草纲目》记载

小儿天泡湿疮，暴干研末，菜子油涂，良。

释名

百合的根是许多瓣合在一起的，像大蒜一样，味道像山薯，因此，叫作蒜脑薯；百合的根、叶、花都是朝四个方向生长的，而植物向外生长称为瞿，所以百合又叫作强瞿。

食材特色

百合花素有“云裳仙子”之称。百合的种头由鳞片抱合而成，取“百年好合”“百事合意”之意，自古视为婚礼不可缺少的吉祥花卉。百合花多为观赏用途；其球根含丰富淀粉质，可作为蔬菜食用。种植的时候和种蒜一样，播种鳞片即可。野生的老根每年都会自己生长。

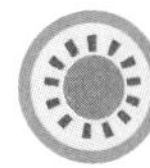

保健功效

百合用途极广，可治疗神经衰弱、食欲不振、心神不安、肺结核等症状，对便秘者也有疗效。百合含有一定的润肤成分，有美容的功效，所以常吃百合的人皮肤不易干燥，脸上皱纹少。

日常养生配方

百合银耳汤

将洗净的百合放入沸水里，煮至八分熟时，加入银耳及适量冰糖即可。此汤润肺止咳，有滋补作用，对病后初愈的人有特殊疗效。

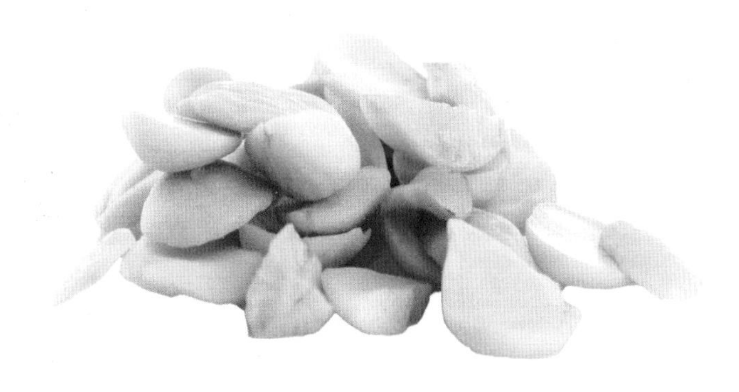

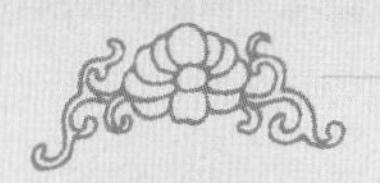

五味子

《本草纲目》记载

益气，咳逆上气，劳伤羸瘦，补不足，强阴，益男子精。

日常养生配方

红枣五味炖肉

红枣、五味子、瘦肉放入清水炖煮，至肉烂，加盐等调味料即可。有补益肝肾、生津养血的功效。

五味子醋

五味子洗净、沥干，将五味子、砂糖、黑醋依序放入容器中，盖上盖子后放至阴凉处。一天一次上下轻晃瓶身，持续一周后将五味子捞出即完成。可调成醋饮或用于烹调料理，对健康有益。

释名

五味子的皮肉甘、酸，果核辛、苦，而且其中都带有咸味，五味俱全，因此，得名五味子。这里主讲它的酸味，是因为木为五行之先。

食材特色

五味子生长在齐山山谷及代郡。高丽出产的品种最好，肉多且酸甜；其次是青州、冀州等地。

五味子属于蔓生植物，春初生苗，红蔓爬满高树，长达200厘米左右。叶尖圆圆的好像杏叶。三、四月开黄白花，形状像莲花；七月结果实，从簇生长在茎端，大小如豌豆，生的时候是青色，成熟以后变为红紫色。

五味子现在有南北之分，南方出产的颜色红，北方出产的颜色黑，入滋补药用北方出产的较好。也可以取根种植，当年就能长得很旺盛；如果二月播种，第二年才会生长旺盛，且必须要用架子来引蔓。

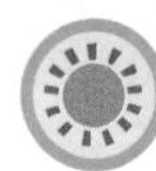

保健功效

五味子有保肝、镇静作用，对神经衰弱、传染性肝炎、急性肠道感染、膀胱炎等均有疗效。

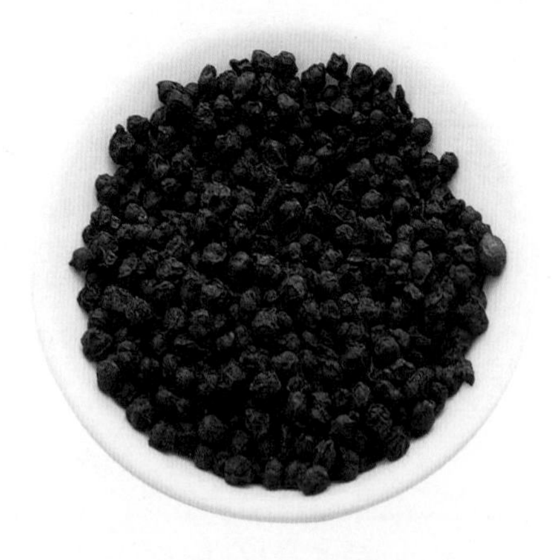

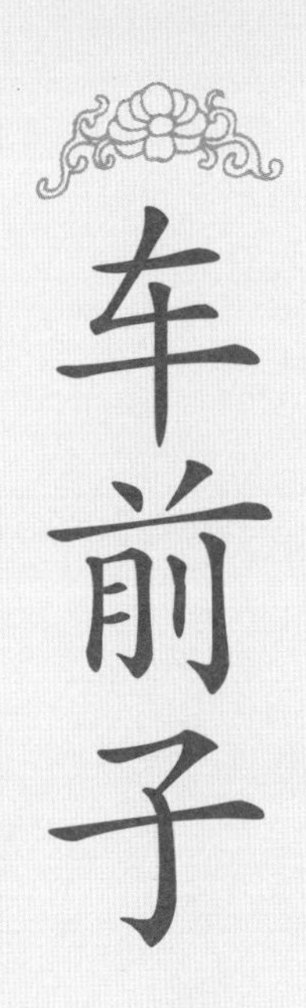

车前子

《本草纲目》记载

收妇人难产。导小肠热，止暑湿泻痢。

释名

车前子时常生长在路边及牛马的足迹中，因此，有车前、当道之名。蛤蟆喜欢藏在它的下方，所以江东人又将其称为蛤蟆衣。

食材特色

车前子为车前科植物车前的种子。夏、秋季种子成熟时采收果穗，晒干，搓出种子，除去杂质。车前春初生苗，叶子像匙面一样覆盖在地上，一年后可以达到30厘米以上。中间抽出数茎，像鼠尾草一样有很长的穗。

它的花很细密，青色中微微带红，结的果实像葶苈，赤黑色。现在人们常常五月采它的苗，七、八月采摘它的果实。

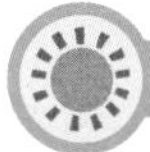

保健功效

车前子有显著的祛痰止咳、止泻、利尿、消炎解毒的作用，临床上还用于高血压的治疗。

日常养生配方

车前子茶

车前子加入红茶以热水冲泡饮用，有健脾利水、敛肠止泻的作用。

车前子粥

用水浸泡车前子两小时，再加水煎煮成汁液，然后去渣，加入白米，再加适量的水煮成稀粥，趁温热时服用，一天两次。车前子粥可清热明目，对急性结膜炎、风热外侵、目赤肿痛、小便黄赤、淋沥涩痛等均有疗效。

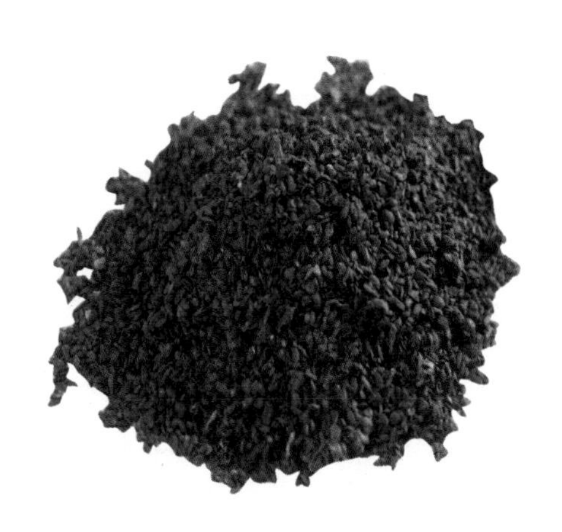

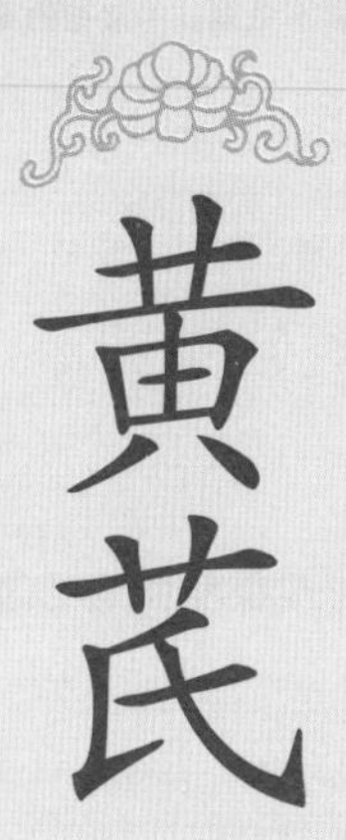

黄芪

《本草纲目》记载

痈疽久败疮，排脓止痛，大风癞疾，五痔鼠瘘，补虚，小儿百病。

释名

黄芪色黄，为补药之长。

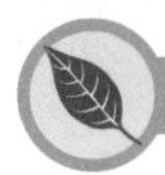

食材特色

黄芪生长在蜀郡的山谷、白水、汉中，二、八月采摘后阴干。

黄芪可分为白水芪、赤水芪、木芪等，功用相似。最好的品种出产自陇西洮阳，颜色黄白，味道甜美，现在很难取得。次一等的为黑水宕昌产的，颜色发白，肌理粗糙，新鲜的味道甘美，有温补之功。还有蚕陵白水产的，色理胜过蜀中产的，适宜冷补。

现今在河东、陕西州郡多有黄芪，根长达100厘米左右，独茎或簇生，枝干离地约5厘米，枝叶茂盛。叶子像槐树叶，但较尖小，呈青白色；七月中旬开黄紫花，大得像槐花；果实呈尖角状。

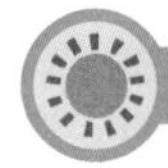

保健功效

能补虚、排脓止痛，有治疗痈疽、败疮的功效。也可治妇人子宫寒冷，祛五脏间的恶血，补男人虚损、五劳羸瘦，还能止渴，治腹痛泻痢，益气，利阴气。

另可治虚喘、肾衰耳聋，疗寒热，有内补之功。又能助气壮筋骨，长肉补血，治疗妇人产前产后诸病以及月事不调。

日常养生配方

黄芪枸杞红枣汤

将黄芪、枸杞、红枣洗净后，放入滚水中，以中小火熬煮30分钟，取出汤里的药材即可饮用。此道汤饮具有增强及调节免疫力的功能，每日服用可以达到预防疾病及治疗的效果。

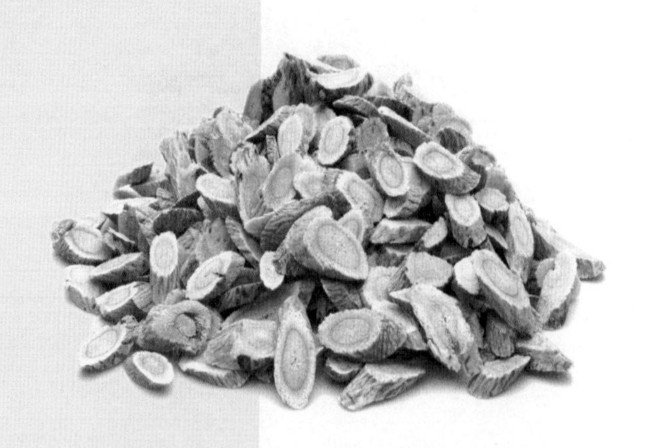

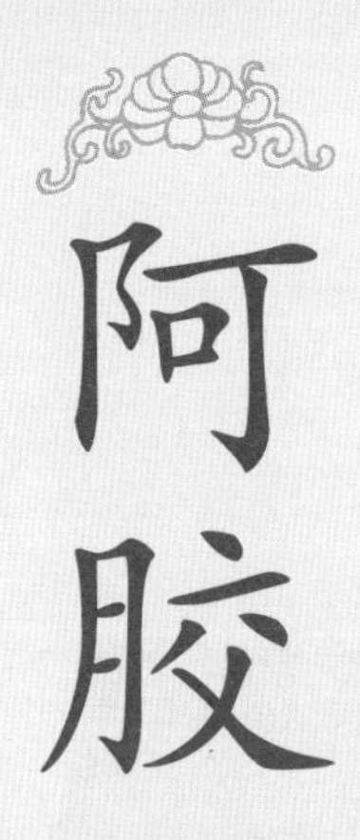

阿胶

《本草纲目》记载

男女一切风病，骨节疼痛，水气浮肿，虚劳咳嗽喘急，肺痿唾脓血，及痈疽肿毒……

日常养生配方

阿胶粥

阿胶研成粉末备用；粳米和莲子、桂圆熬粥，煮开时，加入阿胶粉和适量冰糖，熬制汤稠即可食用。此粥有滋阴补血、健脑益智、强身健体、延年益寿的功效，因此有个别名叫“长寿粥”。孕妇食用此粥还可安胎。

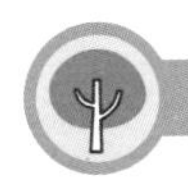

释名

阿井，在山东兖州府阳谷县东北六十里处，即古代的东阿县。这口井又大又深，井口像车轮一样大，井深600~700厘米，井水很清，即使搅动过依然清澈；阿井水和济水相连，用这井水熬胶，故名阿胶。

当地人年年都用它来进贡朝廷。因济水水清质重，有下趋的特点，可治疗痰饮上逆，所以服用阿胶也可以疏痰止吐。

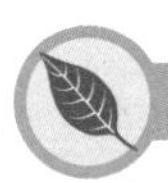

食材特色

阿胶出自东平郡的东阿县，是将驴皮熬煮制成的。因为用皮有老嫩之分，所以胶有清浊之别。熬胶时需要加入一片鹿角，才可以成胶，否则就不能成胶。现在医生使用的大都是用牛皮制成的黄明胶。

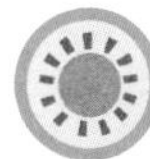

保健功效

阿胶有极高的药用价值，和鹿茸、人参并称“中药三宝”。阿胶有滋阴补血、止血、润燥、安胎的功效，能改善血钙平衡，促进红细胞的生成，还能升高血压，防止失血性休克。同时阿胶还是妇科上等良药，可以治疗妇女胎、经、产病。

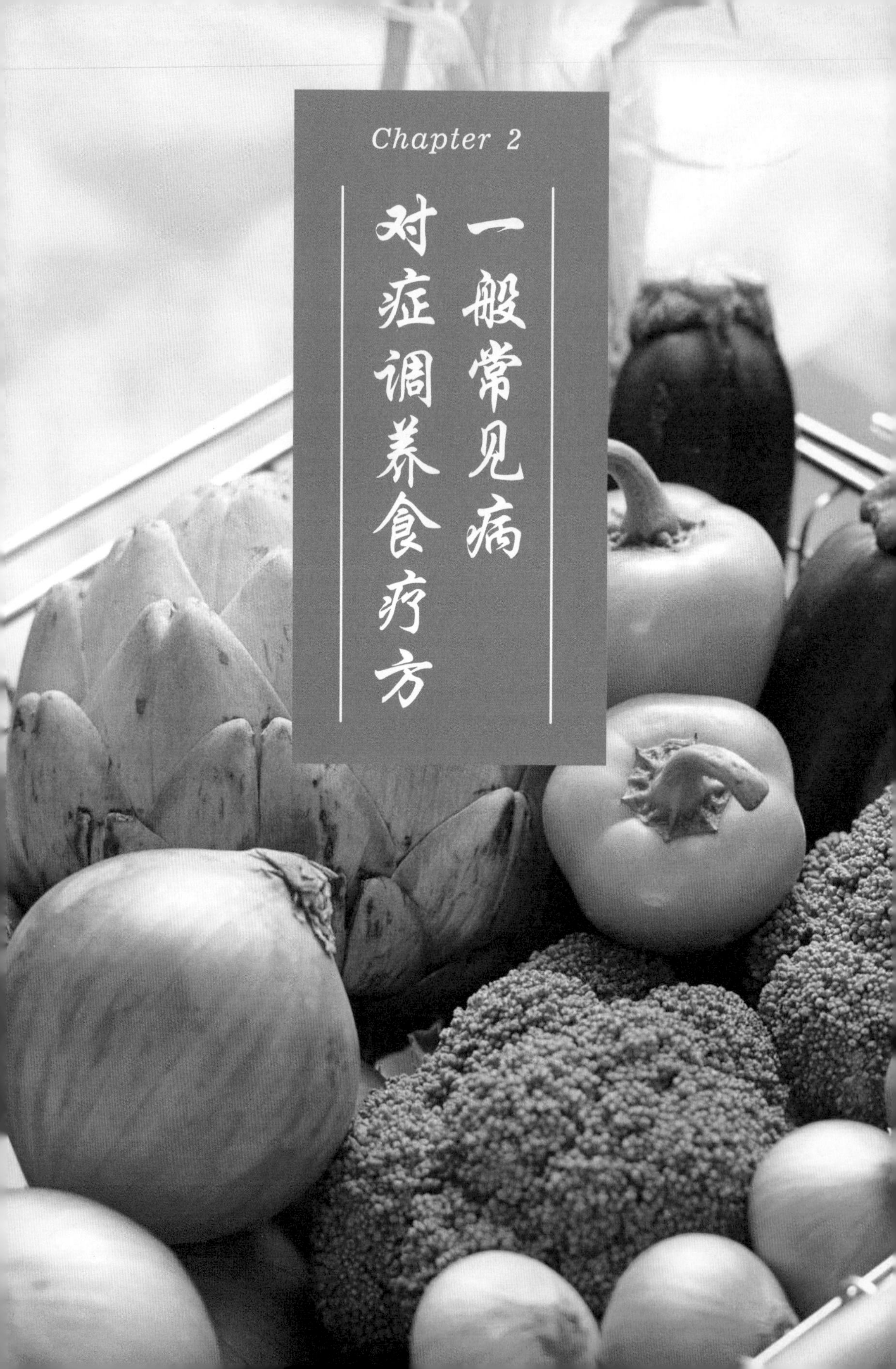

Chapter 2

一般常见病对症调养食疗方

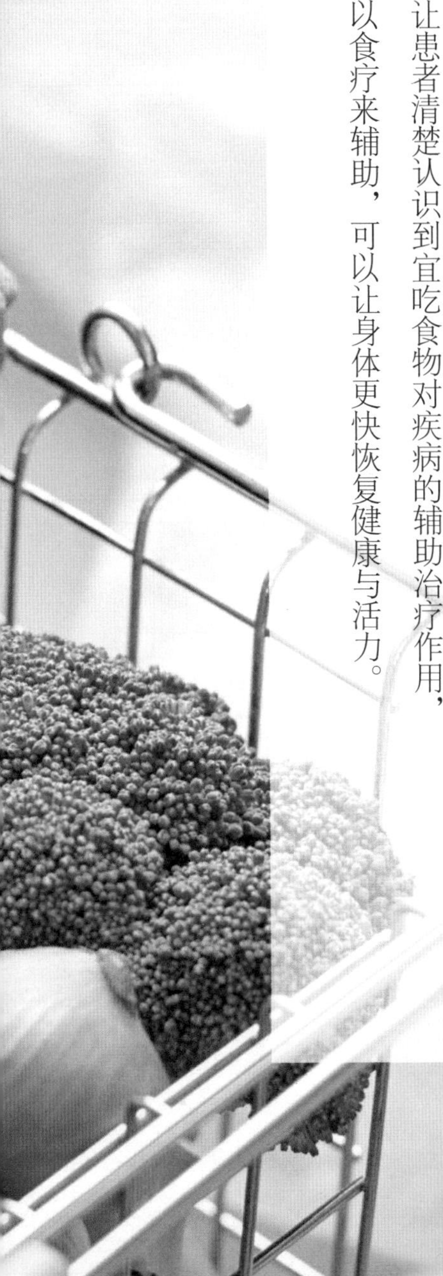

饮食疗法是中国人长期从生活中累积关于预防疾病、保健身体的经验，『医食同宗』『药食同源』的想法在古代中医典籍中皆有记载。

饮食疗法是中医药学中重要的组成部分，是养生保健的重要方法之一。

本章节对日常生活中比较常见的疾病进行深入剖析，对每种病症探究其病因，并贴心为患者提供每种疾病的民间食疗方式、饮食以及生活保健方法。

对于每一种病症列出其相对应忌吃的食物，并罗列其原因，让患者清楚认识到宜吃食物对疾病的辅助治疗作用，以食疗来辅助，可以让身体更快恢复健康与活力。

口腔溃疡

口腔溃疡又称为“口疮”，是发生在口腔黏膜上的表浅性溃疡，多发生于口腔黏膜无角化或角化较差的区域，例如：唇内侧、舌尖、舌缘、舌腹、颊、软腭、前庭沟等处黏膜。

引发病症原因

原发性口腔溃疡的诱因可能是局部创伤、精神紧张、上火，以及维生素或微量元素的缺乏等。复发性口腔溃疡常与缺乏B族维生素以及消化道疾病有关，例如：胃溃疡、十二指肠溃疡、慢性肝炎、肠炎等有关。

临床症状表现

1. 轻型口疮

溃疡呈圆形或椭圆形，大小、数目不等，分布比较分散，溃疡面边缘整齐，周围有红晕，有疼痛感，痊愈后不会留下瘢痕，但常会反复发作。疱疹样口疮溃疡小，而且数目可多达20个以上，分布较广泛，不成群。患者有疼痛及伴有头痛、低热等全身症状，愈后不留瘢痕。

2. 腺周口疮

溃疡好发于唇内侧及口角区黏膜，多单个发生，且大而深，呈“弹坑”状，边缘隆起，微硬。病程较长，容易留下瘢痕。

疾病治疗原则

大多数口腔溃疡与饮食上火有关，治疗宜清热泻火。其次，缺锌会导致或加重溃疡，影响创面愈合，因此，缺锌的口腔溃疡患者宜补锌。复发性口腔溃疡常与缺乏B族维生素有关，此类口腔溃疡患者，治疗时宜补充足够的B族维生素。

生活保健常识

过敏可能引起口腔溃疡，通常发生在换用了某种新牙膏或吃了某种从没吃过的食物之后，这时，要立即停用新牙膏、停吃会引起过敏的食物。另外，还可以用温水漱口，然后在溃疡处敷上少量的原汁蜂蜜，重复多次，可使溃疡快速恢复。

民间小秘方

取决明子、牛膝各10克，沙参、枸杞各15克，煎取药汁饮用，一日1次，有滋阴清热、养肝明目、抑制口腔细菌的功效，适用于口腔溃疡症。

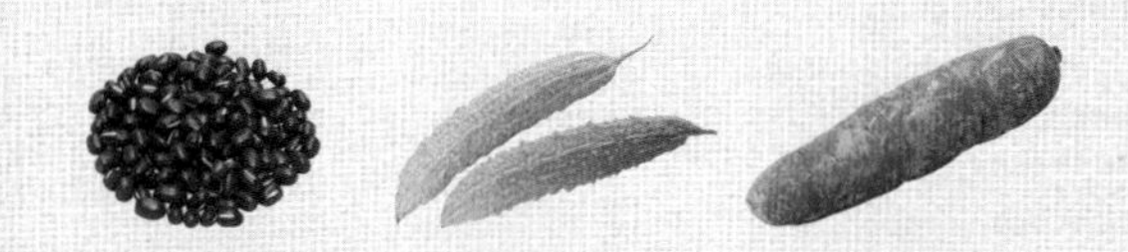

适合吃的食物

·红豆、苦瓜、胡萝卜

口腔溃疡患者宜多食红豆、薏仁、苦瓜等清热泻火食物，蛋类、牡蛎、动物肝脏、瘦肉、坚果等富含锌的食物，以及西红柿、胡萝卜、菠菜、黄豆等富含维生素B_1、维生素B_2和维生素C的食物。

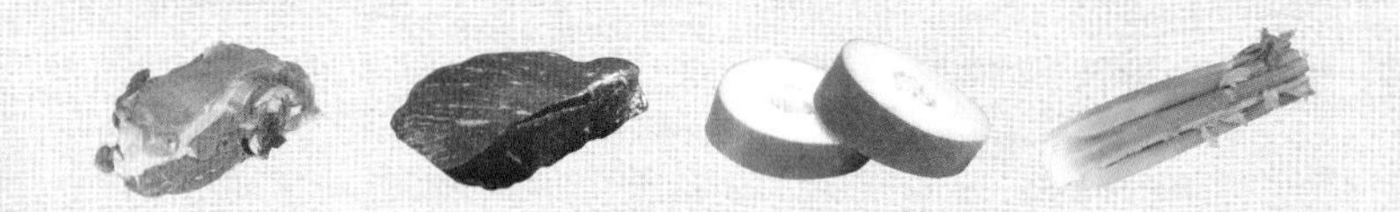

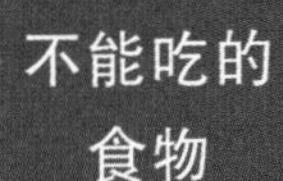

不能吃的食物

·羊肉、牛肉、冬瓜、芹菜

口腔溃疡患者应忌食坚硬食物，例如：番石榴、甘蔗、坚果类、糯米等，因这些食物太硬，咀嚼时会摩擦到口腔的溃疡面，引起出血，加重疼痛，不利于病情的康复。槟榔也不宜食用，它有一定的刺激性，容易造成口腔黏膜高度充血、疼痛。此外，硬食不易消化，易造成腹胀，加重患者厌食症状。除以上食物，口腔溃疡患者也不宜食用以下两类食物。

禁食的原因

禁食性温热的食物

这类食物都是燥热伤阴之品，而中医认为，口腔溃疡的主要原因是阴虚内热、虚火上扰，食用羊肉、牛肉无疑是助长了“内热”和“虚火”，使口腔溃疡的病情加重。而且羊肉、牛肉均为高蛋白食物，口腔溃疡患者食用后，容易造成消化不良，加重胃的消化负担。

禁食利尿作用较强的蔬菜水果

这类蔬菜水果含有丰富的维生素C，可缓解和治疗口腔溃疡的病情，但是由于它们均有较强的利尿作用，使体内的水分大量排出，出现相对缺水的状态，加重了口腔溃疡患者“阴虚”的状态。而且它们均属于性凉之品，多食容易损伤脾胃，引起腹胀、腹泻等症状。

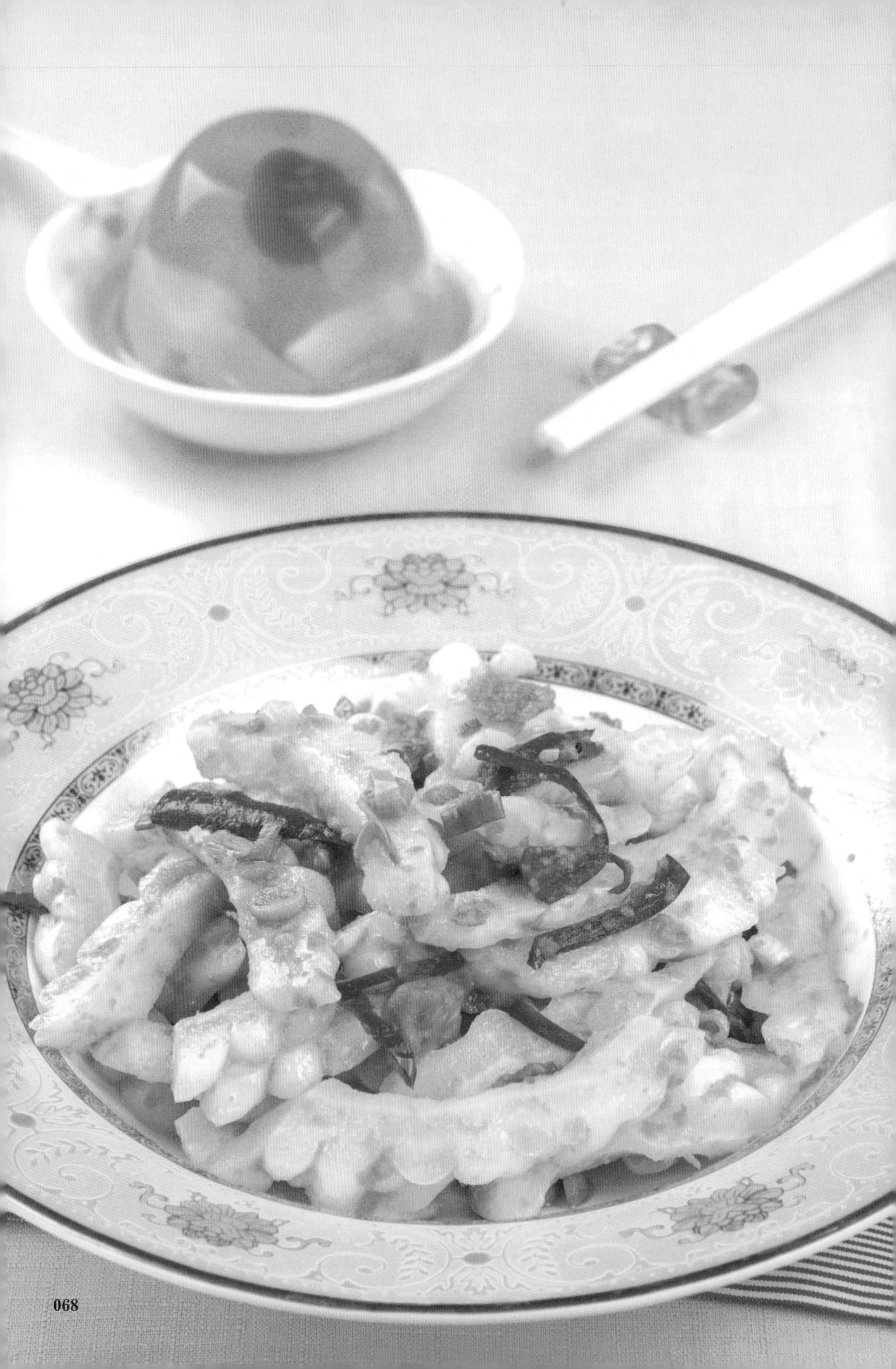

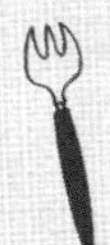

金沙苦瓜

材料

去膜苦瓜 250 克
咸蛋黄 2 个
葱花少许
辣椒丝少许

调味料

芝麻油适量
盐适量
食用油适量

做法

1. 苦瓜去头尾，对半切后再切斜片，放入加了盐的滚水中焯烫备用。
2. 热油锅，将咸蛋黄放入锅中并压散，以小火炒至起泡乳化，加苦瓜拌炒，再放入辣椒丝、葱花和芝麻油拌炒，苦瓜炒熟即完成。

营养功效

苦瓜富含维生素 C 及多种矿物质，可以清热解毒、消退体内火气。但要特别注意，苦瓜性寒，若是肠胃较虚弱者，要酌量食用，不宜吃太多。

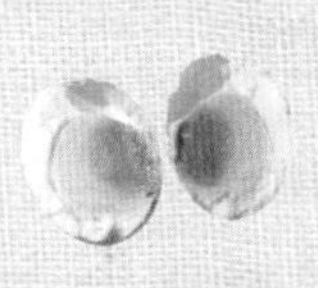

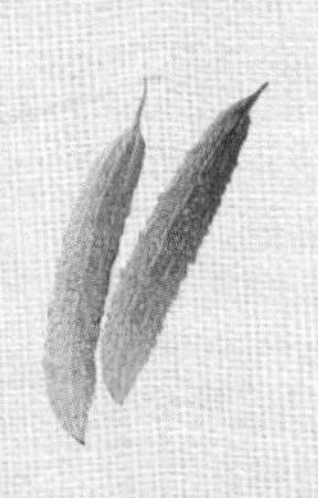

便秘

便秘是临床常见的复杂症状，而不是一种疾病，主要是指排便次数减少、粪便干结、排便费力，粪便量减少等。上述症状同时存在2种以上时，即为便秘。

引发病症原因

中医认为，便秘的病因为燥热内结，或气滞不行，或气虚传送无力，或血虚肠道干涩，以及阴寒凝结等。而西医认为，引起便秘的原因包括疾病、药物，以及精神、饮食等因素。

临床症状表现

大便次数减少，一般2～3天或更长时间排便一次；或每周排便不到3次，或大便间隔时间延长；或时间正常，但粪质干燥，排出困难；或粪质不干，但排出不顺畅。

患者会有腹胀、腹痛、食欲减退等症状，部分患者还伴有失眠、烦躁、多梦、抑郁、焦虑等精神心理障碍。

疾病治疗原则

中医将便秘分为燥热型、津枯型、气虚型、血虚型等多种类型。燥热型便秘多因上火引起，治疗应清热通便；津枯型便秘多因肠道干涩缺水所致，治疗应滋阴通便；气虚型便秘多见于老年人或久病体虚者，治疗应补气通便；血虚型便秘多见于产后妇女或贫血患者，治疗应以补血通便为主。

生活保健常识

患者宜养成定时排便的习惯，避免抑制便意，可晨起饮用温开水促进排便，避免久坐不动。平时可做适量的运动，如增强腹肌以及骨盆肌力量的体操、快步行走和慢跑、深长的腹式呼吸等，还可做腹部顺时针按摩，每天2次，每次5～10分钟。这些方法都有助于防治便秘。

民间小秘方

❶取番泻叶3克用开水浸泡，加少许冰糖搅匀，一次喝完，可泻下通便，缓解便秘症状，适用于长年便秘患者。

❷取土豆适量，捣烂取汁服用，每天早晨和午饭前分别喝半杯，有润肠通便、预防大便干燥的作用，适用于便秘患者。

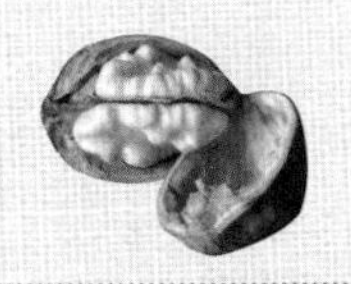
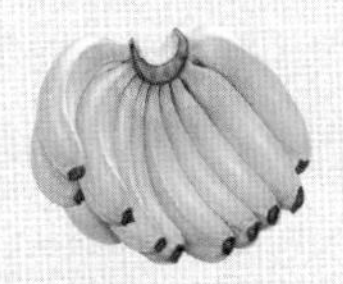
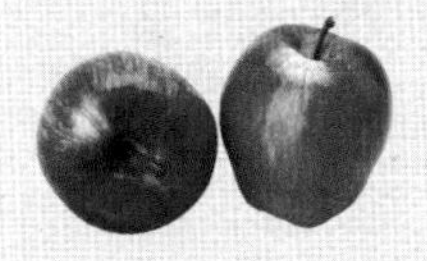

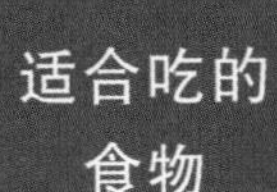

· 核桃、香蕉、苹果

便秘患者应选择具有润肠通便作用的食物，可常吃含粗纤维丰富的各种蔬菜水果，例如：芝麻、南瓜、香蕉、桑葚、松子、核桃、蜂蜜、慈姑、海带、牛奶、猪大肠、梨、苹果、豆浆、火麻仁，等等。

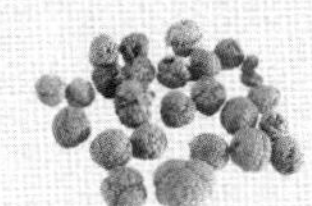
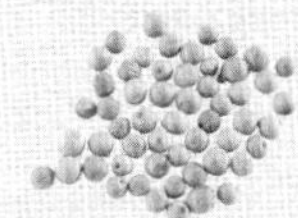
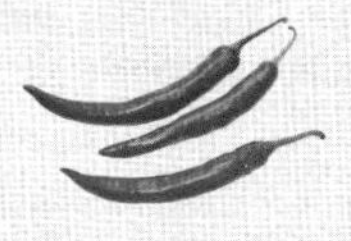
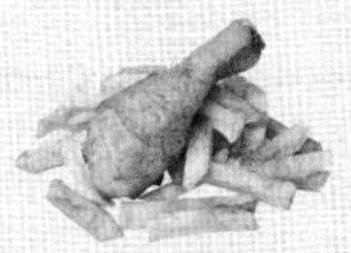

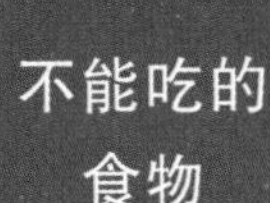

· 豆蔻、胡椒、辣椒、油炸食品

便秘患者应忌食具有收敛涩肠的食物，如芡实、莲子、石榴、未成熟的香蕉等。这些食物中均含有一种具有收敛固涩作用的物质——单宁，对于腹泻者有益，但是对于便秘者就相当于加重了其便秘病情。而且单宁能够与食物中的蛋白质结合，生成一种块状的、不易消化吸收的单宁蛋白，也会导致便秘，使便秘病情加重。高粱、莲子均性温，多食会积温成热，会加重大便干结、排出困难等症状。此外，以下两类食物，便秘患者也不宜食用。

禁食的原因

禁食辛辣温燥的食物

胡椒、辣椒、茴香、豆蔻等均为热性调味料，多食可使胃肠燥热内积，耗损大肠中的水分，使大便干燥，导致便秘；肠燥便秘者食用，会加重其大便秘结、排便不畅的症状。酒类性温，过多饮用亦可使胃肠内积燥热，耗伤大肠津液，导致便秘，加重排便困难的症状。

禁食爆炒煎炸、伤阴助火的食物

花生、蚕豆等原本为性平之物，但是炒过后，就变成了属性燥热、易上火伤阴的食物。爆米花和油炸食品也都是燥热伤阴的食物，便秘患者食用后可使胃肠燥热内积，耗损大肠中的水分，使大便干燥，导致便秘；肠燥便秘者食用，会加重其大便秘结、排便不畅的症状。

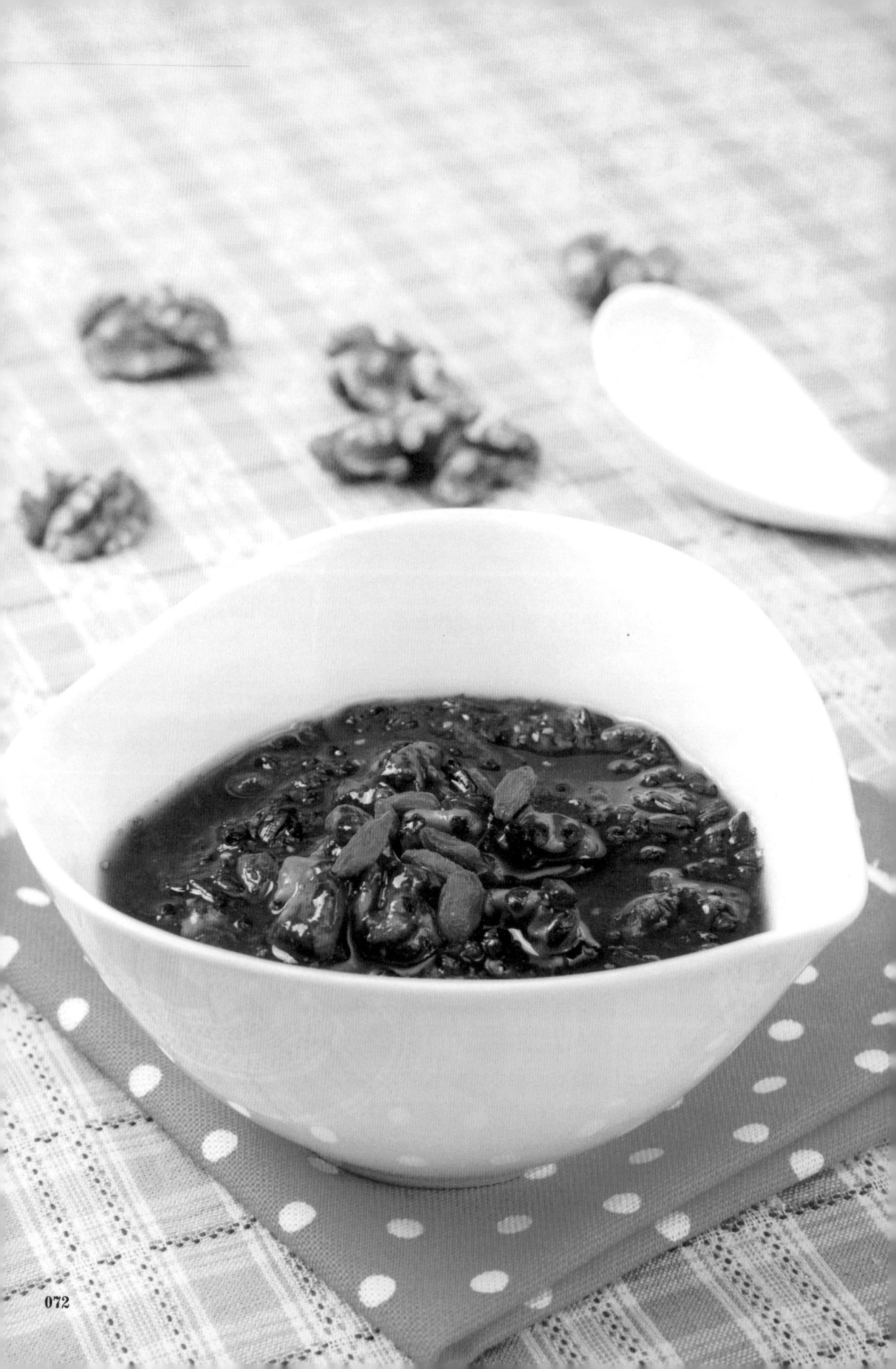

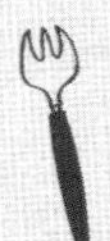

核桃枸杞紫米粥

材料

核桃仁 60 克
紫米 30 克
枸杞 10 克

调味料

黑糖适量

做法

1. 将核桃仁、枸杞和紫米洗净，紫米泡水 1 ~ 2 小时。
2. 将核桃仁、枸杞和紫米放入锅中，加入适量的水，转中小火熬煮 40 分钟，最后加黑糖调味即可。

营养功效

核桃中的油酸、亚油酸等不饱和脂肪酸含量均高于橄榄油，饱和脂肪酸含量极微，是预防动脉硬化、冠心病的优质食用油，还能有效降低血脂。

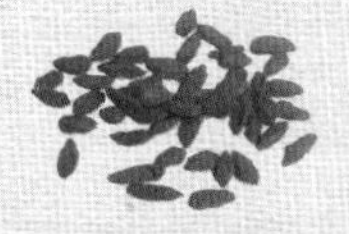

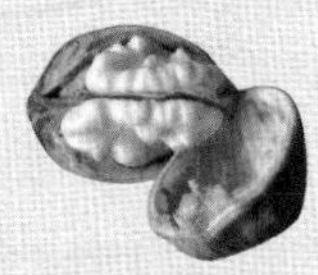

痔疮

痔疮又名痔、痔核、痔病、痔疾。每个人在肛门口周围都有许多小静脉，当这些静脉不正常扩张或变大时，就会形成柔软静脉团，造成排便时出血状况。痔疮包括内痔、外痔、混合痔三种。

引发病症原因

因妊娠、辛辣食物刺激等原因，导致直肠黏膜充血或静脉回流受阻，而使局部静脉扩大曲张，形成一个或多个柔软的静脉团，属于一种慢性病。

临床症状表现

1. 大便出血

这是痔疮早期常见症状，无痛性、间歇性出血，颜色鲜红，一般发生在便前或者便后，有单纯的便血，也会与大便混合而下。

2. 大便疼痛

一般表现为轻微疼痛、刺痛、灼痛、胀痛等。

3. 直肠坠痛

肛门直肠坠痛主要是内痔的症状。轻者有胀满下坠感，如果内痔被感染、嵌顿、出现绞窄性坏死，这样会导致剧烈的坠痛。

4. 其他症状

肛门有肿物脱出或有分泌物流出；肛周瘙痒，或伴有肛周湿疹。

疾病治疗原则

痔疮的发病多因患者不良的生活饮食习惯，例如：久站、久坐使得血液循环不畅，盆腔内血流缓慢，腹内脏器充血，导致直肠部位静脉过度充盈、曲张、隆起，静脉壁张力下降，引起痔疮。因此，使血液循环正常运行，在一定程度上就能控制痔疮的发生。此外，长期食用辛辣刺激性食物，以及长期便秘均会引起此病，因此，治疗痔疮，饮食上应以清热利湿、凉血消肿、润肠通便为主。

生活保健常识

养成规律运动的习惯，可改善骨盆腔长时间充血状况。保持正常的生活作息，避免熬夜和过度劳累，戒烟、戒酒，少吃油炸和辛辣食物。避免久站、久坐、久蹲及坐在马桶上太久，要养成定时排便的习惯。并且保持肛门周围清洁，每日用温水清洗，勤换内裤。多喝水，多摄取含纤维的食物，可使大便松软，预防便秘。

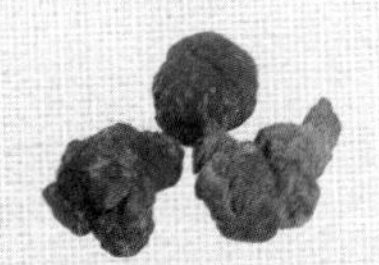
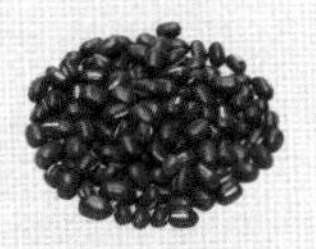
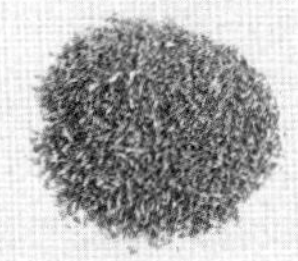

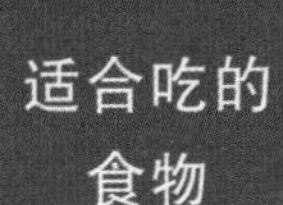

适合吃的食物

· 生地黄、红豆、槐花

宜选择红豆、槐花、丹参、白芷、韭菜、川芎、苹果、香蕉等具有改善血液循环作用、含纤维素多、有助于促进肠道蠕动的药材和食材；选择有清热利湿、凉血消肿、润肠通便作用的食物，如苦瓜、黄瓜、绿豆等。

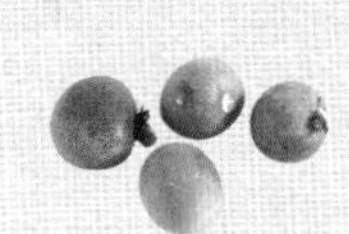
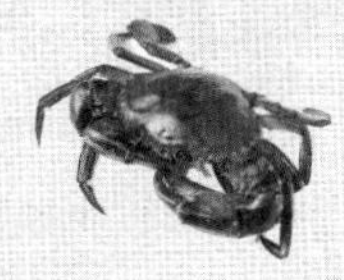
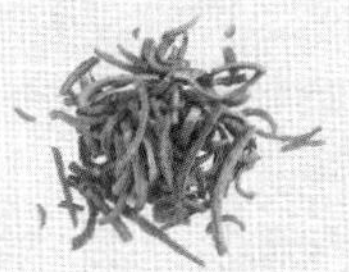
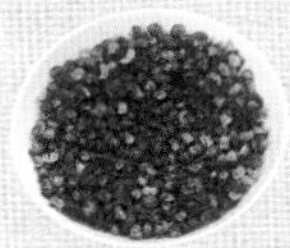

不能吃的食物

· 龙眼、蟹、肉桂、花椒

痔疮患者忌食烟熏、煎炸、腌制食物，例如：蜜饯、咸酥鸡、油条、臭豆腐、烤鸭、香肠等，因为这类食物含有丰富的油脂，而且属于性温热之品，痔疮患者食用后会助长其湿热的程度，加重其便血、便质秽臭、肛门灼痛、小便黄等症状。而且烤鸭、香肠等的韧度和硬度较高，食用后可能损伤胃肠黏膜，引发胃肠炎症，加重痔疮病情。油条中还含有铝，铝是一种非必需的微量元素，且是多种酶的抑制剂，可抑制脑部细胞的活性，影响人的精神状态，对痔疮患者的病情不利。此外，以下两类食物，痔疮患者也不宜食用。

禁食的原因

禁食容易引起痔疮的食物

患者食用这类发物后可加重病情，做完痔疮手术后的患者食用的话，更可能使痔疮复发。螃蟹属寒凉性食物，部分痔疮患者属于阳虚、气血虚或者痰湿体质，螃蟹的寒凉性则易助长痔疮患者体内的寒症，故应忌吃。

禁食辛辣刺激性食物

这类食物均具有强烈的刺激性，可刺激肛门和直肠，使痔静脉充血，影响静脉的血液回流，久而久之形成一个柔软的静脉团，即痔疮。

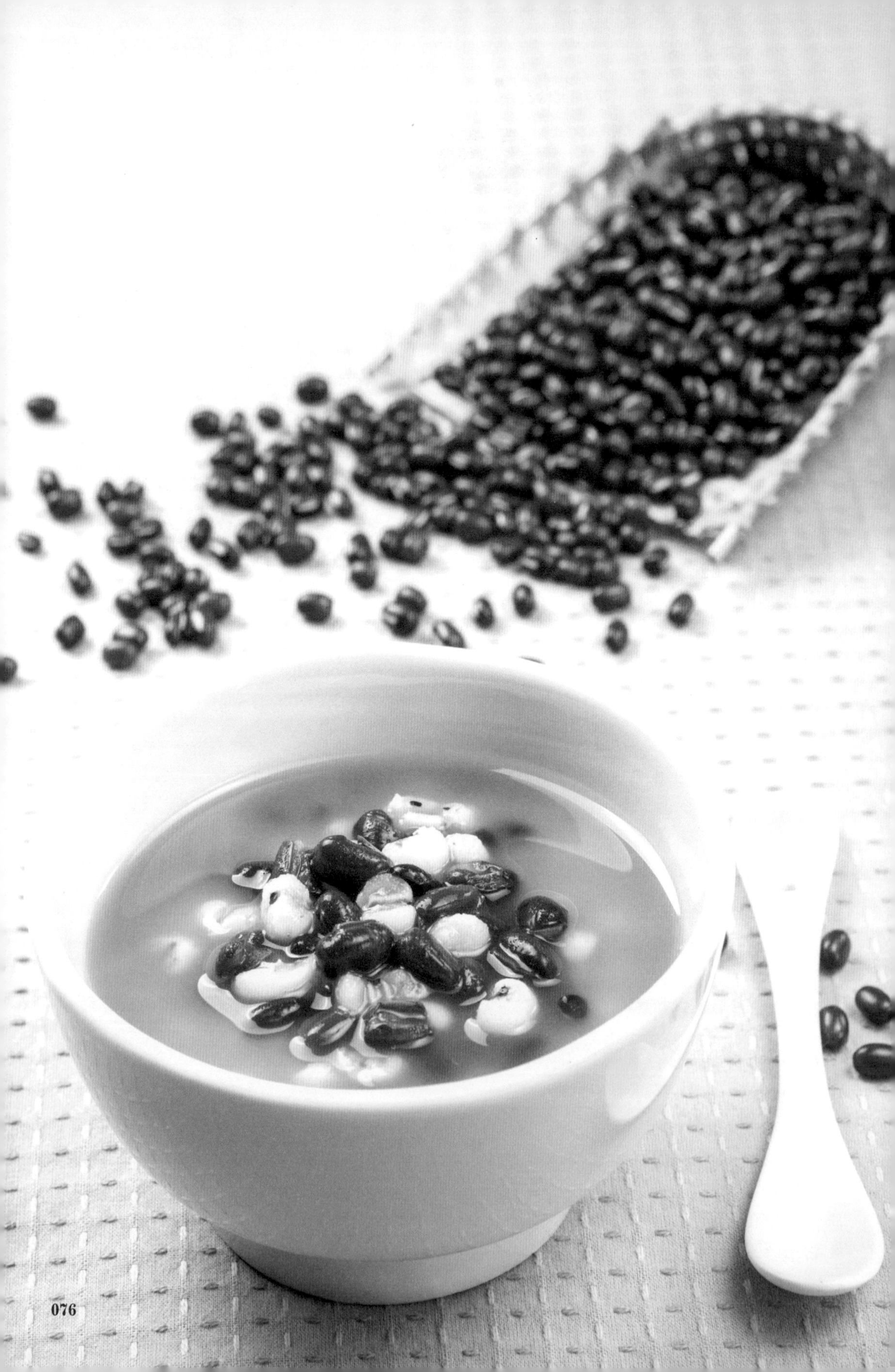

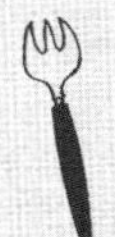

薏仁红豆汤

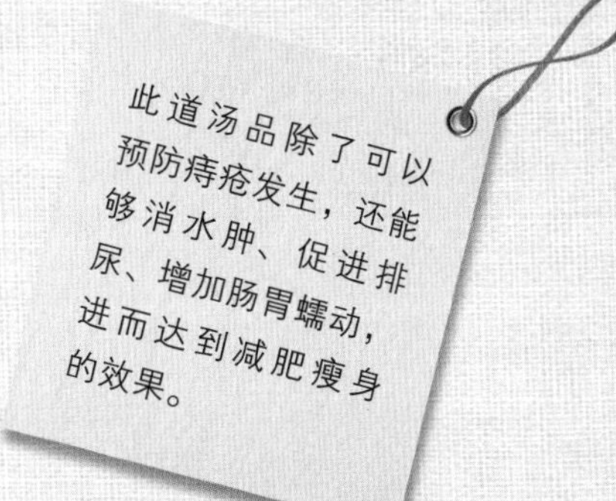

材料

红豆 100 克
薏仁 200 克

做法

1. 红豆和薏仁洗净，用清水浸泡 8 小时以上。
2. 将泡好的红豆和薏仁放入锅中，加适量水，以大火煮滚后，转小火熬煮 30 分钟，至所有食材熟软，起锅前加冰糖调味即可。

调味料

冰糖适量

营养功效

红豆能利尿、消肿、排脓与解毒、行血，故适合活动量少的患者食用。薏仁富含膳食纤维，可促进肠道蠕动，排除体内废物，预防肠道癌症发生。

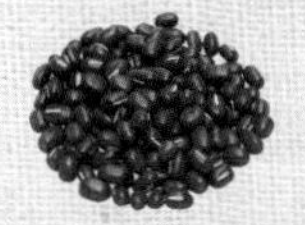
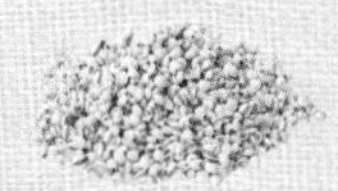

感冒

感冒，中医称“伤风”，是一种由多种病毒引起的呼吸道常见病。中医将感冒分为风寒型感冒、风热型感冒、暑湿性感冒和流行性感冒等四种类型。

引发病症原因

感冒主要的致病病毒为冠状病毒和鼻病毒，当人们有受凉、过度疲劳、营养不良、烟酒过度或者其他全身性疾病等，引起人体抵抗力下降时，就容易诱发冠状病毒和鼻病毒的感染。

临床症状表现

1. 风寒感冒

患者有畏寒发烧、鼻塞、流清涕、咳嗽、头痛、无汗、肌肉酸痛、吐稀薄白色痰、口不渴或渴、喜热饮、小便清长、舌苔薄白等症状。

2. 风热感冒

患者发烧较轻、不恶寒、头痛较轻、有汗、鼻塞流涕、咳嗽、痰液黏稠呈黄色、伴咽喉痛（通常在感冒症状之前就痛），口干喜冷饮，小便黄，大便秘结，舌质红，舌苔薄黄等症状。

3. 暑湿感冒

此类型的感冒多发生在夏季，病人常表现出畏寒、发烧、口淡无味、头痛、头胀、腹痛、腹泻、呕吐等症状。

4. 流行性感冒（流感）

流行性感冒与风热感冒的症状相似，但流行性感冒的症状较重。病人突然畏寒高热、头痛剧烈、全身酸痛、鼻塞流涕、干咳、胸痛、恶心、食欲不振等。

疾病治疗原则

治疗风寒型感冒宜发散风寒、辛温解表（指使用药物性味辛温、发汗力强的方法治疗）；治疗风热型感冒宜清热利咽、辛凉解表（指使用药物性味辛凉、发汗力弱，但有退热作用的方法治疗）；暑湿性感冒常发生在夏季，治疗宜祛湿和中、解暑；对于流行性感冒，治疗以抗流感病毒、增强患者免疫力为主。

生活保健常识

患感冒后要适当休息，减少户外活动。保持双手干净，当双手被呼吸系统分泌物弄脏后，应立即洗手。室内要保持清洁，多通风，使空气新鲜。

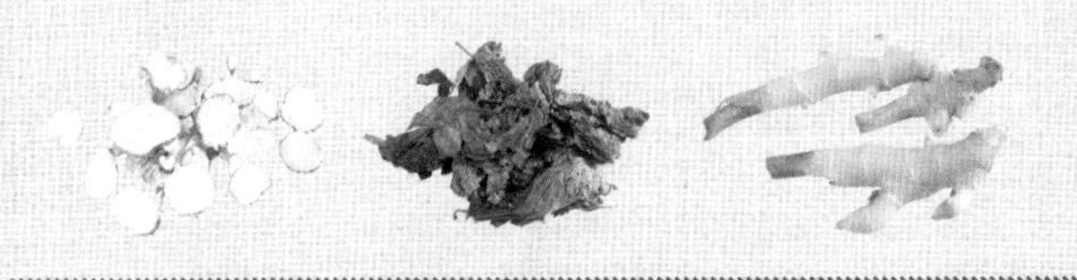

适合吃的食物

· **白芷、桑叶、生姜**

风寒感冒者宜选用白芷、桑叶、生姜等散寒发汗的食物；风热感冒者应选用菊花、金银花、枇杷等具有清热解表作用的药材和食物；暑湿性感冒患者应选择藿香、砂仁、白扁豆等；流感患者宜选择板蓝根、柴胡等。

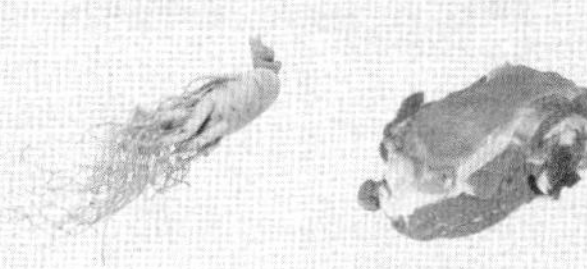

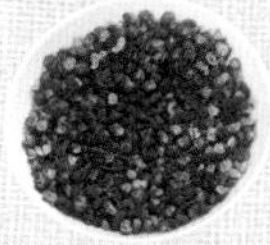

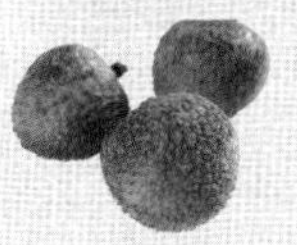

不能吃的食物

· **人参、羊肉、花椒、荔枝**

风寒感冒患者不宜食用生冷、寒凉的食物，例如：鸭肉、百合、胡萝卜、苦瓜等食物。因风寒型感冒为感受风邪、营卫不和所致，而鸭肉、百合、胡萝卜、红薯这类食物均为性寒凉之品，食用后会加重患者畏寒怕冷症状，对病情恢复不利。此外，风寒感冒期间不宜食用当归、熟地、鲈鱼、鸡肉、牛肉等滋补性药材和食物，否则容易助长邪气，造成“闭门留寇”的后果，这样不仅会加重病情，增加患者的痛苦，还会导致感冒日久难愈。此外，以下两类食物感冒患者也不宜食用。

禁食的原因

禁食性凉温补、辛辣刺激性食物

风热型感冒为感受风热之毒所致，而桂圆、荔枝、樱桃、羊肉、胡椒、辣椒、人参等食物，均为性温热之品，食用后会更加助热上火，因此，风热型感冒患者不宜食用。

禁食辛辣燥热、香燥助火的食物

暑湿性感冒为夏季暑湿之气过盛，侵入人体所致，食用桂圆、荔枝、羊肉等辛温燥热的食物会加重发烧、鼻塞流浊涕、头昏重、胀痛、恶心等症状。流行性感冒是由病毒感染而引起，花椒、鸡肉、牛肉等可伤气灼津、助火生痰，使痰不易咳出，加重患者的病情。

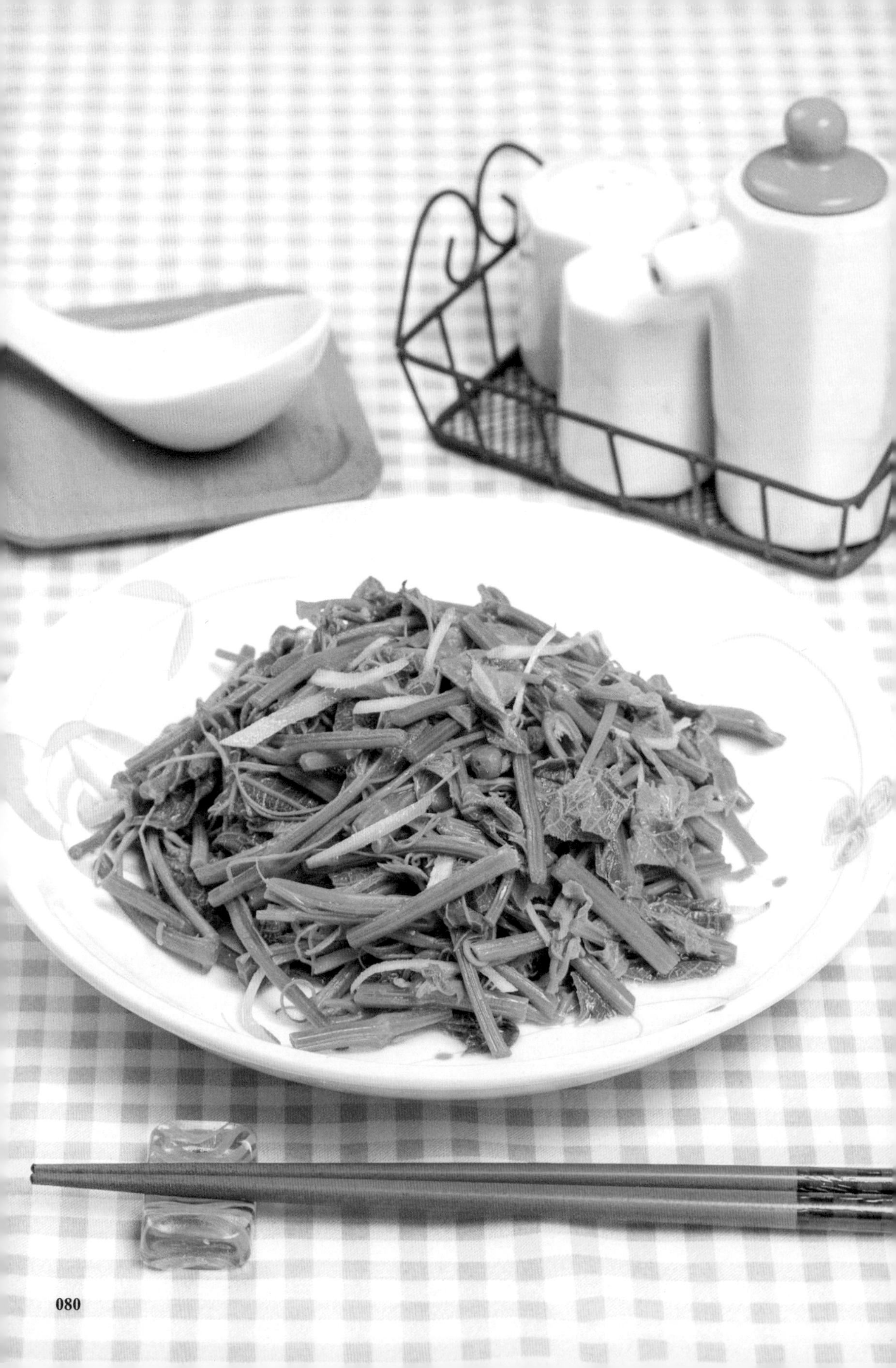

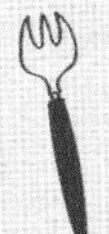

姜丝龙须菜

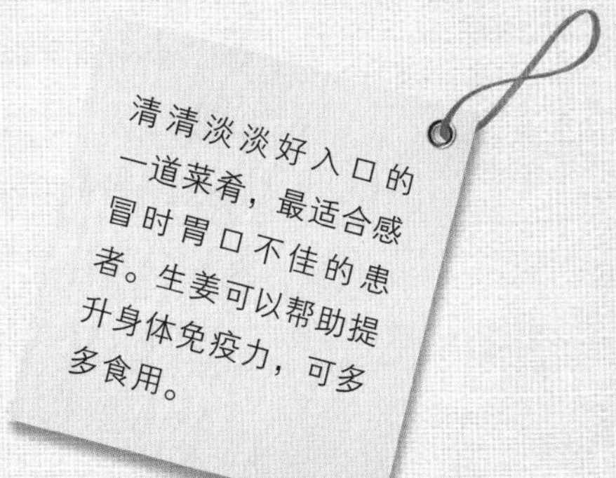

材料

龙须菜 350 克
姜丝适量

调味料

芝麻油适量
白醋适量
鲣鱼酱油适量
白糖适量
盐适量

做法

1. 龙须菜洗净，切去较硬的根部，切小段。
2. 烧一锅滚水，放入龙须菜焯烫，再加入姜丝略煮后，一起捞出沥干，放入碗中。
3. 在龙须菜和姜丝中加入白醋、鲣鱼酱油、白糖、盐搅拌均匀，最后淋上芝麻油，盛盘即可。

营养功效

龙须菜的膳食纤维含量丰富，能促进肠胃蠕动，预防便秘。其磷含量堪称名列前茅，只比西蓝花略低一点。磷是构成骨骼及牙齿的要素，能促进脂肪及糖类代谢。

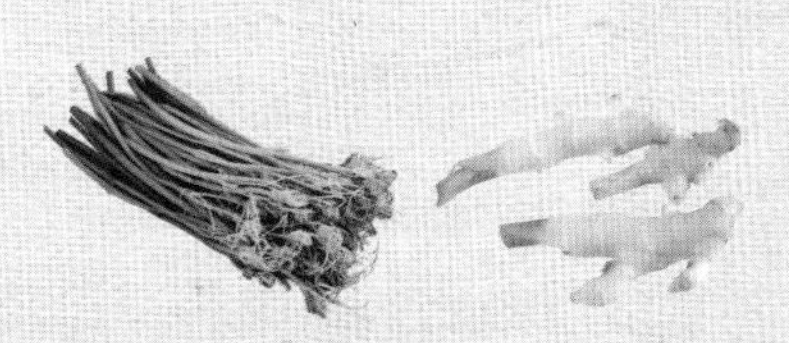

在一定容积的循环血液内，红细胞数量、血红素量以及红细胞压积，均低于正常标准，就称为贫血。如果成年男子的血红素低于12.5克/分升，成年女子的血红素低于11.0克/分升，即认为贫血。

贫血

引发病症原因

贫血多因造血的营养摄取不足、血细胞形态的改变、人体的造血机能降低，以及红细胞受到过多的破坏或损失而发病。

临床症状表现

面色苍白或萎黄、口唇及指甲苍白色淡，头晕眼花、心悸气短、失眠健忘、女性月经量少、舌质淡等。

疾病治疗原则

血红素是人体血液中红细胞的主要成分，当血红素的含量低于正常水准时，就会导致贫血，因此，增加血红素浓度是改善贫血的一个重要方法。此外，红细胞是血液中数量最多的一种血细胞，当红细胞数减少到一定程度时，也会引起贫血，因此，在治疗此病时，还应促进红细胞生成。

生活保健常识

贫血患者补铁要保持“少量多次、长期不中断”的原则，严格按照医嘱服药，切勿擅自加大服药的剂量，否则容易导致铁中毒。再生障碍性贫血患者要注意防止交叉感染，尽量不要去公共场所。住房要通风。忌服红霉素、氯霉素、磺胺类、退热止痛片等会抑制骨髓的药物。避免过度劳累，睡眠充足。

民间小秘方

❶当归、生地尾各50克，一起捣成粗末，放入锅中，加入500毫升黄酒，以小火煮1小时，滤去药渣，取汁装瓶备用。每次饮用温酒20毫升，一日3次，有滋阴养血的功效，适用于贫血患者饮用。

❷取阿胶10克捣碎，红枣4颗洗净，去核，一同放入锅中，加入清水300毫升，以中火烧沸，再转小火继续煮25分钟即可饮用。每日早晨饮用1杯，有滋阴补血的功效。

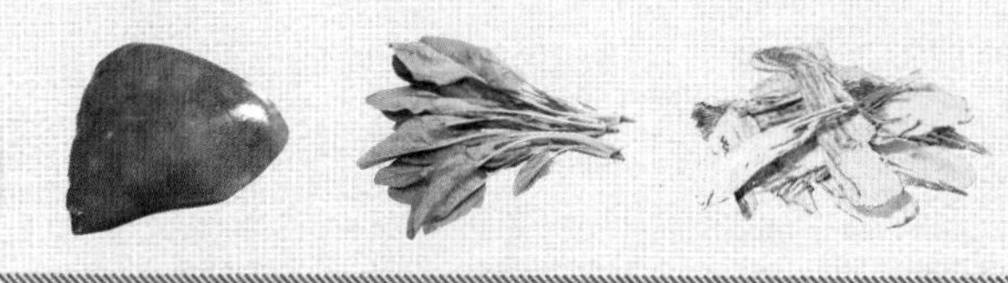

适合吃的食物

· 猪肝、菠菜、当归

宜选用当归、人参、党参、海参、香菇、芝麻、樱桃、黄豆、木耳等具有增加血红素浓度作用的中药材和食材；宜选用具有促进红细胞生成的中药材和食材，如熟地、龙眼肉、红枣、牛肉、乌骨鸡、菠菜、猪肝等。

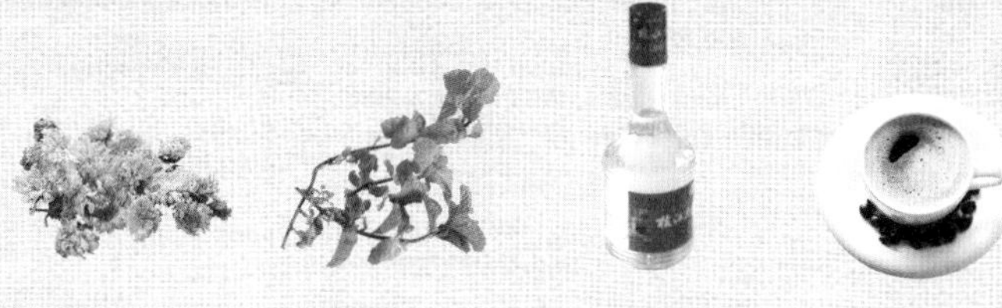

不能吃的食物

· 菊花、薄荷、酒类、咖啡

贫血患者应慎食碱性食物，例如：馒头、高粱、荞麦面等。馒头在制作的过程中会加入食用碱，这让馒头成为典型的碱性食物之一。贫血患者过量食用碱性食物，就会在体内形成碱性的环境，影响人体对铁质的吸收，并且使胃酸缺乏，影响铁的游离和转化。

类似于馒头的碱性食物还有荞麦面、高粱等，这些食物贫血患者也不宜多食。此外，以下两类食物，贫血患者也不宜食用。

禁食的原因

禁食生冷、性凉的食物

贫血在中医学上属于“虚症”范畴，贫血患者不宜食用生冷寒凉的食物，否则会加重“虚”的病情。此外，贫血患者的脾胃功能较弱，食用这类生冷寒凉的食物，还容易引起腹泻、腹痛等，腹泻的同时，增加了铁的流失，使人体对铁的吸收减少，加重贫血患者的病情。

禁食辛温、刺激性强的食物

长期饮用酒类可导致慢性酒精中毒，导致胃溃疡、胃炎、多发性神经炎、心肌病变等，还可造成造血功能障碍，加重贫血的程度。而浓茶和咖啡中含有大量的单宁，若经常饮用，单宁会与铁形成一种不溶性的物质，阻碍人体对铁的吸收，加重缺铁性贫血的程度。

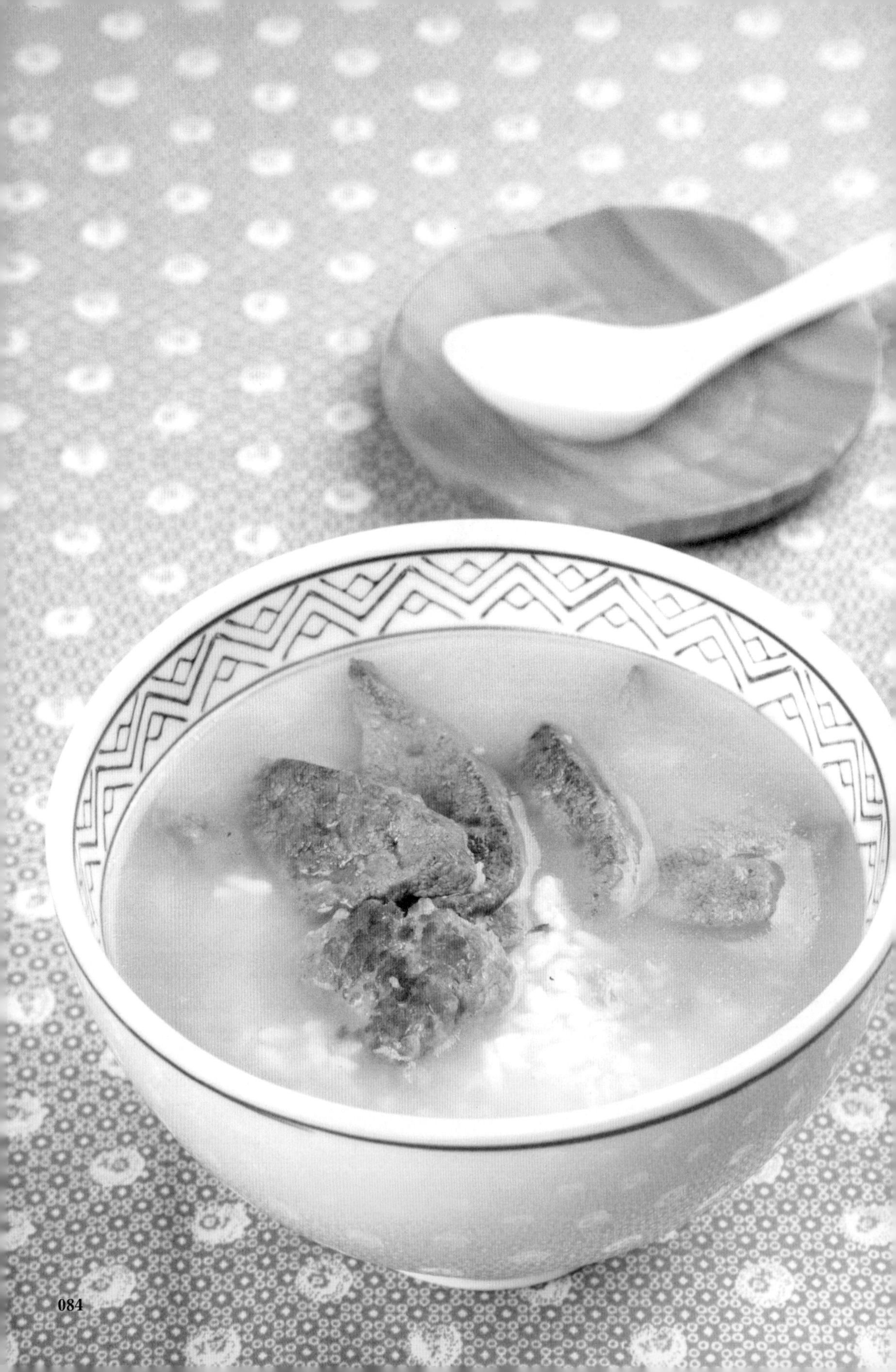

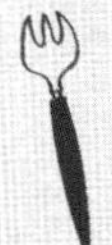

肉丸猪肝粥

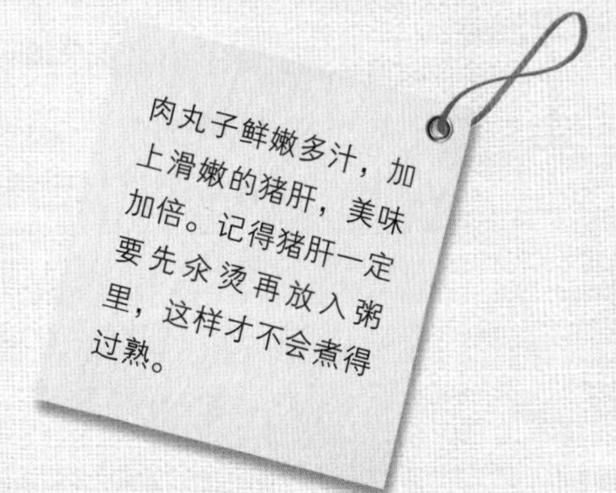

材料

白米 100 克
猪绞肉 150 克
猪肝 80 克
姜泥 5 克
姜丝适量

调味料

酱油 15 毫升
生粉 5 克
胡椒粉适量
盐适量

做法

1. 白米洗净，加水浸泡 30 分钟，备用；猪肝洗净，切薄片，放入滚水中烫至八分熟，备用；猪绞肉加入酱油、姜泥、生粉搅拌均匀，捏成肉丸子，备用。

2. 内锅中依序放入白米、肉丸子、姜丝、盐、胡椒粉和适量的水。

3. 将内锅放进电锅中，外锅加 400 毫升水，按下开关，蒸至开关跳起后，打开锅盖，放入猪肝，再焖 10 分钟。

4. 打开锅盖，将煮好的粥搅拌均匀，盛入碗中即可享用。

营养功效

猪肝拥有的营养价值，虽然对人体有很大的好处，但同时也含有相当高的胆固醇与磷，心血管疾病（高血压、心脏病等）与肾脏病患者不适合食用。

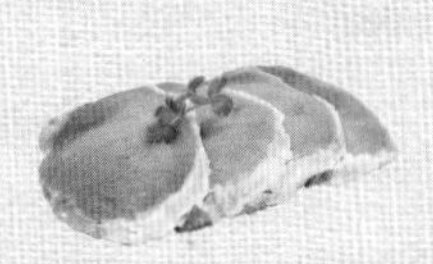

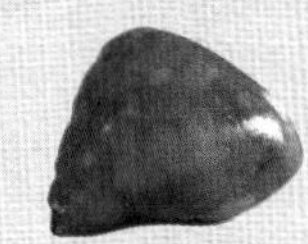

糖尿病

糖尿病是由各种致病因素作用于人体，导致胰岛功能减退、胰岛素抵抗等，进而引发的糖类、蛋白质、脂肪、水和电解质等诸多代谢失调的综合征，临床上以高血糖为其主要特点。

引发病症原因

导致糖尿病的原因有很多种，除了遗传因素以外，大多是由不良的生活和饮食习惯造成，例如：饮食习惯的变化、肥胖、体力活动过少和紧张焦虑等，都是糖尿病的致病原因，部分患者致病是因长期使用糖皮质激素药物引起的。

临床症状表现

1. 三多一少

多食、多尿、多饮、身体消瘦。如果吃多喝多尿多，却日渐消瘦，就很有可能已经罹患糖尿病，一定要去医院做精密的身体检查，切不可轻忽。

2. 血糖高

空腹血糖≥7.0毫摩尔/升；餐后2小时血糖≥11.1毫摩尔/升。

3. 其他症状

眼睛疲劳、视力下降；手脚麻痹、发抖，夜间小腿抽筋，神疲乏力、腰酸等。如果同时发生以上的多种症状，就要提高警觉，并到医院进行检查。

疾病治疗原则

糖尿病多因体内胰岛素相对不足导致血糖升高，引起人体代谢失调所致，因此，治疗此病宜以降低血糖浓度为主。其次，由于精神及神经因素的影响，导致肾上腺素等应激激素分泌增加，使得血糖升高，因此，抑制肾上腺素分泌可有效调节血糖，防治糖尿病。此外，糖尿病患者要限制热量的摄取，宜采取高蛋白、低脂肪、低糖的饮食原则。

生活保健常识

生活要有规律，可进行适当的运动，以促进碳水化合物的利用，减少胰岛素的需要。注意个人卫生，预防感染。糖尿病患者常因脱水和抵抗力下降，皮肤容易干燥发痒，也易合并皮肤感染，应定时给予擦身或沐浴，可以保持皮肤清洁。此外，应避免袜紧、鞋硬，以免血管阻塞而发生坏疽，或皮肤破损而致感染。按时测量体重，以作为计算饮食和观察疗效的参考。

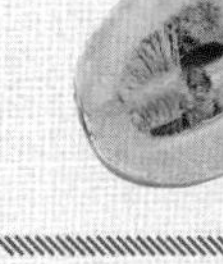
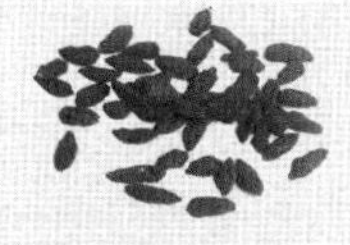
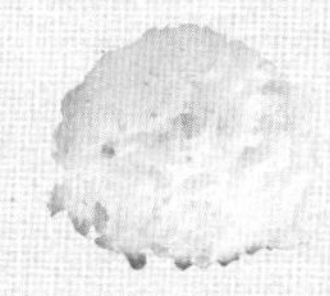

适合吃的食物

· **南瓜、枸杞、银耳**

宜选用苦瓜、黄瓜、洋葱、南瓜、银耳、木耳、玉米、葛根、玉竹、枸杞、白术、何首乌等能降低血糖浓度的食材和药材；宜选用枸杞、熟地、菌菇类、乌骨鸡等能对抗肾上腺素、促进胰岛素分泌的药材和食材。

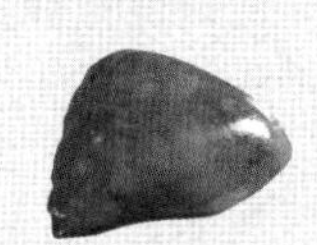
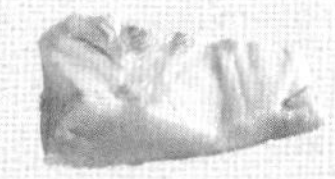
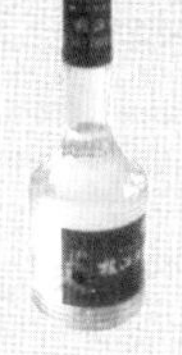
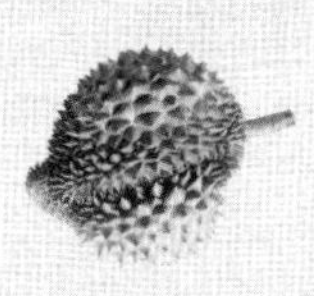

不能吃的食物

· **动物内脏、肥肉、酒类、榴梿**

糖尿病患者禁止食用糖分含量很高的食物，例如：土豆、柿子、红薯、蜂蜜、甘蔗、荔枝等。这些食物的含糖量均很高，如100克蜂蜜中含糖75.6克，100克甘蔗中含糖16克，糖尿病患者食用这些食物后，易使血糖快速升高，不利于控制病情。除此类食物外，油厚肥腻的食物和辛辣刺激性食物，糖尿病患者也不宜食用。糖尿病患者在饮食上一定要严格控管，才不会让病情更加恶化。

禁食的原因

禁食油厚肥腻的食物

这类食物的热量很高，糖尿病患者食用后容易引起肥胖，不利于糖尿病患者控制体重。而且，它们含有大量的饱和脂肪酸和胆固醇，二者会结合沉淀于血管壁，诱发动脉硬化等心脑血管并发症。此外，像油炸物和香肠，还会产生大量的致癌物质、反式脂肪酸。

禁食辛辣刺激性食物

食用辛热刺激的食物，会助热伤阴，加重糖尿病患者的病情。此外，可乐中焦糖色素等可能导致胰岛素抵抗，诱发血糖升高。酒类中的甲醇成分可加重糖尿病患者的周围神经损害，并可抑制肝糖原的分解，使体内糖原存量不足，进而引起低血糖。

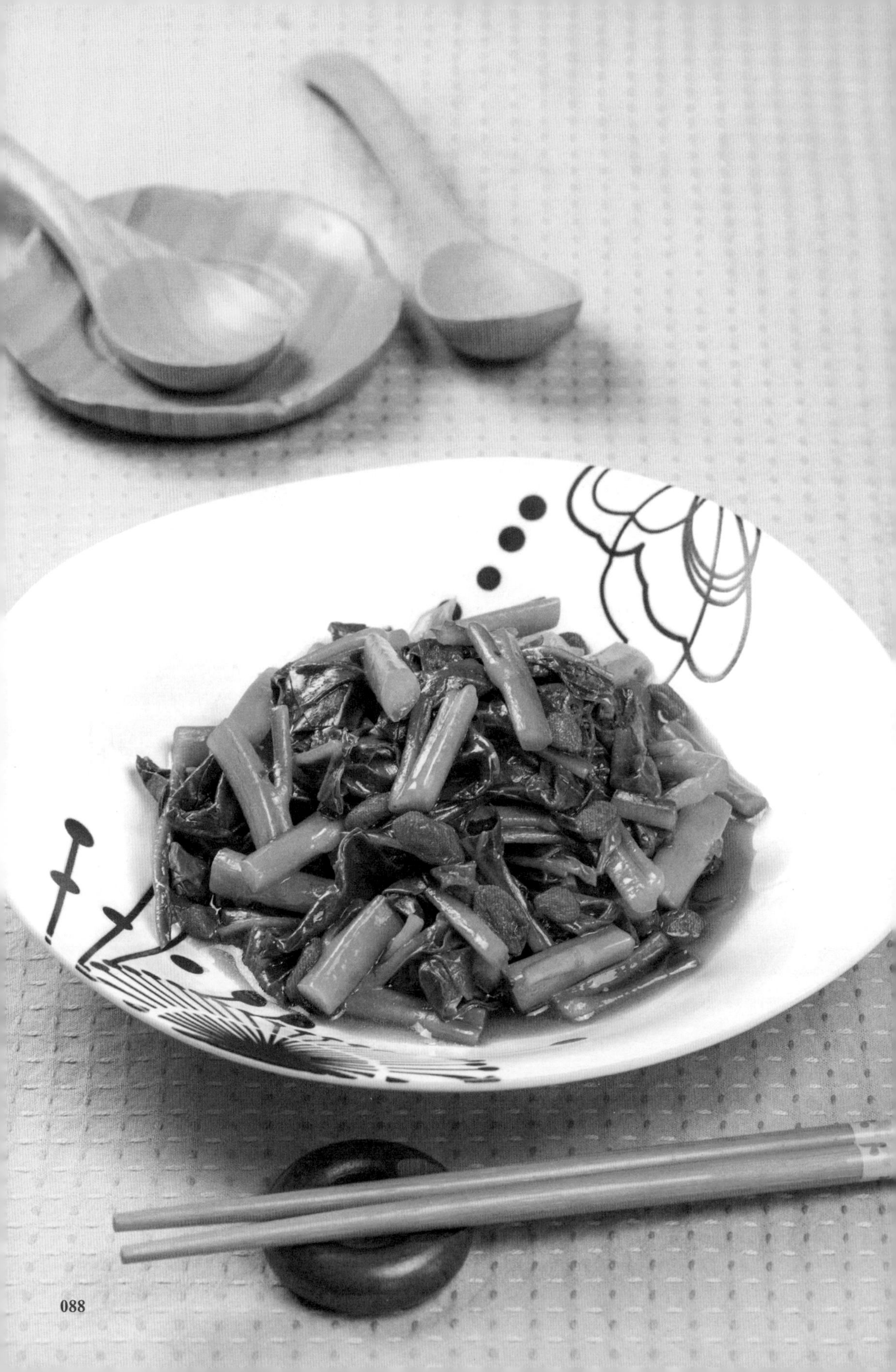

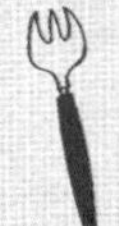

枸杞皇宫菜

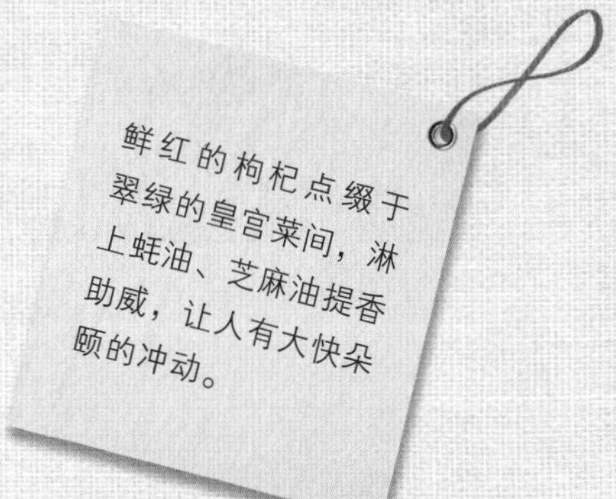

材料

皇宫菜 240 克
枸杞适量

调味料

蚝油 30 克
芝麻油适量
盐适量

做法

1. 将皇宫菜洗净，切去较硬的根部。
2. 烧一锅滚水，放入盐，先放入皇宫菜焯烫，再放入枸杞续煮，水滚 3 分钟后捞出沥干。
3. 将煮熟的食材放入碗中，加入蚝油拌匀，淋上芝麻油，盛盘即可。

营养功效

枸杞含有枸杞多糖、蛋白质、游离氨基酸、牛磺酸、B 族维生素、维生素 E、维生素 C、β－胡萝卜素、钾、钠、钙、铁、铜、锌等多种营养，对身体很有益处。

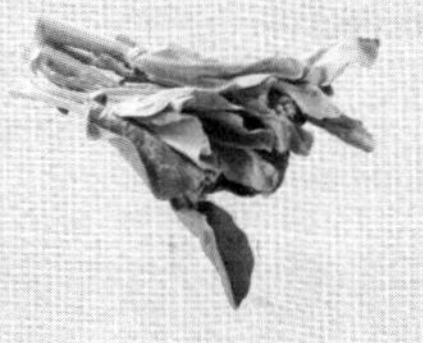

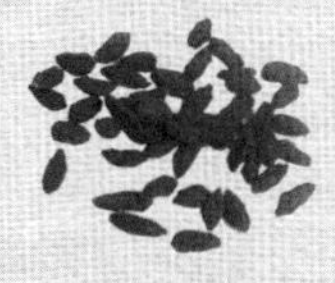

慢性肾炎

慢性肾小球肾炎系指尿蛋白、血尿、高血压、水肿为基本临床表现，病情迁延，病变缓慢进展，最终将发展为慢性肾衰竭的一种肾小球病。

引发病症原因

肾炎的病因多种多样，临床所见的肾小球疾病大部分属于原发性，小部分为继发性，例如：糖尿病、过敏性紫癜、全身红斑性狼疮等引起的肾损害。

临床症状表现

1. 水肿

程度可轻可重，轻者仅早晨起床后发现眼眶周围、面部肿胀，或午后双下肢踝部出现水肿，严重者可出现全身水肿。

2. 高血压

有些患者是以高血压症状到医院求治，化验小便后，才知道是慢性肾炎引起的血压升高。

3. 尿异常改变

出现尿蛋白、血尿等症状。

疾病治疗原则

慢性肾炎发病后，其主要症状为不同程度的水肿、尿量减少，如果水肿越来越严重，就会发展为尿毒症，最终导致死亡。因此，消除水肿是治疗慢性肾炎的关键。此外，对于慢性肾炎患者而言，其肾脏的排纳、排水能力较差，容易导致盐分和水分在血液中滞留，导致血压升高，加速肾功能衰竭。

生活保健常识

慢性肾炎患者的抵抗力、免疫功能、体力均较差，容易受到感染，使慢性肾炎急性发作，或导致肾功能恶化，所以平时的生活与工作要合理分配，避免过度疲劳或压力过大，保持充足睡眠。

尽量避免长途旅游。同时应该适量运动，增强自身的抗病能力。切忌盲目进补。饮食清淡，减少甜食和盐分的摄取，减少服用非必要药物，以免引起肾功能恶化。

民间小秘方

取冬瓜皮、西瓜翠衣各30克一同放入锅内煎汁，滤渣取汁代茶饮，可清热利尿、除烦降压，主治慢性肾炎。

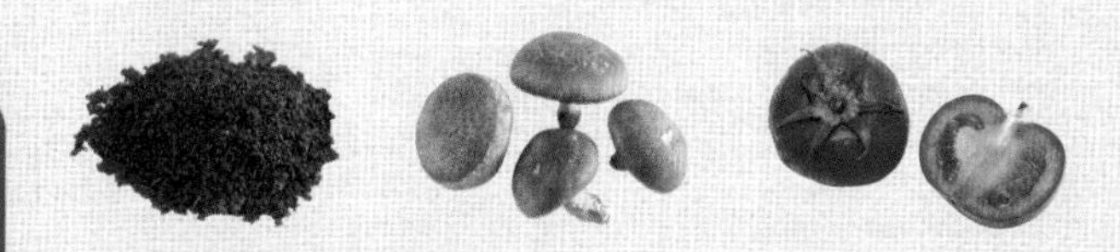

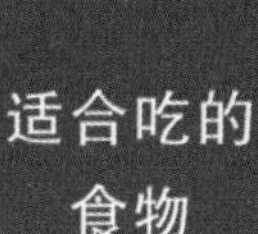

适合吃的食物

· 车前子、香菇、西红柿

食用鲫鱼、茯苓、木通、泽泻、石韦、翠衣、竹笋、玉米须、车前子、薏仁等消炎利水的食物；宜吃茯苓、香菇、西红柿、白菜等增强排钠能力的药材和食材；宜吃维生素含量高的食物，例如：苹果、葡萄、柳丁等。

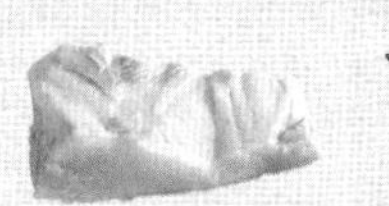

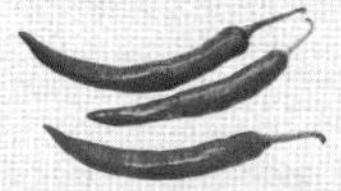

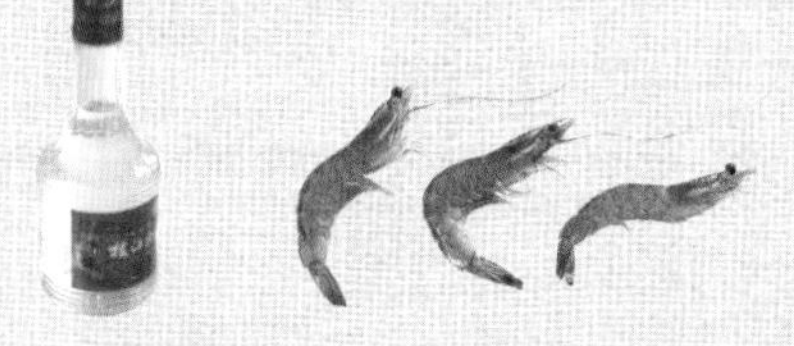

不能吃的食物

· 肥肉、辣椒、酒类、虾

慢性肾炎患者应少食盐，忌食含钠量高的食物，例如：皮蛋、榨菜、饼干、泡面、蚵仔面线、罐头食品等。这些食物都含过多的盐分，盐的含钠量很高，而摄取过量的蛋白质和纳，会引起水分滞留，增加肾脏的排泄负担，加重尿蛋白、水肿等症状。另外，香蕉、百合、玉米、红薯、糙米等食物，含钾量很高，钾需要通过肾脏排泄，摄取过量无疑是加重肾脏的负担，不利于慢性肾炎患者的病情。除此类食物外，以下两类食物，慢性肾炎患者也不宜食用。

禁食的原因

禁食辛辣油腻、难以消化的食物

内脏和肥肉的胆固醇和蛋白质含量均很高，摄取过量会加重肾脏的负担，不利于慢性肾炎的病情。另外，酒、浓茶、咖啡、咖喱、芥末、辣椒等食物，可以刺激心脏，使心跳加快，血压升高，加大心脏和肾脏的负担，不利慢性肾炎患者的病情控制。

禁食嘌呤含量高的食物

这类食物的嘌呤含量均很高，例如：100克猪肝中含嘌呤229.1毫克，100克鸡肝中含嘌呤293.5毫克，一方面会加重肾脏的排泄负担，另一方面也有可能导致过多尿酸积聚，引发痛风。

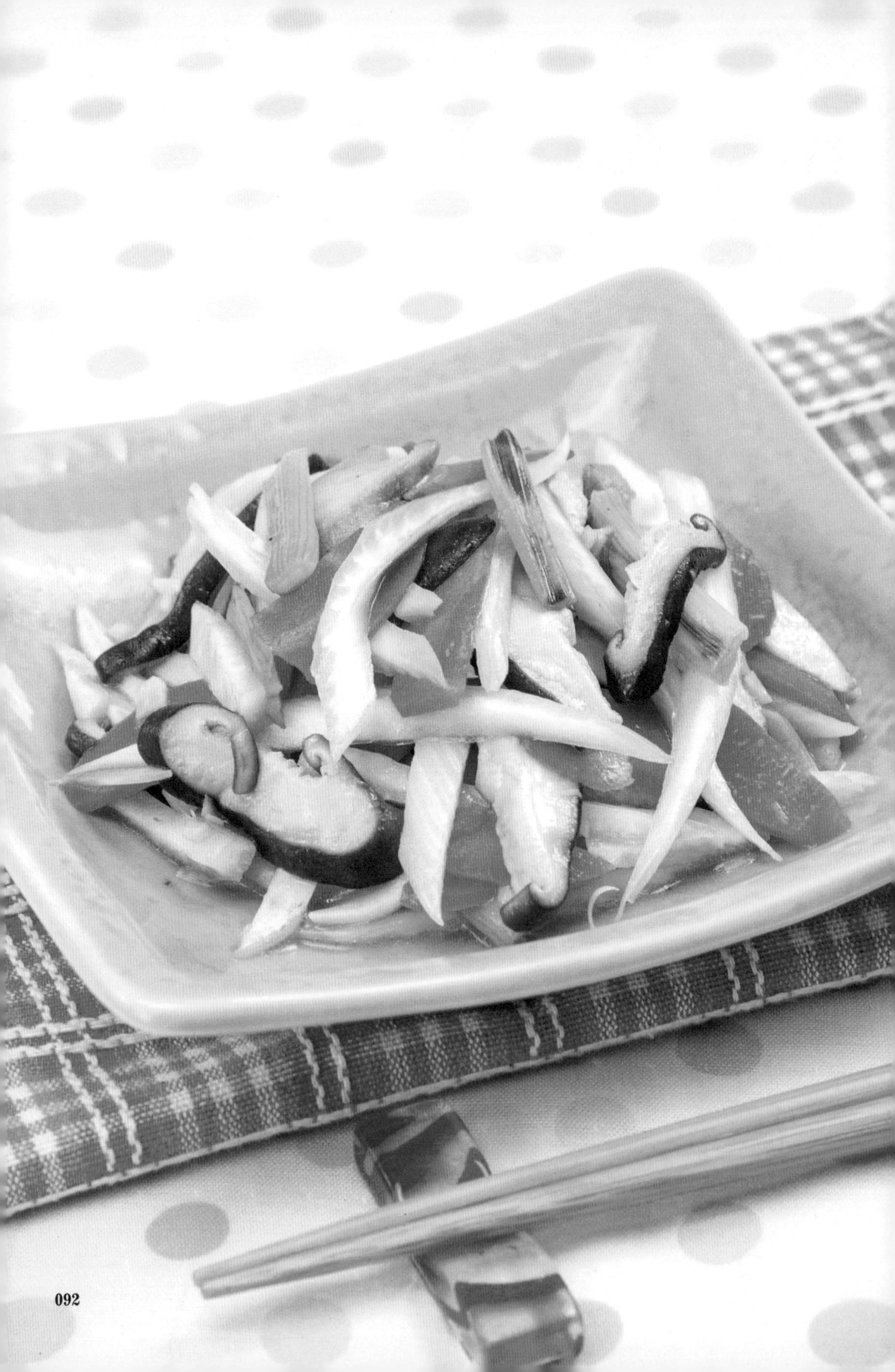

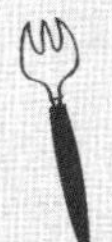

香菇炒芹菜

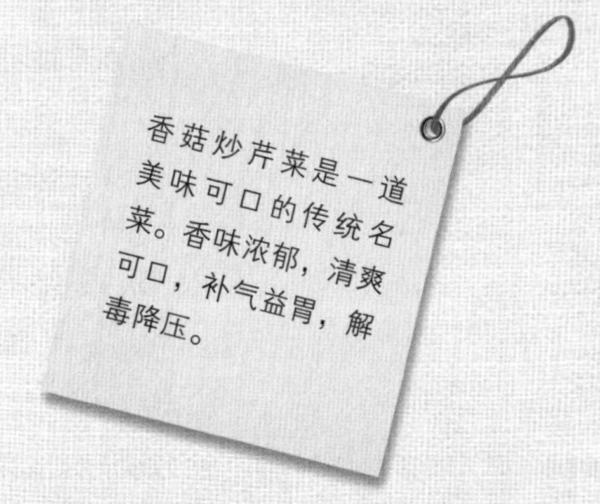

材料

鲜香菇 30 克
西芹 100 克
胡萝卜 30 克
蒜末少许
葱段少许

调味料

芝麻油适量
米酒适量
白糖适量
盐适量
食用油适量

做法

1. 香菇洗净，切片；西芹洗净，切斜刀片；胡萝卜洗净、去皮，切片。
2. 热油锅，放入蒜末、葱段爆香，接着放入胡萝卜片、香菇片拌炒均匀，再加米酒、盐、白糖和适量水，煨煮至香菇变软，下西芹快速翻炒，起锅前淋上芝麻油即完成。

营养功效

香菇能增强人体免疫功能，抑制癌细胞生长及转移，对防治胃癌、贲门癌、食道癌和子宫颈癌有一定功效，常吃香菇较不易患感冒、肝炎。

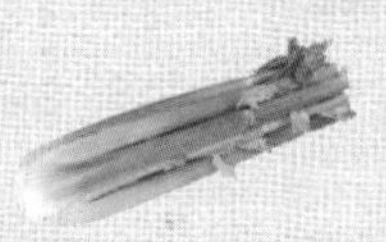

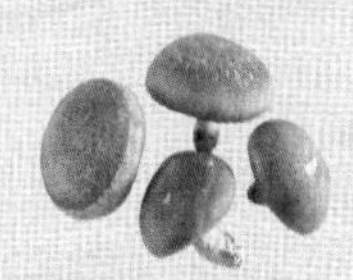

Chapter 3

老年人常见病 养生固本食疗方

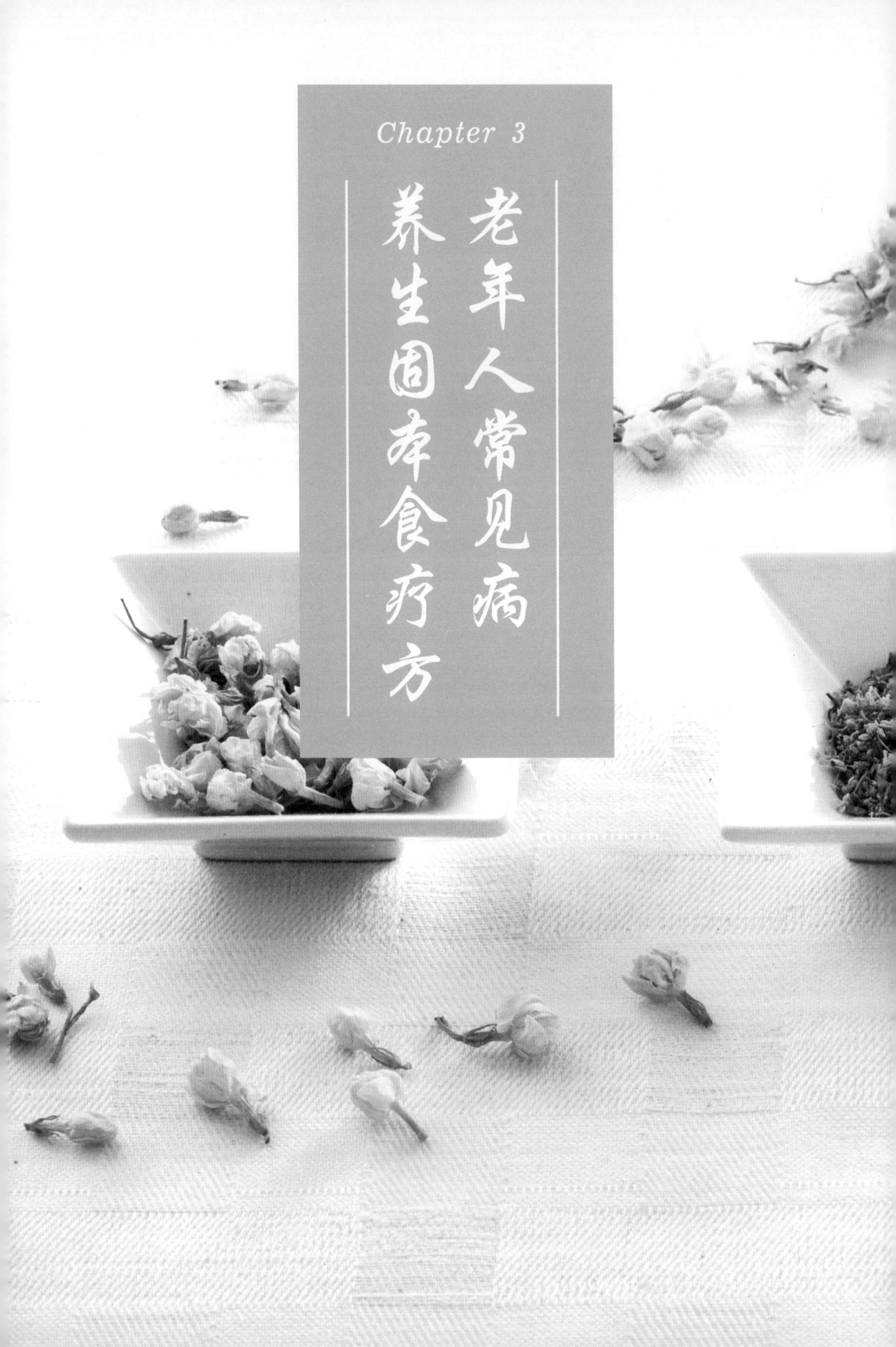

随着年龄的增长，老年人的免疫力逐渐减退，新陈代谢也慢慢降低，
因此，老年人要特别注意日常保养，其中又以饮食最为重要。
因为饮食直接影响着身体的健康，如果饮食调理得当，
身体就会健壮，精神也会好，自然不容易生病。
如果不想罹患老人病，首先，必须对老人病有所认识，
进而借由饮食与生活的调整预防身体老化，增进老年健康。
常见的老人病有老年痴呆症、耳鸣、耳聋、白内障、糖尿病、
肾结石、冠心病、高血压、骨质疏松、帕金森综合征和中风等。

帕金森综合征

帕金森综合征是所有动作障碍症中最常见的疾病之一。帕金森综合征本身不会致命，但如果没有立即适当治疗，病情会逐渐加重，导致患者生活不能自理，并会造成若干的并发症，例如：智力衰退、感染、败血症等。

引发病症原因

帕金森综合征的发病原因，目前医学界还没有明确的结论，其病理改变多为多巴胺神经元变性，以致不能产生足够的多巴胺而发病。神经元老化、环境中的有害物质、感染以及家族遗传等因素，都被认为与本病发生有关。

临床症状表现

1. 运动障碍

开始活动时表现动作困难吃力、缓慢，例如：起身时全身无法动弹，持续数秒至数十分钟，出现“渐冻现象”。做重复动作时，幅度和速度均逐渐减弱。有的患者书写时，字会越写越小，最后笔尖停在纸上某一点。还会出现语言困难、吞咽困难等。

2. 震颤

典型的震颤表现为静止性震颤，就是患者在静止的状况下出现不自主的颤抖。颤抖往往是从一侧手指开始，慢慢扩及全身。

3. 肌肉僵直

四肢、颈部、面部的肌肉硬化，活动时会有沉重和无力感，面部出现表情僵硬、呆板，眨眼动作减少，造成“面具脸”的症状。身体向前弯曲，动作缓慢，行走时不摆臂，以碎步、前冲动作行走，此称为“慌张步态”。

4. 其他症状

易激动，冲动；汗液、唾液等分泌增多。

疾病治疗原则

对于帕金森综合征，目前的治疗方法主要以药物治疗为主，辅以物理疗法、中医针灸疗法。亦可通过平时的饮食，促进神经传递血清素多巴胺的生成，以及刺激中枢神经来进行调理。

生活保健常识

有氧运动是缓解老年人帕金森综合征的一大保健良方，保持规律的有氧运动，既可增强自身的抵抗力，预防帕金森综合征的并发症，还能提高睡眠品质。

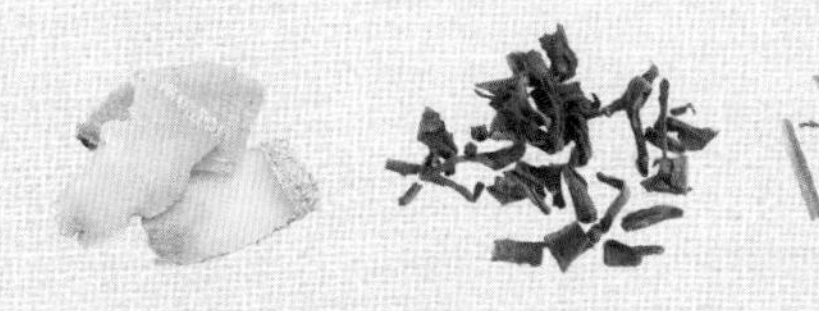

适合吃的食物

· 天麻、地龙、益母草

帕金森综合征患者宜选择能促使多巴胺产生，以及刺激中枢神经的食物和药材，例如：蚕豆、丹参、天麻、地龙、益母草、钩藤、茶叶、柴胡等；患者还可多喝大骨汤和豆类等富含钙的食物，可强健骨骼。

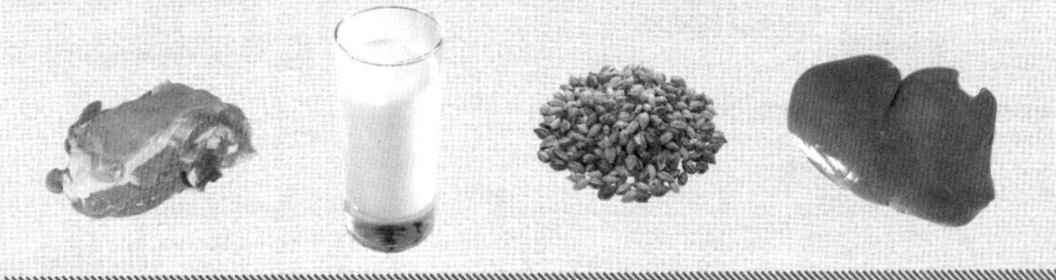

不能吃的食物

· 羊肉、牛奶、麦芽、动物肝脏

帕金森综合征患者不宜食用辛辣刺激性食物，例如：胡椒、肉桂、酒类、咖啡、浓茶等。因为帕金森综合征患者多伴有胃肠蠕动乏力、便秘等症状，而胡椒、肉桂性燥热，食用后会导致胃肠燥热，耗损大肠津液，使大便干燥积滞，加重患者大便秘结的症状。而咖啡、浓茶含有单宁成分，同样可加重帕金森综合征患者的便秘症状，不适当饮用还会影响帕金森综合征患者的睡眠品质，不利于帕金森综合征的恢复。酒类中高浓度的酒精会损害中枢神经系统，引发焦虑、抑郁、思考障碍等病症。

禁食的原因

禁食性温热、高蛋白的食物

临床上常用左旋多巴治疗帕金森综合征，而高蛋白饮食中的6种主要中性氨基酸，也是通过同样的载体系统（小肠和血脑障壁）进入脑部，中性氨基酸的竞争会降低人体对左旋多巴的吸收，影响左旋多巴的药效。羊肉也属于热性食品，多吃还可能加重患者的便秘症状。

禁食富含拟胆碱、维生素B6的食物

使用抗胆碱药治疗的帕金森综合征患者要忌吃槟榔等含拟胆碱的食物，因槟榔会抑制抗胆碱药发挥作用。另外，富含维生素B6的食物，会进一步加强左旋多巴类药物在脑外破坏，使最后进入脑部的左旋多巴减少，影响左旋多巴类药物的临床功效。

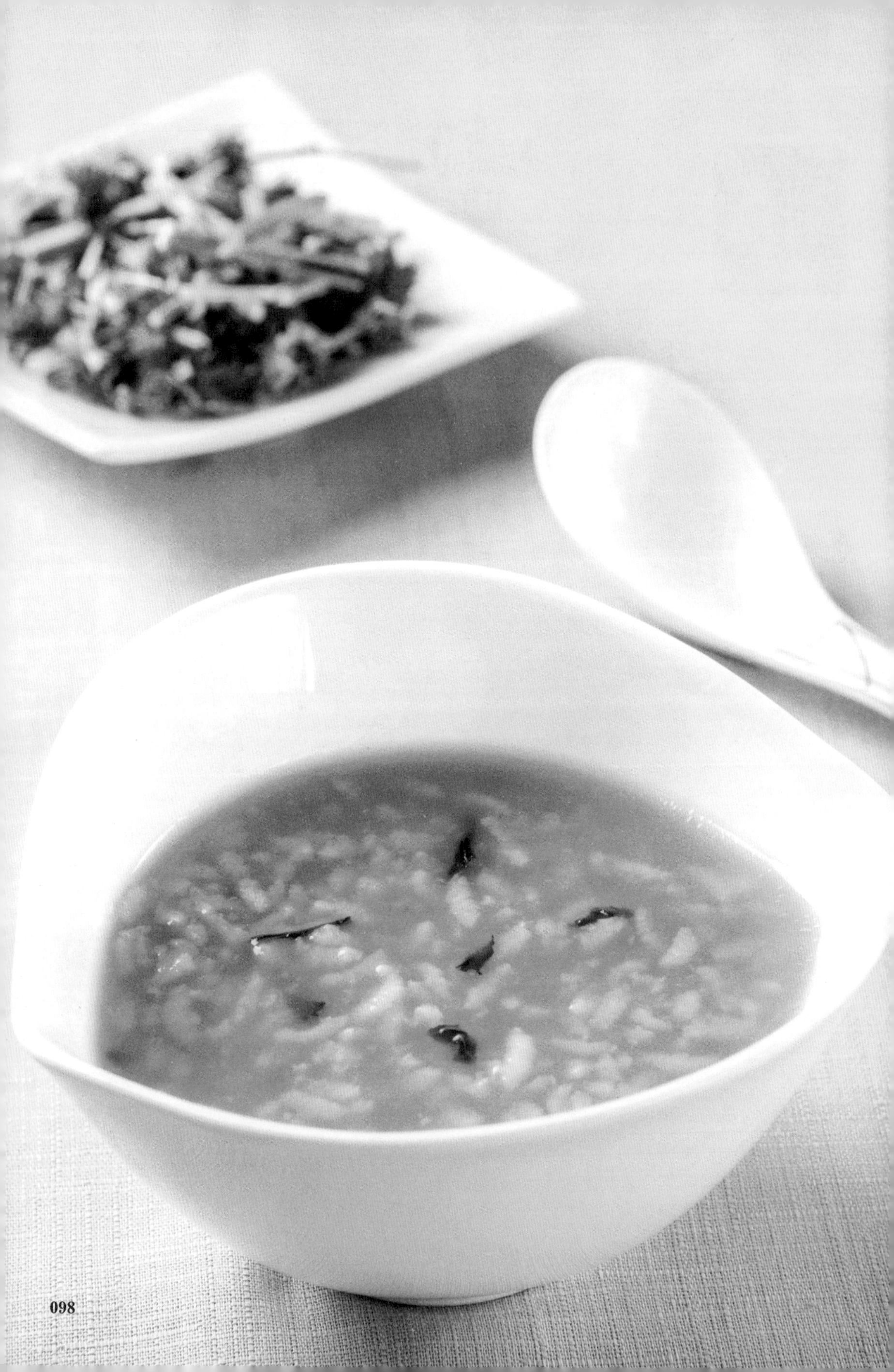

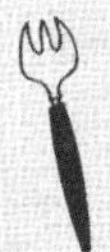

益母草粥

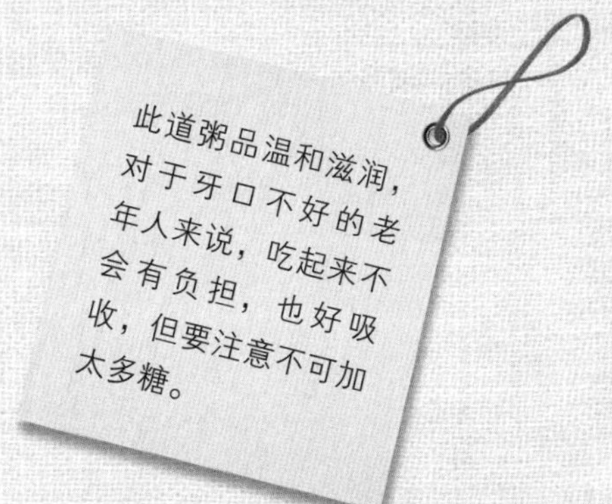

材料

白米 50 克
益母草 5 克

调味料

红糖 5 克

做法

1. 白米洗净；益母草洗净。
2. 内锅中放入白米和 500 毫升的水，外锅倒入 200 毫升水，按下开关，蒸至开关跳起，再焖 10 分钟即为白米粥。
3. 热锅，放入益母草和 600 毫升的水，水滚后，以中火继续熬煮 10 分钟，沥出汤汁备用。
4. 将白米粥放入汤汁中，以小火熬煮至黏稠状，加入红糖调味即完成。

营养功效

益母草能减少脑缺血造成的大脑皮质梗死面积，改善神经功能缺损的症状；还对包括慢性心脏衰竭、缺血性中风、动脉粥样硬化等心血管疾病有功效。

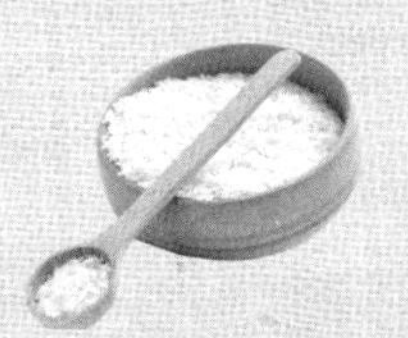

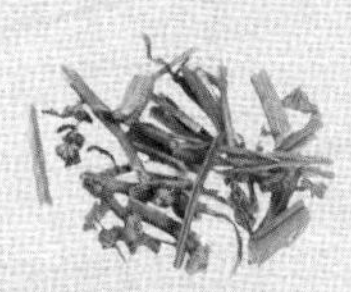

耳鸣、耳聋

耳鸣是指人们在没有任何外界刺激条件下，产生的异常声音感觉，常是耳聋的先兆，因听觉功能失调而引起。耳聋是一种听觉上的障碍，指不能听到外界的声音。

引发病症原因

引起耳鸣、耳聋的原因很多，例如：药物使用不当，对耳蜗神经造成损害；血管痉挛、过度疲劳、内分泌失调等原因，会导致耳神经感受器损害，造成听力下降。

临床症状表现

1. 轻度耳鸣

间歇发作，仅在夜间或安静的环境下出现耳鸣，如流水声。

2. 中度耳鸣

持续耳鸣，在十分嘈杂的环境中仍感到耳鸣，心烦易怒。

3. 重度耳鸣

持续耳鸣，严重影响听力和注意力，经常听不清别人的讲话，注意不到别人在向自己打招呼，时常心烦易怒。

4. 极重度耳鸣

长期持续的耳鸣，常有头晕目眩症状，面对面交谈时都难以听清对方的讲话，患者难以忍受耳鸣带来的痛苦。

5. 耳聋

早期常不自觉，一般在发作期可感听力减退。病人虽有耳聋，但对高频音又觉刺耳，甚至听到巨大声音即感十分刺耳，此现象称重振。

疾病治疗原则

中医认为耳鸣、耳聋与肝肾亏虚有着密切的关系，肾开窍于耳，肾气亏虚，则会导致两耳失养，出现耳鸣、耳聋，因此，治疗重在滋补肝肾。此外，缺铁、缺锌也会使耳部养分供给不足，听觉细胞功能受损，导致听力下降，因此，补铁、补锌能有效预防耳鸣、耳聋。

生活保健常识

耳鸣、耳聋患者首先应调整心态，不要过度紧张，应尽快接受医生的诊治。平日里可培养其他业余爱好，例如：看书、运动、唱歌等，分散对耳鸣的注意力。避免过量地接触杂讯，避免长时间戴耳机听音乐，戒烟戒酒。

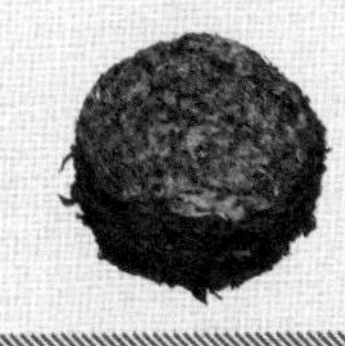
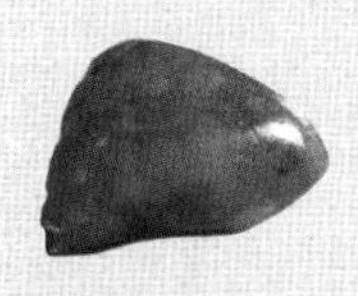
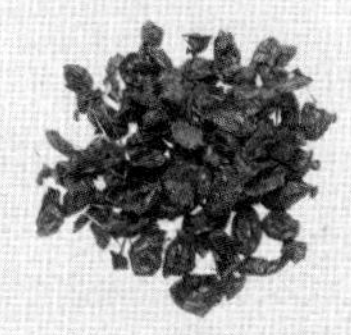

适合吃的食物

·紫菜、猪肝、山茱萸

选择滋补肝肾、富含铁元素的药材和食物，例如：熟地、当归、山茱萸、猪肝、鹿角胶、紫菜、海蜇皮、黑芝麻等；选择葡萄、黑木耳等能活血的食物；选择白菜、柑橘、苹果、西红柿等含锌元素和维生素的食物。

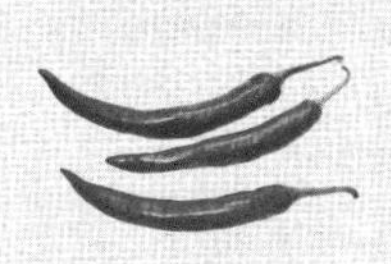
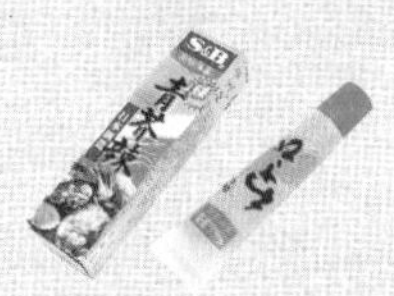
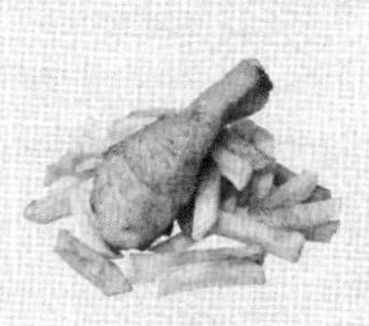
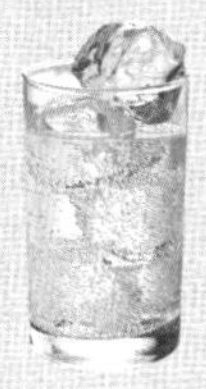

不能吃的食物

·辣椒、芥末、油炸食品、冷饮

耳鸣、耳聋患者忌食富含脂肪的食物，例如：肥肉、鱼子酱、奶油、动物内脏、蛋黄等。这些食物的脂肪含量很高，如肥肉，一般的肥猪肉的脂肪含量可达88.6%以上，奶油的脂肪含量可达97%以上。大量摄取脂肪会使血脂上升，血液的黏稠度增大，引起动脉硬化，使内耳出现血液循环障碍，导致听神经营养缺乏，引起耳聋、耳鸣，或促使耳聋、耳鸣的症状加重。除此类食物之外，以下两类食物，耳鸣、耳聋患者也不宜食用。

禁食的原因

禁食辛辣刺激性食物

辣椒、芥末等均为性燥热之品，耳鸣、耳聋患者食用后会气血失调而导致耳鸣、耳聋加剧。咖啡和浓茶中均含有咖啡因，咖啡因是一种具有兴奋神经中枢作用的黄嘌呤生物碱化合物，耳鸣、耳聋患者经常饮用，会影响其睡眠品质，不利于病情恢复。

禁食煎炸类食物以及冷饮

炸鸡、炸薯条、油炸甜甜圈等煎炸类食物均为性燥热之品，耳鸣、耳聋患者食用后，会加重湿热之邪的积聚，使五脏六腑、十二经脉之气血失调，导致耳鸣、耳聋加剧。冰品、冷饮等寒凉食物会刺激血管收缩，不利于内耳的血液循环，导致听神经营养缺乏。

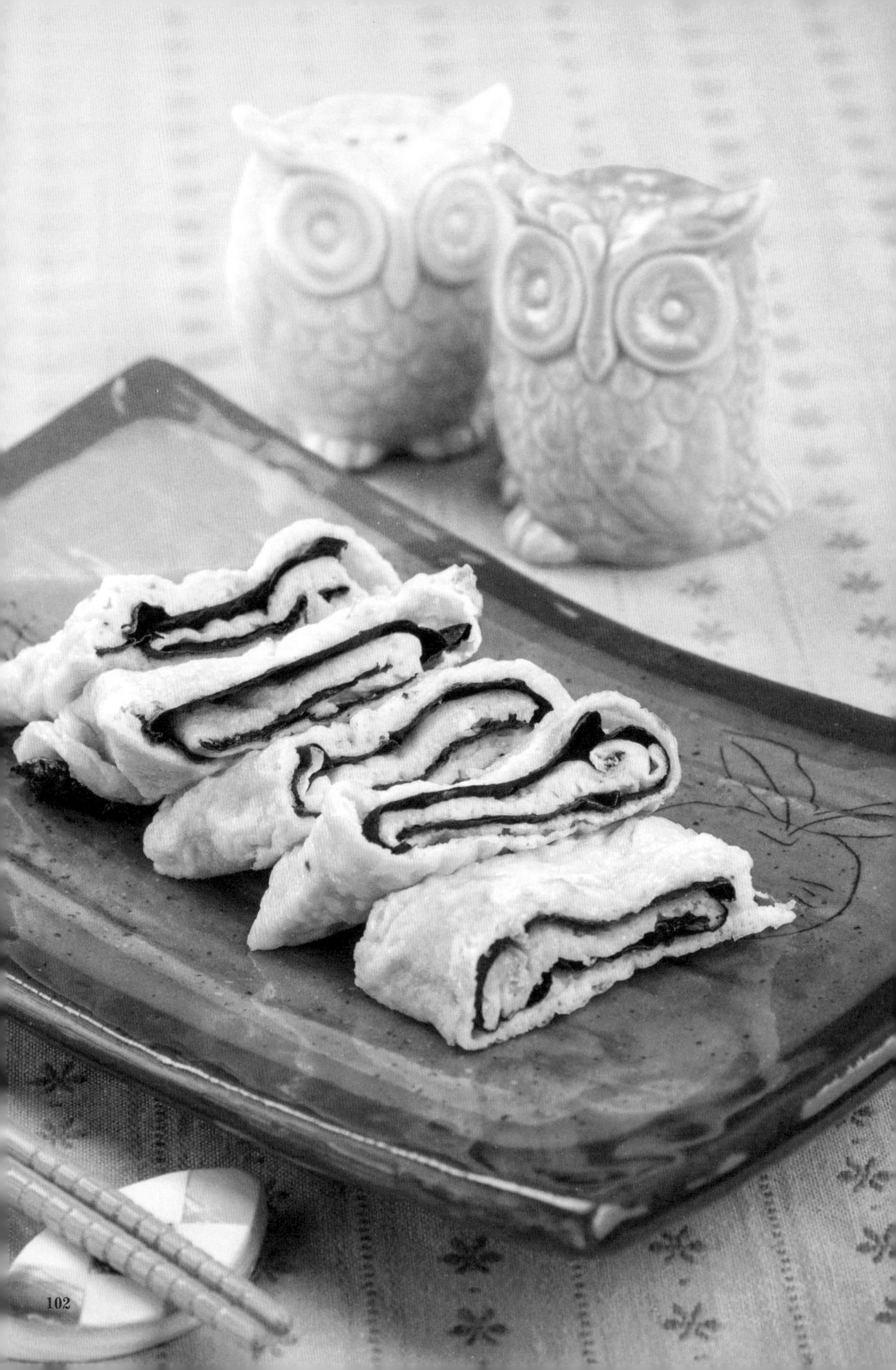

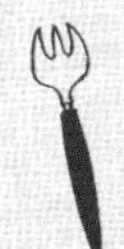

海苔玉子烧

材料

鸡蛋 2 个
寿司海苔半张

调味料

盐适量
黑胡椒粉少许
食用油适量

做法

1. 鸡蛋加盐、黑胡椒粉打匀。
2. 热锅后加入油，倒入蛋液，慢慢让蛋液铺平在整个锅底，等蛋液半凝固时，再放上寿司海苔。
3. 将蛋皮一层一层慢慢折起成蛋卷状，记得封口要朝下，这样蛋卷才不会散开，微放凉后切片即完成。

营养功效

紫菜所含的多糖具有明显增强细胞免疫和体液免疫功能，可促进淋巴细胞转化，提高机体的免疫力；还可显著降低血清胆固醇的总含量。

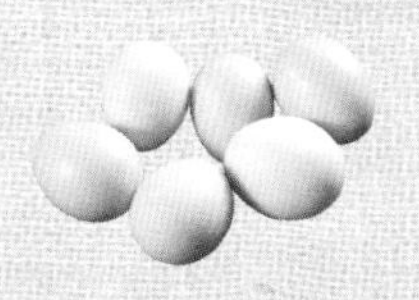

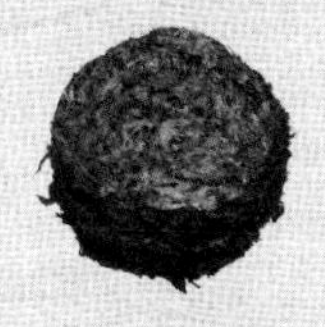

白内障

各种原因如老化、遗传、营养障碍、免疫与代谢异常等，都能引起水晶体代谢失调，导致水晶体蛋白质变性而发生混浊，形成白内障。发病对象以老年人为最多，湿热气候区多于干燥气候区。

引发病症原因

中医认为多为肝肾阴不足、脾气精血亏损、眼珠失养而致。西医认为本病患者血液中锌含量偏低、过度暴露于阳光紫外光下，以及过量服用糖皮质激素药物，均与此病有密切关系。

临床症状表现

1. 眼前有黑点

发病常呈双侧性，但两眼发病可有先后。在早期，还常有固定不飘动的眼前黑点。

2. 视力减弱

无痛楚下视力逐渐减弱，对光敏感，经常需要更换眼镜镜片的度数，需在较强光线下阅读，晚上视力比较差，看到颜色褪色或带黄。

3. 复视、多视

由于水晶体不同部位屈光力变化，可有多视、单眼复视等症状。

疾病治疗原则

中医认为白内障与肝脏密切相关，因此治疗本病宜以清肝泻火、养肝明目为主。而缺乏维生素C、锌等营养成分，也会诱发或加重白内障，因此，应多补充维生素C和锌等营养成分。此外，肝肾亏虚、肾精亏虚也会导致白内障，因此，在治疗白内障时，应兼顾补益肝肾。

生活保健常识

保护眼睛，避免受到碰撞及穿刺伤。不任意使用含类固醇的眼药水或药物。同时，罹患白内障和糖尿病的人，要严密控制血糖，可减少其他类型白内障的发生。外出时可佩戴防紫外线镜片的太阳眼镜，保护眼睛不受阳光伤害。拒绝烟酒也可降低白内障的产生或恶化概率。

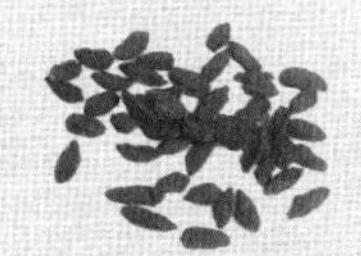
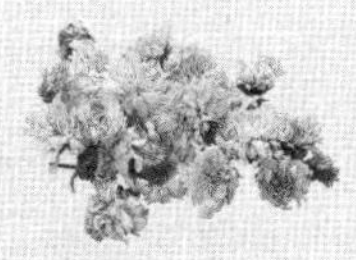
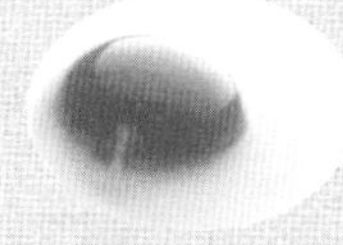

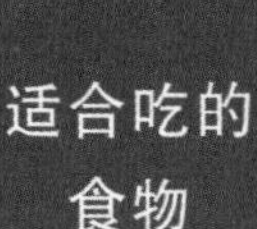

· 枸杞、菊花、蛋黄

宜多食益精退翳、富含维生素A的食物，例如：动物肝脏、鱼油、牛奶、蛋黄、胡萝卜、木瓜、西红柿等；宜食用富含锌的食物，例如：贝类、鱼类、坚果类等；宜选用菊花、桑叶、决明子等可清肝明目的中药材。

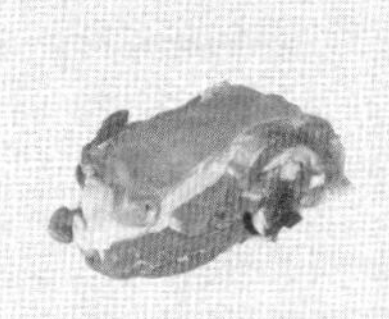
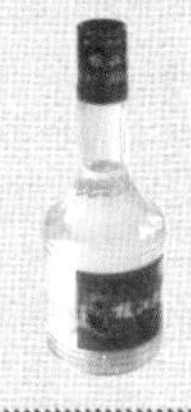
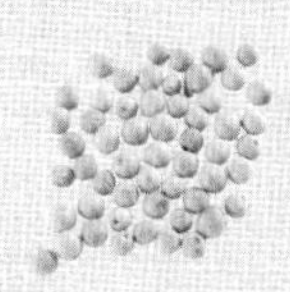

不能吃的
食物

· 羊肉、酒类、胡椒、芝士

白内障患者应忌食脂肪含量很高的食物，例如：肥猪肉、奶油、牛油、油炸物等。大量摄取脂肪，会使血脂指数飙高，血液的黏稠度增大，使眼部的营养供给相对缺乏，同时还会造成动脉硬化，继而造成视网膜的功能障碍，使水晶体的营养和代谢失调，加重白内障病情。并且，这些食物还会加速氧化反应，使人容易患白内障。除此类食物外，白内障患者也应忌食以下两类食物。

禁食的原因

禁食热性和辛辣刺激性食物

中医认为，老年性白内障多因肝肾精血亏损，不能涵养双目所致，而此类食物皆为性燥热之品，食用后会助邪热毒气，损及肝阴，而肝开窍于目，加重双目失养，使白内障病情加重。而酒类还会提高血液中的胆固醇和三酸甘油酯的浓度，加重白内障的病情。

禁食含乳糖丰富的乳制品

乳制品中含有丰富的乳糖，在乳酸酵素的作用下可分解成半乳糖，而半乳糖会干扰乳制品中维生素B_2的利用，使其沉积在老年人眼睛的水晶体上，蛋白质容易发生变性，导致水晶体透明度降低，诱发白内障或加重白内障的病情。

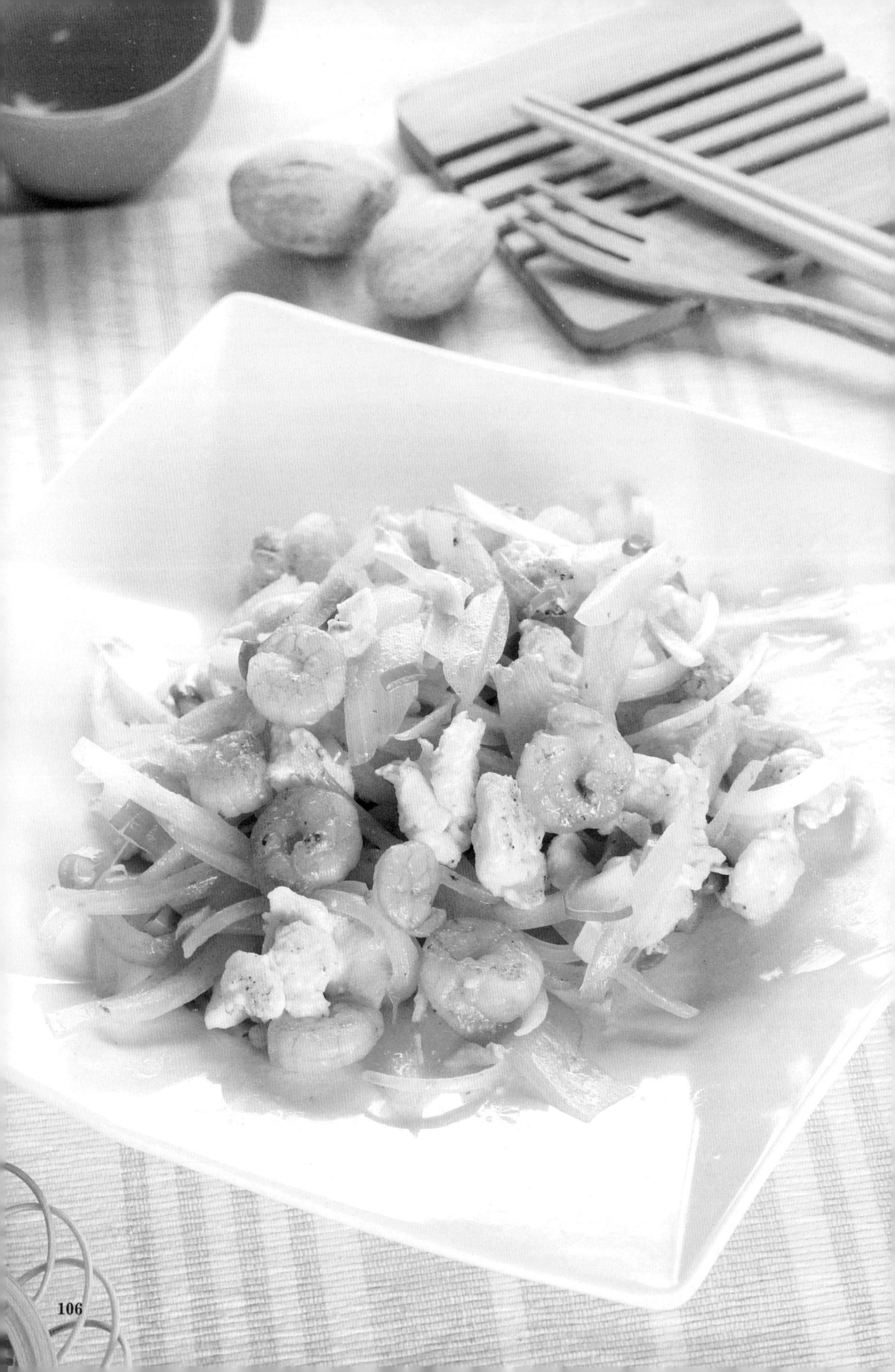

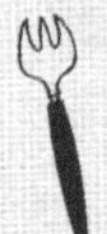

虾仁洋葱蛋

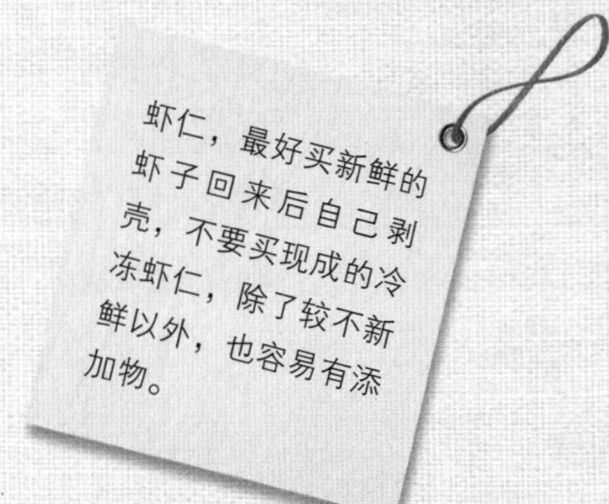

材料

鸡蛋 3 个
虾仁 50 克
洋葱 150 克
蒜末适量
葱花适量

调味料

盐少许
食用油适量

做法

1. 洋葱洗净，切丝；虾仁洗净备用。
2. 鸡蛋打散，热油锅中放入蛋液，炒成七分熟的炒蛋。
3. 热油锅，放入蒜末爆香，再放入洋葱丝、虾仁翻炒至洋葱呈透明状，加入炒蛋和盐拌炒均匀，起锅前撒上葱花即完成。

营养功效

洋葱的营养丰富，除了食用以外，还可用来防治失眠。将切碎的洋葱放置于枕边，洋葱特有的刺激成分会发挥镇静神经、诱人入眠的神奇功效。

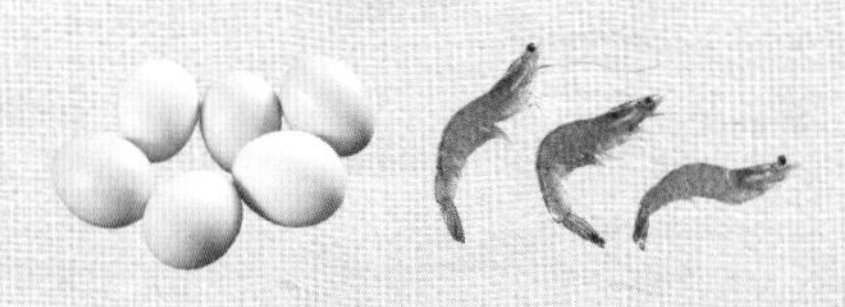

冠心病

冠状动脉粥样硬化性心脏病，简称冠心病，是由于冠状动脉粥样硬化病变后，形成一种类似脂肪的沉积的瘢块，堵塞心肌，致使心肌缺血、缺氧。分为隐匿性冠心病、心绞痛型冠心病、心肌梗死型冠心病和猝死型冠心病四种。

引发病症原因

冠心病是多种致病因素长期综合作用下的结果，不良的生活方式是最主要的致病因素，例如：饮食过量、缺乏运动、抽烟喝酒等。当精神紧张或激动发怒时，也容易导致冠心病。另有一部分病患则是由于遗传基因、种族、年岁增高等造成的。

临床症状表现

1. 胸痛

疼痛的部位主要在心前区，常放射至左肩、左臂内侧，可达无名指和小指。胸痛常为压迫、发闷或紧缩性，也可有烧灼感。

2. 诱发因素

发作常由于工作疲劳或情绪激动（例如：愤怒、焦急、过度兴奋等）所致，饱食、寒冷、抽烟、心动过速等亦可诱发。

3. 缓解方式

疼痛一般持续3～5分钟后，会逐渐缓解。在舌下含服硝酸甘油，也能在几分钟之内缓解。

疾病治疗原则

冠心病的主要致病因素有血脂偏高、身体肥胖等。当人体动脉血管壁上附着过多的脂类物质时，就会导致动脉血管变窄，血流阻力加大，血脉血管的血流量减少，最终导致心肌缺血或缺氧，进而引起冠心病。

扩张动脉血管，是治疗冠心病的重要方法之一。冠状动脉发生粥样硬化而破裂出血，血管腔内就会形成血栓，导致冠状动脉的急性阻塞，因此，抑制血栓的形成，也可以有效防治冠心病。

生活保健常识

自发性心绞痛病人要注意多休息，减少进出人潮众多的公共场所；劳累性心绞痛病人不宜做太劳累的工作，急性发作期应卧床，并应避免情绪激动。恢复期患者不宜长期卧床，应经常活动身体。应避免进食高脂肪、高胆固醇的食物，避免暴饮暴食、偏食的不良习惯，戒烟戒酒，注意生活规律，早睡早起。

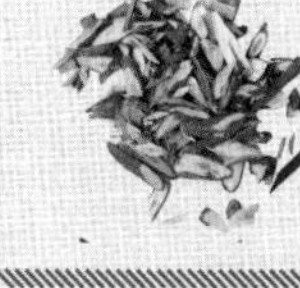
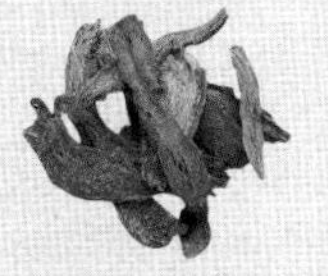
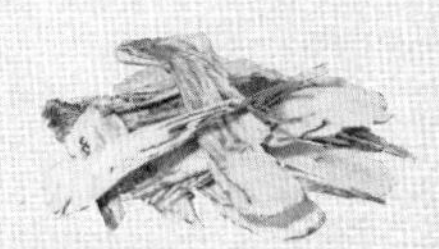

适合吃的食物

· 桂枝、丹参、当归

宜选择桂枝、丹参、菊花、山楂、红枣等扩张冠脉血管的药材和食材；宜选择丹参、当归、益母草、枸杞、木耳等促进血液运行、预防血栓的药材和食材；宜吃脱脂牛奶、豆制品、芝麻、山药等抗氧化食物。

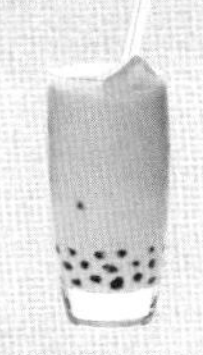
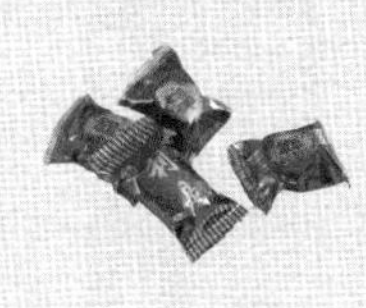
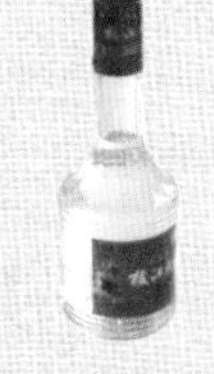
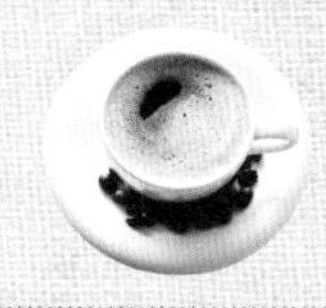

不能吃的食物

· 含糖饮料、糖果、酒类、咖啡

冠心病患者忌食高脂肪、高胆固醇食物，例如：肥猪肉、蛋黄、动物内脏等。这类食物的脂肪含量、胆固醇含量均很高，如肥猪肉的脂肪含量可高达90.8%。动物内脏中，每100克的猪肝中含胆固醇可高达288毫克；而每100克的鸡蛋黄中含有胆固醇1510毫克；每100克的鸭蛋黄中含有胆固醇1576毫克。摄取过多的脂肪和胆固醇，一方面会使体重增加，造成肥胖；另一方面，这些脂类物质在体内堆积，沉积在动脉内膜，会直接诱发冠心病。此外，以下两类食物冠心病患者也不宜食用。

禁食的原因

禁吃高糖食物

这些食物中的糖分含量极高，长期食用这类食物，会使摄取的糖量大幅地超过人体的需要，多余的热量会在体内转化为脂肪堆积起来，久而久之，就可能导致动脉硬化，使血压上升，心肺的负荷加重，进一步影响冠心病的病情。

禁吃使心率加快的食物

咖啡和浓茶中含有的咖啡因，有兴奋神经中枢的作用，可引起兴奋、不安、心跳加快和心律不齐，增加心脏负担，加重冠心病的病情。而酒类具有强烈的刺激性，可使心率增快，长期饮酒会使心脏扩大，导致心脏收缩功能减退。

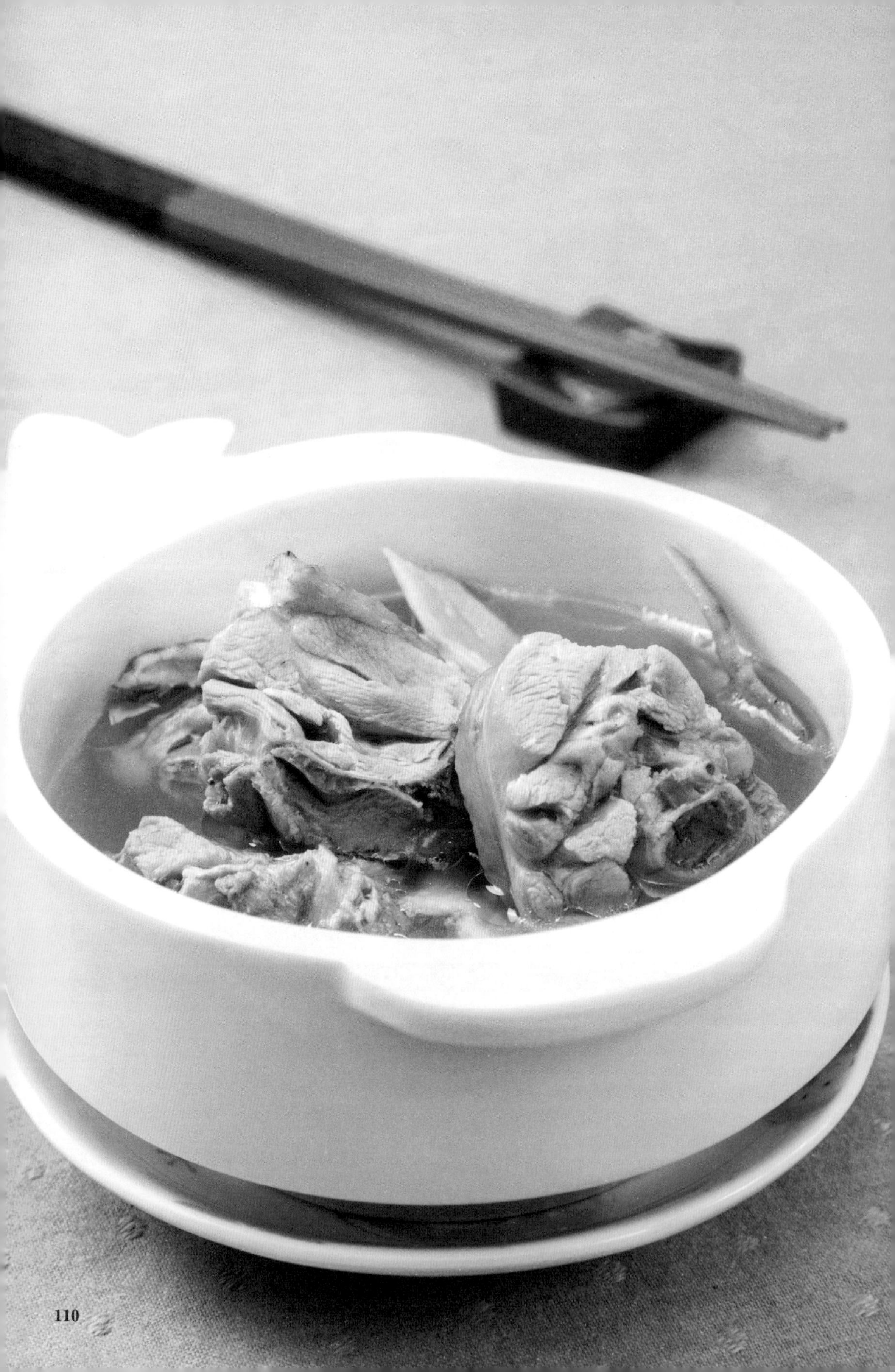

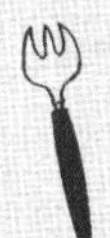

归芪鸡汤

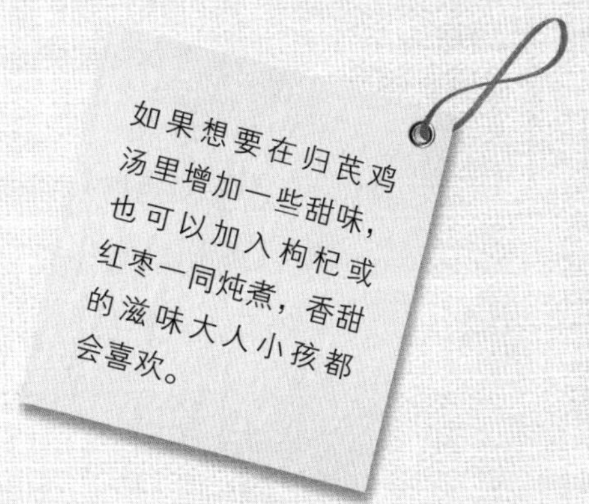

材料

鸡肉 250 克
当归 10 克
黄芪适量

调味料

盐适量
米酒适量
绍兴酒适量

做法

1. 当归、黄芪洗净。
2. 锅中注入适量水，加少许绍兴酒，放入鸡肉，氽烫一会儿后捞出。
3. 把鸡肉放入砂锅中，加入黄芪、当归、米酒、盐和水，转小火炖煮 45 分钟至软烂，起锅前再试一下味道即可。

营养功效

当归含有大量的挥发油、维生素、有机酸等多种有机成分及微量元素，实验研究表明，当归能扩张外周血管，降低血管阻力，增加循环血液量。

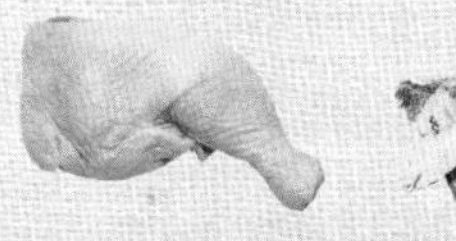

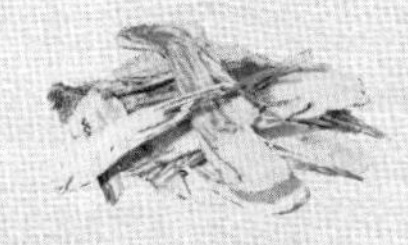

高血压是指在静息状态下，动脉收缩压和舒张压增高，常伴有心、脑、肾、视网膜等器官功能性或者器质性改变，以及脂肪和糖代谢失调等现象。分为原发性高血压症和继发性高血压症。

高血压

引发病症原因

高血压的发生一方面与遗传因素（家族遗传）有关，另一方面也可以是由于后天的环境，例如：肥胖、饮食不当、摄取过量盐分、过度饮酒、食用过多油腻食物或药物等因素，使高级神经中枢调节血压功能失调所引起。

临床症状表现

1. 头晕

有些患者的头晕是暂时性的，常在突然蹲下或起立时出现；有些则是持续性的。

2. 头痛

多为持续性钝痛或搏动性胀痛，甚至有炸裂样剧痛。

3. 精神症状

烦躁、心悸、失眠、注意力不集中、记忆力减退。

4. 神经症状

肢体麻木，常见手指、脚趾麻木，或皮肤有如蚁行感，或者项背肌肉酸痛。

疾病治疗原则

引起高血压的主要原因是摄取过多的胆固醇，体内胆固醇囤积，以及胆固醇代谢失调，因此，降低胆固醇含量可适当改善症状。此外，血压高低可由前列腺素来调节，若前列腺素受到氧自由基的损害而活力降低，就会出现高血压，因此，清除氧自由基可以适当地预防和改善病情。还可通过防止血液黏稠来改善症状。

生活保健常识

合理安排作息时间，生活规律，避免过度劳累和精神刺激。应早睡早起，睡眠、工作和休息时间大致各占三分之一。注意保暖，宜用温水洗澡，水温在36～38℃。避免受寒，因为寒冷可以引起毛细血管收缩，易使血压上升。多做有氧运动，有利于降低高血脂，防止动脉硬化，使四肢肌肉放松，血管扩张，更加有利于降低血压。

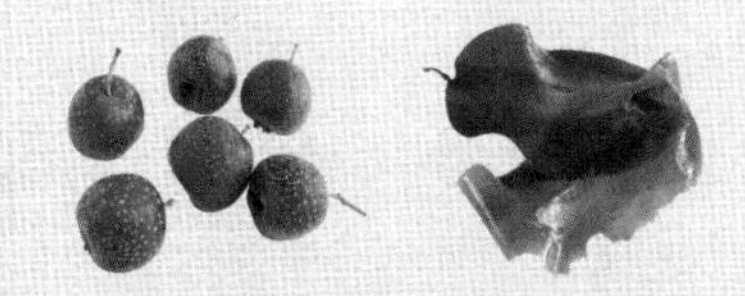

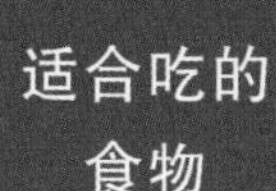

适合吃的食物

· 山楂、海带、豆腐

高血压患者宜选用豆腐、黄豆、南瓜、黄精、决明子、山楂、灵芝、枸杞、杜仲、玉米须、何首乌等具有降低胆固醇作用的中药材和食材；宜选用女贞子、丹参、芦笋、洋葱、芹菜、海带等，可清除氧自由基。

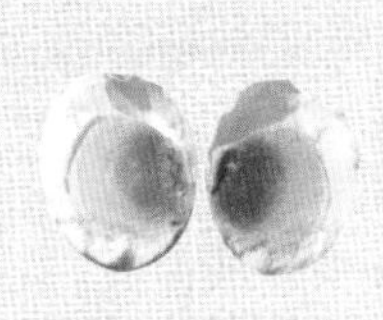

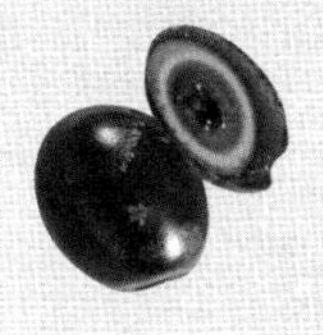

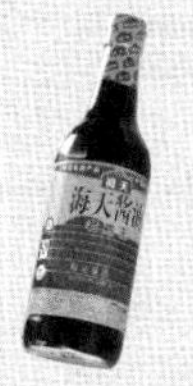

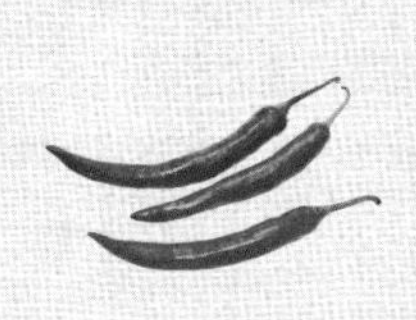

不能吃的食物

· 咸鸭蛋、皮蛋、酱油、辣椒

高血压患者应忌食高脂肪、高胆固醇食物，如肥猪肉、火腿、动物内脏、蛋黄等，这些食物的热量、脂肪含量很高，容易诱发肥胖，不利于高血压病情。它们还含有大量的饱和脂肪酸，可以与胆固醇结合后沉淀于血管壁，诱发动脉硬化等心脑血管并发症。此外，羊肉、蛋黄等属于高蛋白质的食物，而过量食入动物蛋白会引起血压波动。同时它们又是性温热之物，食用后可助热伤阴，对于肝阳上亢型的高血压患者来说十分不宜。除此类食物外，以下两类食物，高血压患者也不宜食用。

禁食的原因

禁食含钠高的食物

这类食物的钠含量极高，摄取过量的钠可发生水分和钠的滞留，增加血容量，使血压升高，增加心脏负荷，甚至引发心脏病。

禁食性温热、辛辣刺激性食物

多食荔枝可积温成热，可加重肝阳上亢的高血压患者的头目胀痛、面红目赤、急躁易怒、失眠多梦等症状。辣椒、花椒、胡椒、芥末、酒类、浓茶、咖啡均具有强烈的刺激性，食用后可引起血压上升、心跳加快，甚至还可出现急性心肌梗死等严重后果。

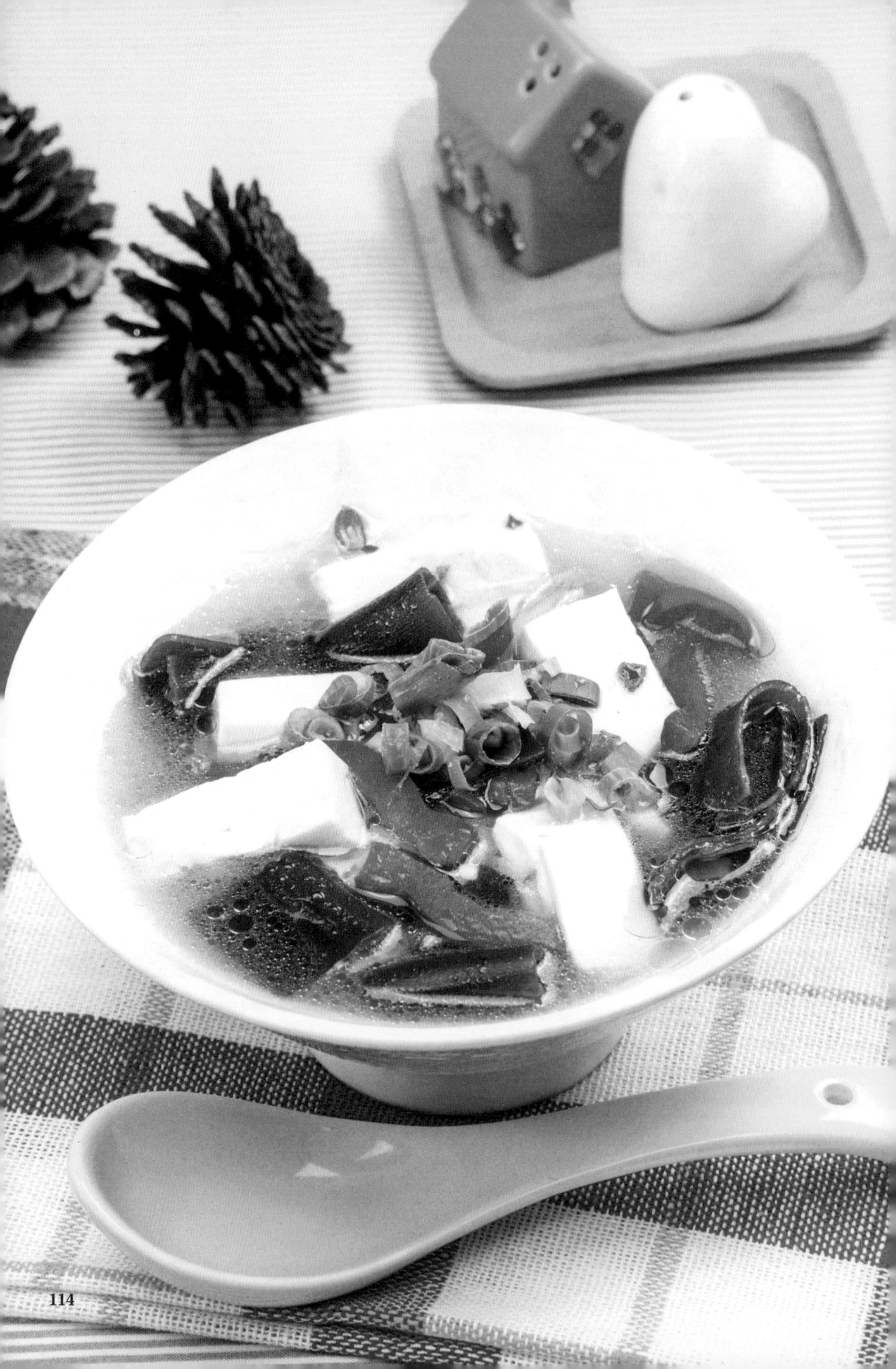

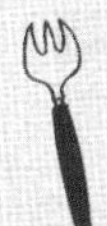

海带豆腐汤

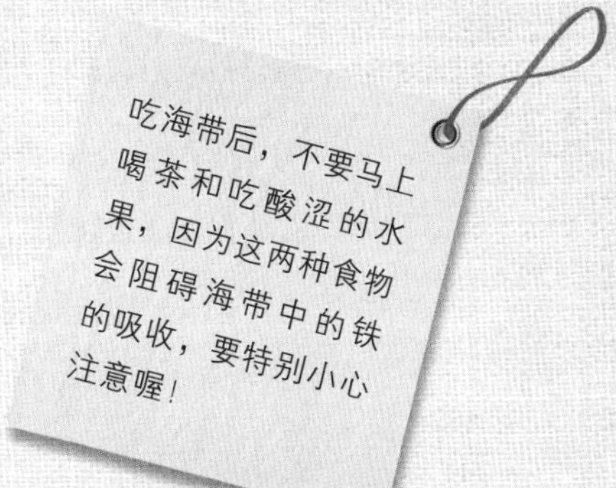

材料

海带 50 克
豆腐 200 克
甜椒 80 克
姜丝适量
葱花适量

调味料

高汤 600 毫升
米酒 15 毫升
盐适量

做法

1. 豆腐切块；甜椒洗净，切片；海带洗净，切条。
2. 锅中放入高汤煮滚，加入海带，煮至海带稍软。
3. 接着加入豆腐、甜椒、米酒、姜丝煮滚，再加入盐调味，起锅前撒上葱花即可。

营养功效

海带中含有大量的多不饱和脂肪酸EPA，能使血液的黏度降低，减少血管硬化。因此，常吃海带能够预防心血管方面的疾病，而老年人食用的话要煮得比较软一些。

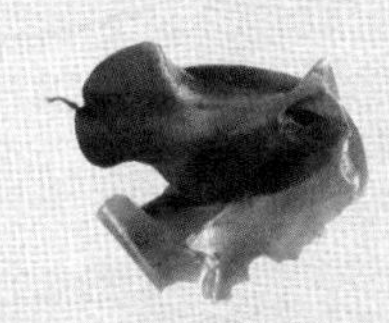

肾结石

肾结石是指发生于肾盏、肾盂以及输尿管连接部的结石病。在泌尿系统的各个器官中，肾脏通常是结石形成的部位。肾结石是泌尿系统的常见疾病之一，其发病率较高。

引发病症原因

肾结石的发病原因有：草酸钙过高，例如：摄取过量的菠菜、茶叶、咖啡等；嘌呤代谢失常，例如：摄取过量的动物内脏、海产食品等。

临床症状表现

1. 无症状型

不少患者没有任何症状，只在体检时，偶然发现肾结石。

2. 腰部绞痛

肾绞痛是肾结石的典型症状，疼痛剧烈，呈“刀割样”，病人坐卧不宁，非常痛苦。

3. 血尿

排尿不畅，约80%的结石患者出现血尿。

4. 肾积水

结石堵塞肾盂、输尿管，尿液排出不畅，会造成肾积水。

5. 发烧

细菌感染导致的肾结石，或是结石诱发细菌感染时，均有可能会引起发烧。

疾病治疗原则

肾结石是尿液中的矿物质结晶沉积在肾脏而形成，把结石排出体外就能缓解此症，因此，利尿排石是治疗此病的关键。此外，摄取过量的酸性食物导致体内酸碱不平衡，使得尿酸浓度过高，结晶沉积在肾脏，也会导致此病。因此，平衡酸碱度也是治疗此病的一个重要方法。

生活保健常识

要保持良好的心情，压力过重可能会导致酸性物质沉积；保持生活规律，切忌熬夜，早睡早起；改变饮食结构，多吃碱性食品，可改善酸性体质；戒烟戒酒，不吸二手烟。

民间小秘方

车前草50克、金钱草30克洗净，装入纱布袋，放入淘米水中浸泡1小时，取药汁放入锅内，加入白砂糖，煮沸后待凉饮用，一日1次，有清热止痛、利尿排石的作用，适用于肾结石患者。

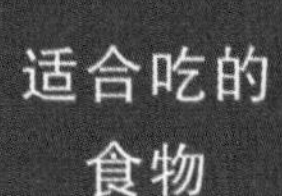
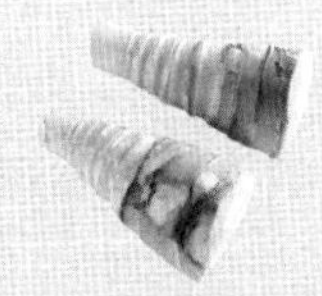
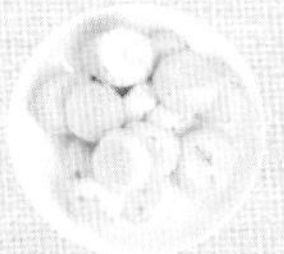
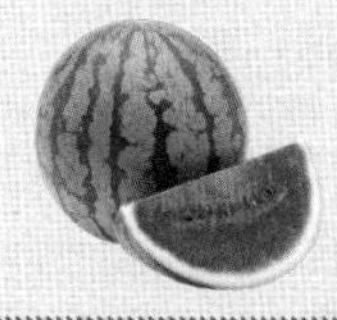

适合吃的食物

·竹笋、荸荠、西瓜

宜选用金钱草、车前草、海金沙、白茅根、荸荠、木瓜、绿豆、薏仁等利尿、促排石的药材和食材；宜选用竹笋、土豆、香菇、白菜、包菜、荷叶、海带、西瓜等能平衡酸碱度的食物；宜多喝水。

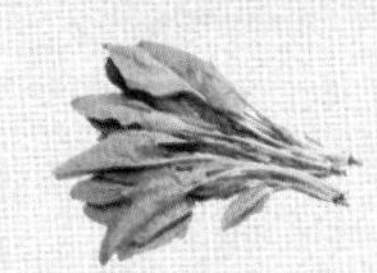
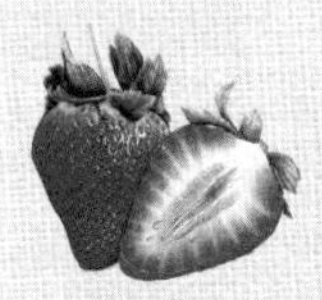
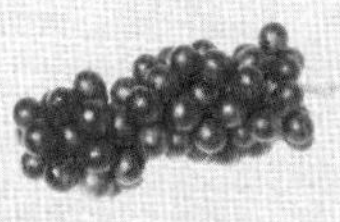
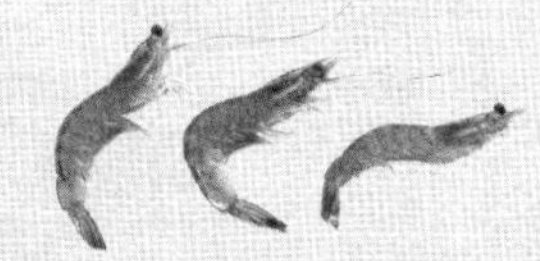

不能吃的食物

·菠菜、草莓、葡萄、虾

肾结石患者应忌食高钙食物，例如：奶类、豆类、骨头汤、奶油等。这些食物含钙量较高，例如：每100克黄豆中含钙191毫克，每100克牛奶中含钙104毫克。肾结石常见的有四大类，即钙结石、感染性结石、尿酸结石和胱氨酸结石，而80%左右的肾结石为钙结石。故肾结石患者不宜食用高钙食物，否则，过量的钙会和其他物质结合生成草酸钙、磷酸钙等在肾脏中沉积，形成肾结石。除此类食物外，肾结石患者还不宜食用以下两类食物。

禁食的原因

禁食富含草酸盐的食物

这类食物中的草酸盐含量均很高，草酸盐和尿中的钙结合后形成草酸钙而导致结石，所以肾结石患者不宜食用这些蔬果，否则可使病情加重。芹菜、青椒等的含钾量也很高，钾需要通过肾脏排泄，摄取过量无疑会加重肾脏的负担，不利于尿道结石患者病情。

禁食嘌呤含量高的食物

这类食物的嘌呤含量均很高，例如：100克鸭肝中含嘌呤301.5毫克，100克紫菜中含嘌呤274毫克，100克香菇中含嘌呤214毫克。肾结石患者的肾脏功能较弱，导致尿酸堆积，尿酸会促使尿酸盐沉淀，加重肾结石病情。

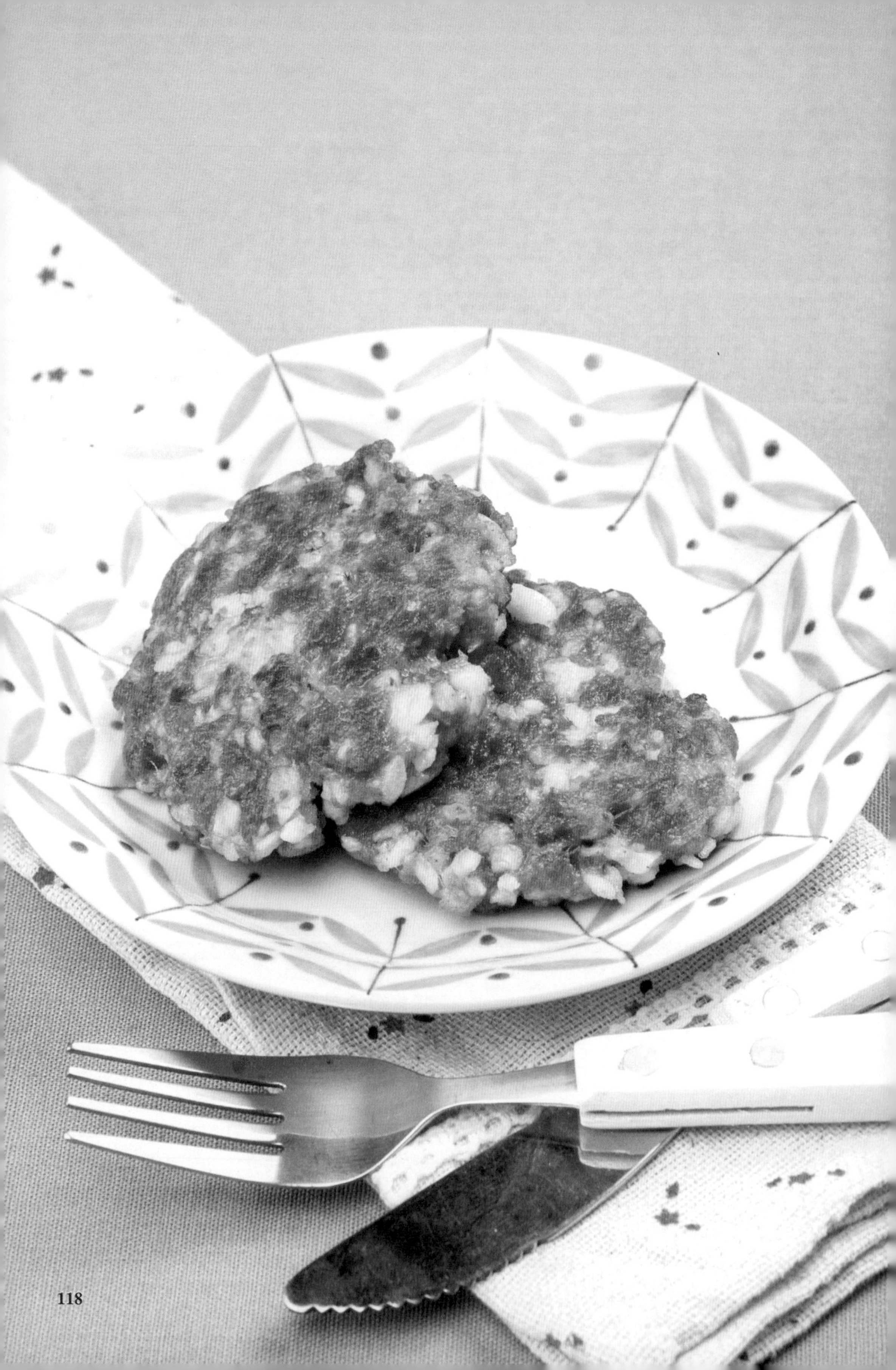

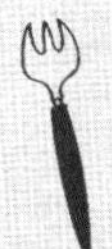

荸荠猪肉饼

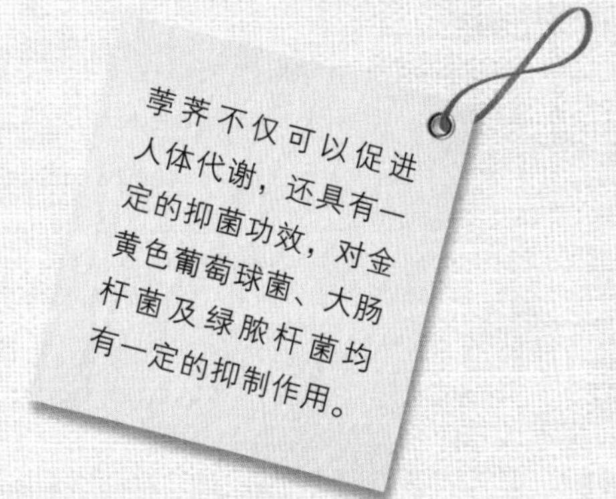

材料

猪绞肉 100 克
荸荠 140 克

调味料

盐适量
胡椒粉适量
生粉适量
米酒适量
芝麻油适量
食用油适量

做法

1. 猪绞肉加入盐、胡椒粉、米酒、芝麻油和生粉，搅拌到有黏性。
2. 荸荠切碎末，挤出汁，将荸荠汁加入到绞肉中拌匀，再捏成圆饼状。
3. 热油锅，放入肉饼，以中小火慢煎至两面金黄即完成。

营养功效

荸荠是寒性食物，有清热泻火的良好功效。既可清热生津，又可补充营养，最适宜发烧病人。它还具有凉血解毒、利尿通便、化湿祛痰、消食除胀等功效。

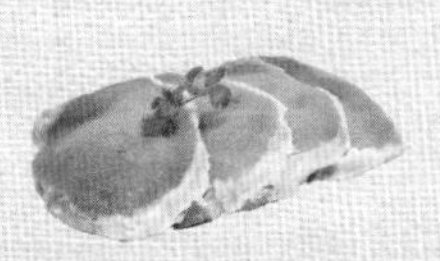

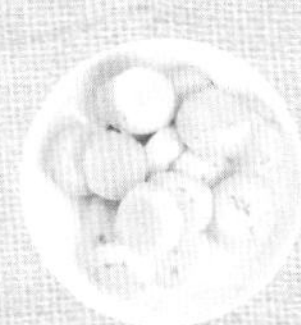

骨质疏松

骨质疏松症是以骨组织显微结构受损，骨矿成分和骨基质等比例不断减少，骨质变薄，骨小梁数量减少，骨脆性增加，并易引发骨折，为一种全身骨代谢障碍疾病。多发于老年人，女性多于男性。

引发病症原因

多和内分泌、遗传、营养缺乏等因素有关。此外，受到饮食、生活习惯、周围环境、情绪等的影响，人的体质趋于酸性，造成钙质流失而引起骨质疏松。

临床症状表现

1. 疼痛

以腰背痛多见，疼痛沿脊椎向两侧扩散，仰卧或坐位时减轻，久立、久坐时疼痛加剧。

2. 骨骼变形

多在疼痛后出现，患者身长缩短、驼背弯腰。

3. 易骨折

脊椎骨折常是压缩性、楔形骨折，使整个脊椎骨变扁变形，这也是老年人变矮的原因之一。

4. 呼吸功能下降

当脊椎后弯，胸廓畸形时，患者往往可出现胸闷、气短、呼吸困难等症状。

疾病治疗原则

骨质疏松的主要致病因素是由于体内缺钙、磷等微量元素，补充钙质是治疗此病的关键。此外，维生素D能促进人体对钙的吸收，当人体缺乏维生素D，也会引起缺钙，导致骨质疏松，因此补充维生素D对改善骨质疏松有很大作用。

生活保健常识

运动可使骨量增加，骨骼负重和肌肉活动可获理想效果，包括走步、慢跑和站立等。同时还需补进足够的钙量，如果钙剂在进餐后服，同时喝200毫升液体则吸收较好。补钙剂以每天500～1000毫升为宜。

民间小秘方

取酒炒川芎10克放入锅内，注入100毫升水，煮25分钟，取药液放入炖锅内，加入牛奶烧沸即可饮用，可活血行气、补充钙质，适用于骨质疏松患者。

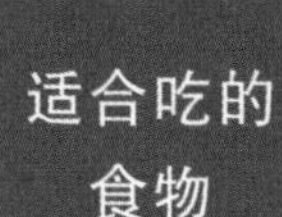

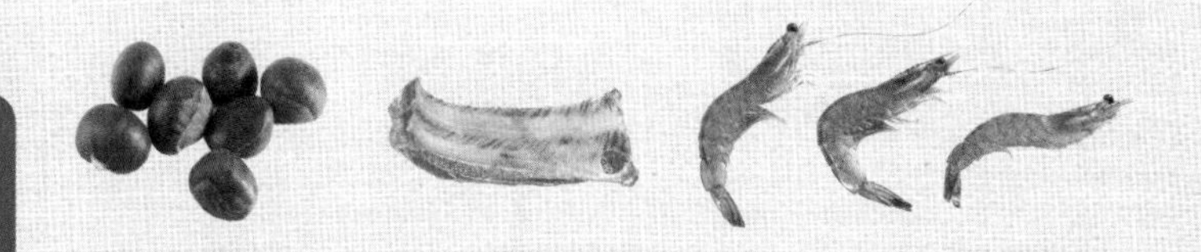

· **栗子、排骨、虾**

宜选用排骨、紫菜、海带、发菜、黑木耳、黑芝麻、牛奶、虾、螃蟹、青菜、牡蛎等富含钙的食材；能补充维生素D的中药材和食材，例如：蛋类、鸡肝、鱼肝油、鱼类、坚果类等；多食用碱性蔬果。

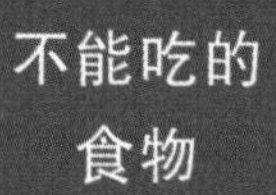

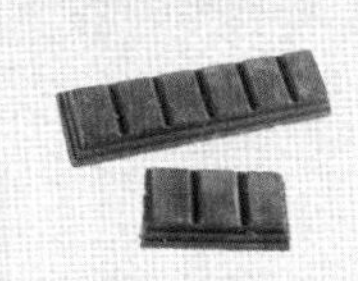
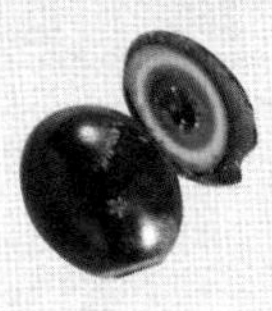
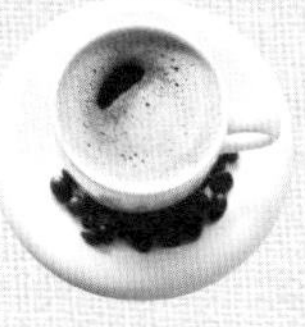
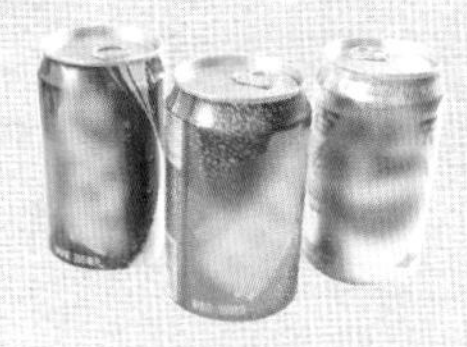

· **巧克力、皮蛋、咖啡、碳酸饮料**

骨质疏松患者禁食脂肪含量高的食物，例如：肥猪肉、动物内脏等，因为这类食物含有大量的脂肪，脂肪不容易消化，增加了骨质疏松患者的消化负担，也阻碍骨质疏松患者对钙质的吸收。此外，速食面、加工丸类、微波食品等，经过繁复的加工手续，内含过高磷质，也有抑制骨细胞发挥功能、刺激破骨细胞形成的作用，长期食用会引起骨质疏松。除此类食物外，以下两类食物，骨质疏松患者也不宜食用。

禁食的原因

禁食过于甜腻、过咸的食物

糖果、奶茶、饼干、蛋糕、巧克力等含糖量极高，糖在人体内代谢，会产生大量的丙酮酸和乳酸，这时为了维持体内的酸碱平衡，人体会消耗大量钙质来中和多余的酸性物质，由此造成大量的钙质流失，便会促发或加重骨质疏松。

禁含咖啡因、茶碱、酒精的食物

咖啡、巧克力、浓茶中含有咖啡因，会使骨密度降低，使骨质对钙盐的亲和力降低，摄取钙质减少就会引发骨质疏松或加重骨质疏松的病情。酒类属于酸性食物，相当于间接消耗钙质，从而引发骨质疏松或加重骨质疏松的病情。

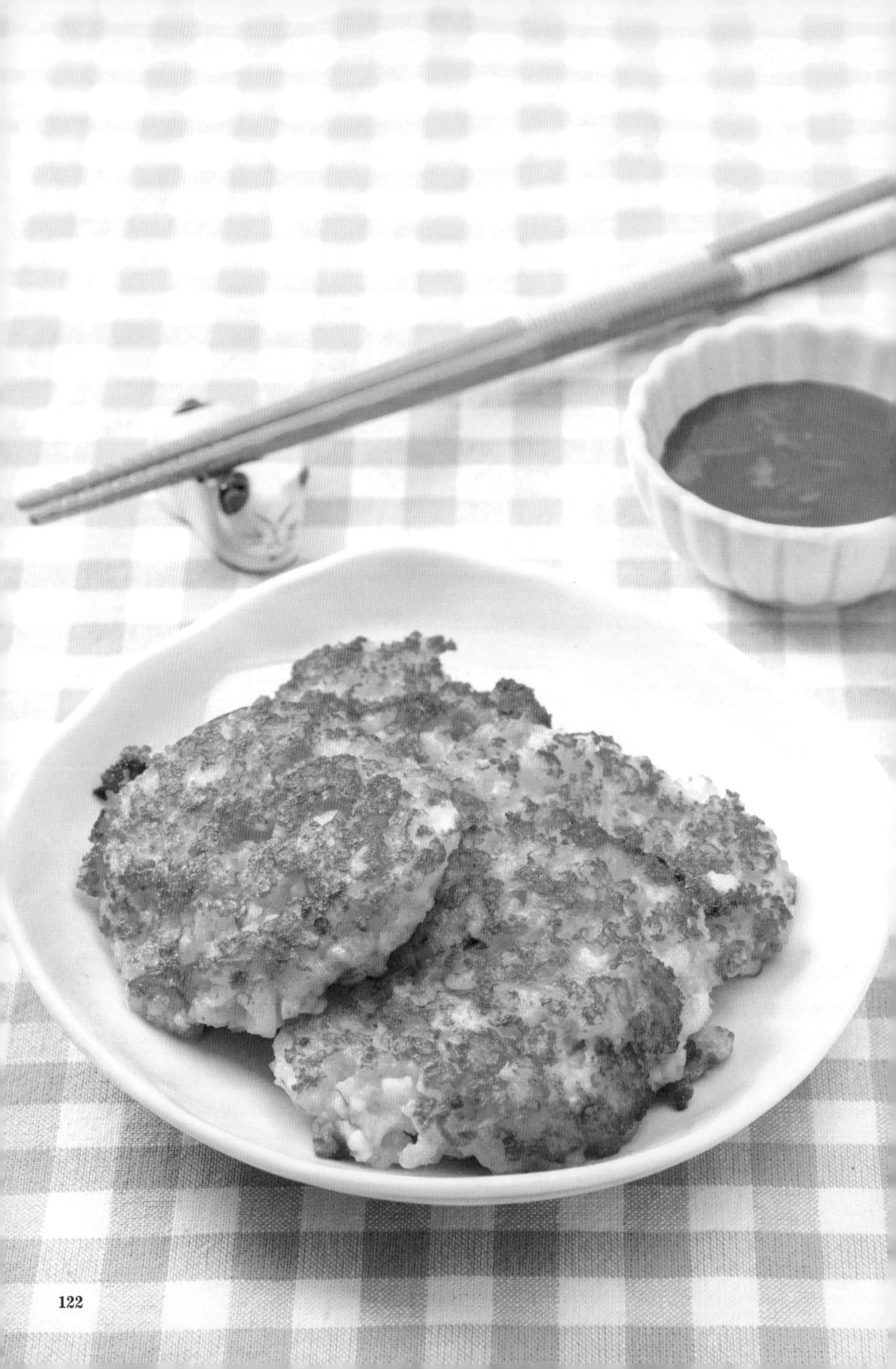

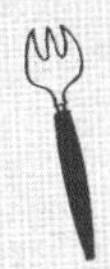

金钱虾饼

材料

虾仁 250 克
荸荠 40 克
蛋白 1 个
姜末 10 克

调味料

生粉 10 克
米酒 5 毫升
盐 10 克
食用油适量

做法

1. 虾仁洗净、去肠泥，压成泥状后剁碎；荸荠洗净，放进塑胶袋中用刀背剁碎。
2. 将虾泥、蛋白、姜末和所有调味料放进装有剁碎荸荠的塑胶袋，一起搅拌至出现黏性。
3. 将拌好的馅料分成大小一致的小团，再整成圆饼状。
4. 热油锅，放入虾饼，以中小火煎至两面金黄熟透即可。

营养功效

英国在对荸荠的研究中发现了一种抗菌成分——荸荠英，有预防急性传染病的功能，在麻疹、流行性脑膜炎较易发生的春秀，荸荠是很好的防病食品。

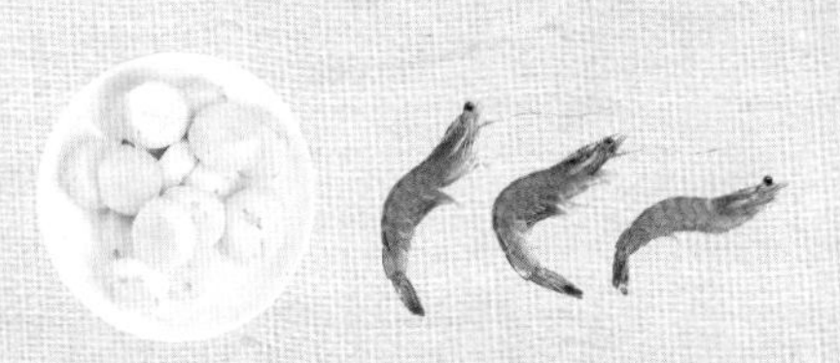

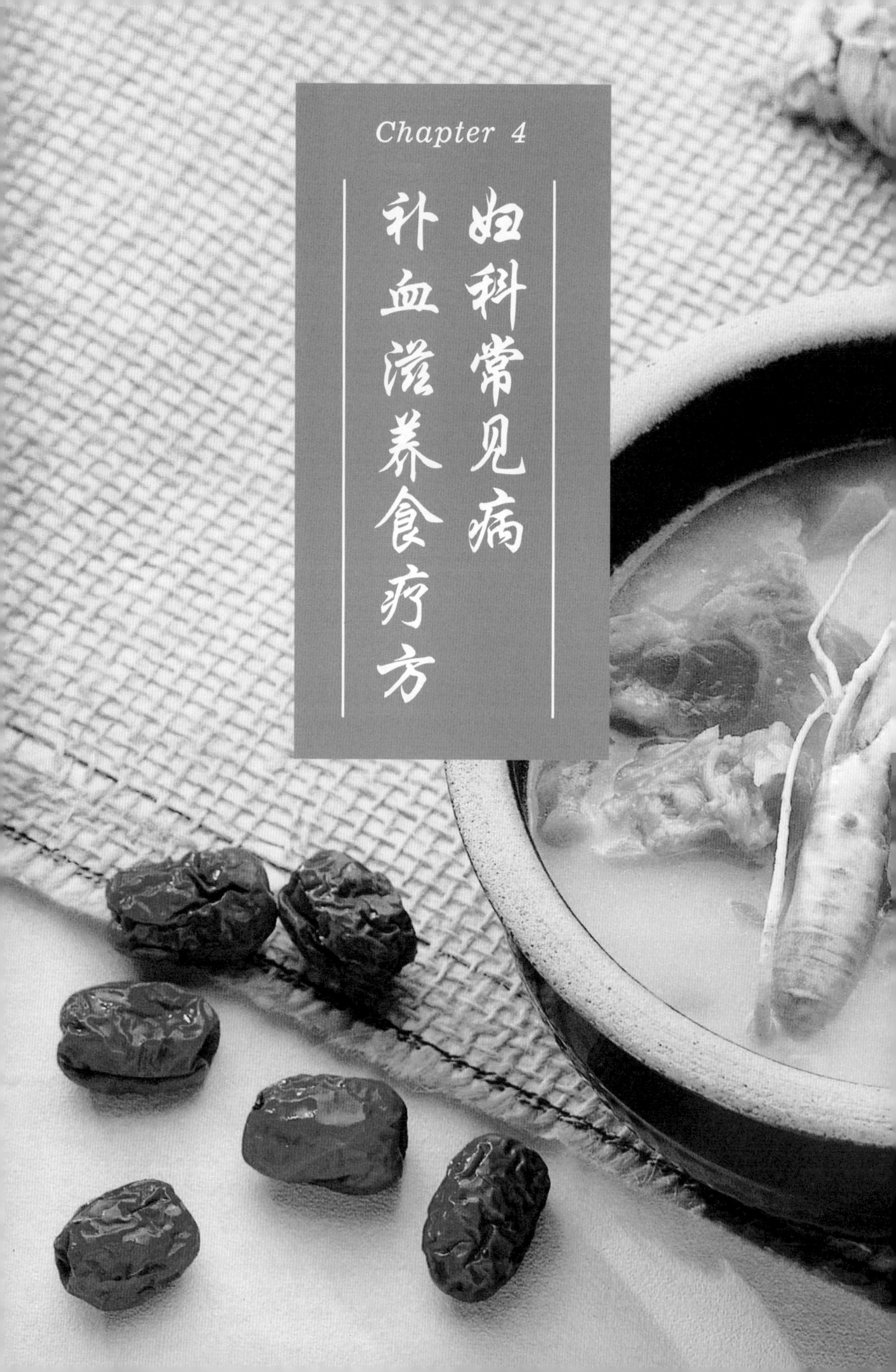

Chapter 4 妇科常见病 补血滋养食疗方

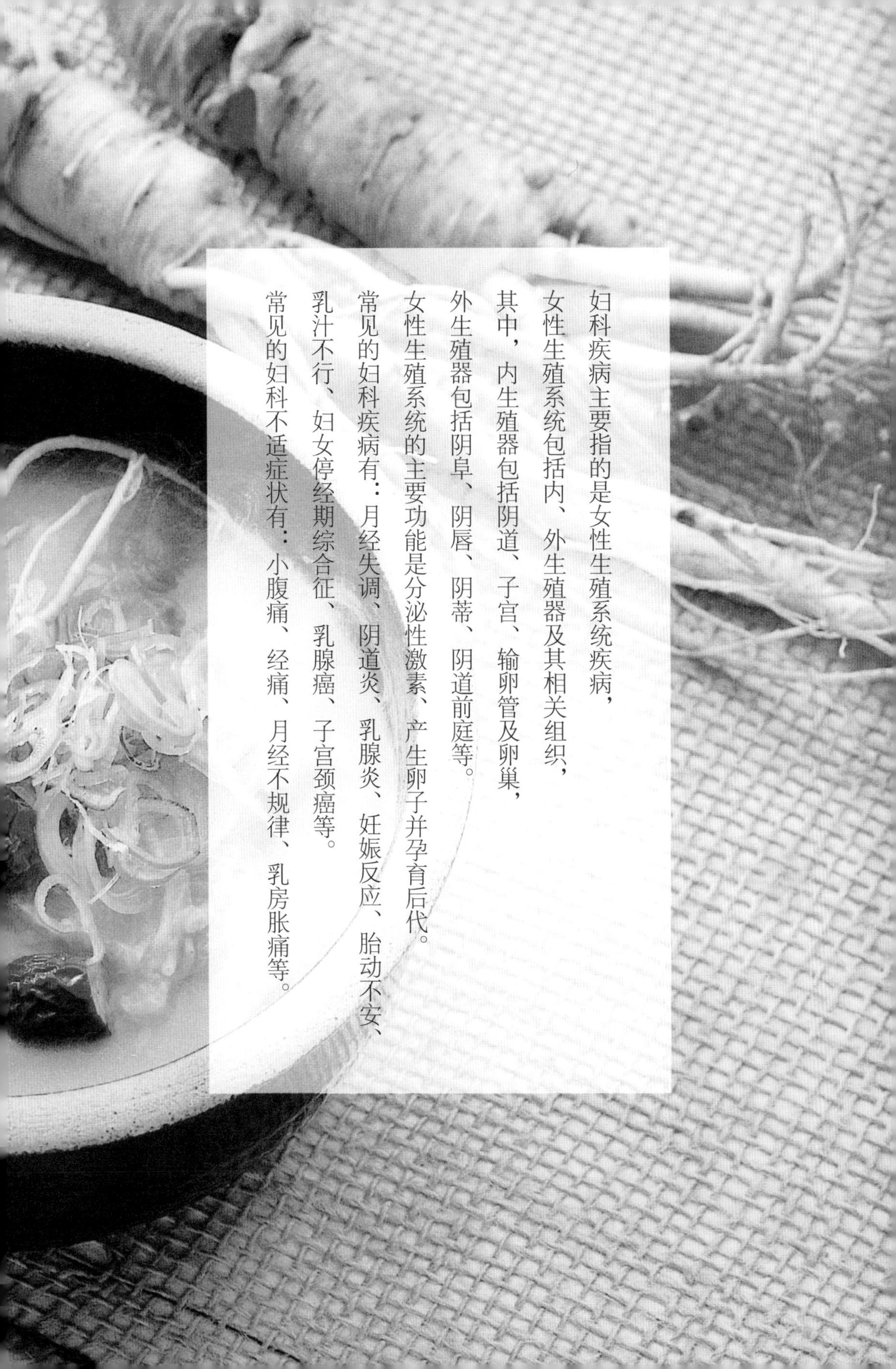

妇科疾病主要指的是女性生殖系统疾病，

女性生殖系统包括内、外生殖器及其相关组织，

其中，内生殖器包括阴道、子宫、输卵管及卵巢，

外生殖器包括阴阜、阴唇、阴蒂、阴道前庭等。

女性生殖系统的主要功能是分泌性激素、产生卵子并孕育后代。

常见的妇科疾病有：月经失调、阴道炎、乳腺炎、妊娠反应、胎动不安、

乳汁不行、妇女停经期综合征、乳腺癌、子宫颈癌等。

常见的妇科不适症状有：小腹痛、经痛、月经不规律、乳房胀痛等。

月经失调

月经失调的表现为月经周期或出血量的异常，或月经前、经期时的腹痛及全身症状。包括经痛、月经提前、月经推迟、经期延长、月经先后不定期、两经期间异常出血等。

引发病症原因

引起月经失调的原因：情绪异常，长期的精神压抑、生闷气，或遭受重大精神刺激和心理创伤；寒冷刺激，经期受寒冷刺激，会使盆腔内的血管过分收缩；节食过度，人体能量摄取不足；嗜好烟酒等。

临床症状表现

1. 经痛

在经期及其前后，出现小腹或腰部疼痛，甚至痛及腰骶。

2. 月经提前

月经周期突然缩短，短于21天，且连续出现2个周期以上。

3. 月经推迟

月经推后7天以上，甚至40～50天一行，并且连续出现2个月经周期以上。

4. 经期延长

月经周期与经量均正常，但经期超过7天以上，甚至2周月经才干净。

5. 月经先后不定

月经时而提前，时而延迟，周期或短于21天，或长于35天。

6. 经间期出血

两次规律正常的月经周期中间有异常出血，血量时多时少。

疾病治疗原则

月经失调包括经痛、月经过多、月经先后不定期等诸多类型。对于经痛患者，治疗应松弛子宫平滑肌，可适当缓解疼痛症状；对于月经过多者，治疗应调经止血；对于月经期小腹冰凉、腰膝冷痛者，治疗应温经散寒；对于月经颜色暗，有瘀血者，治疗应用活血化瘀的食材和药材。

生活保健常识

保持精神愉快，避免精神刺激和情绪波动。要注意卫生，预防感染，注意外生殖器的清洁卫生。月经期绝对不能性交。注意保暖，避免寒冷刺激。充分休息，避免过劳。

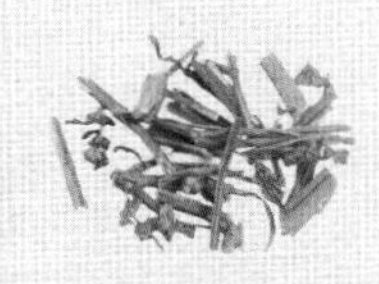
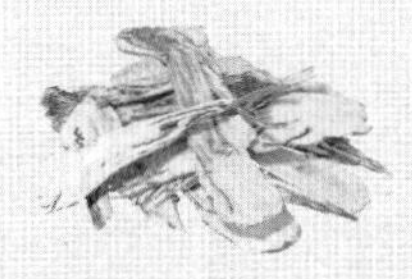
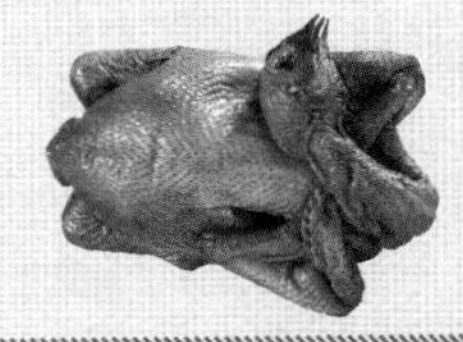

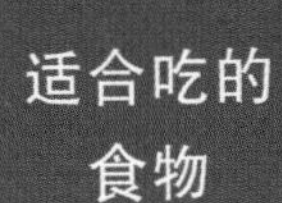

·益母草、当归、乌骨鸡

选用益母草、乌骨鸡、韭菜、香蕉、杏仁、核桃等具有松弛子宫肌肉作用的药材和食材；月经提前、月经量多及经痛患者，宜选用艾叶、当归、白芷、川芎、红花、细辛、黑豆等可止痛止血的药材和食材。

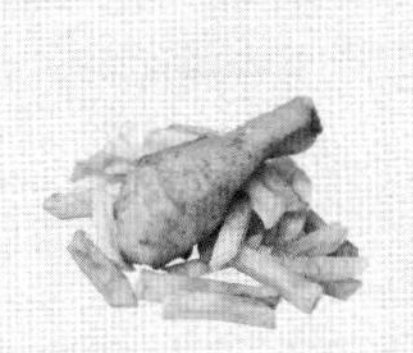
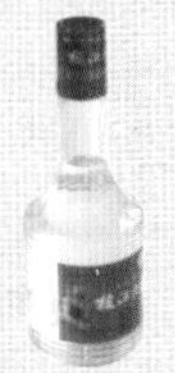
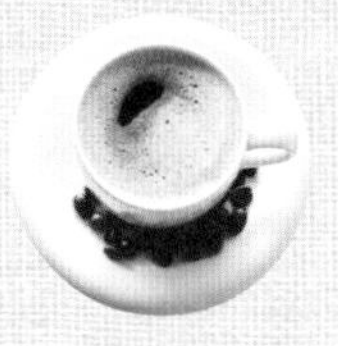
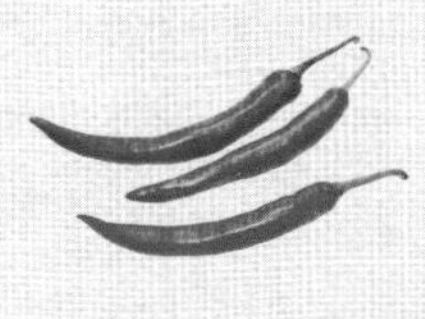

不能吃的食物

·油炸食品、酒类、咖啡、辣椒

月经失调患者应禁食冷饮、冰品，以及螃蟹、丝瓜、菜心、黄瓜等寒凉、生冷食物。中医认为，月经失调多由于肝气郁滞，或者肾气虚衰致气血失于调节，使血海蓄溢失常所致，而这类寒凉食物可使肝气凝滞、损耗肾气，最终引起月经失调。而冷饮等食物还会刺激骨盆腔，使骨盆腔内的血管过分收缩，引起月经减少，严重者还可导致闭经。除此类食物外，以下两类食物，月经失调患者也不宜食用。

禁食的原因

禁食性味辛辣、燥热、油腻的食物

酒、辣椒等均有强烈的刺激性，可刺激血管，使血管扩张，引起经量过多或者经痛。酒类中通常还含有铅，铅是一种毒性很强的重金属，长期饮酒，可造成慢性铅中毒，导致头痛、睡眠不好、记忆力减退等症状，加重月经失调患者的不适。

禁食含咖啡因、茶碱、酒精的食物

咖啡、可乐中含有的咖啡因，以及浓茶中含有的茶碱，有刺激神经和血管的作用，增加月经失调患者的焦虑和不安的情绪，也容易引起经痛、经期延长，以及经量增多等症状，并且还会影响月经失调患者的睡眠品质，对病情不利。

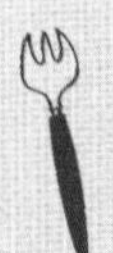

当归鲈鱼汤

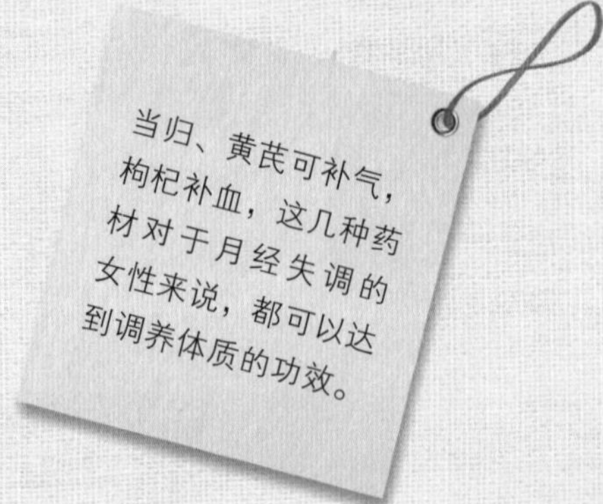

材料

鲈鱼 400 克
当归 20 克
枸杞 10 克
黄芪 20 克
姜丝适量
米酒 5 毫升
盐适量

做法

1. 鲈鱼洗净擦干，在鱼背处横切一刀，将少许盐均匀抹在鱼身上，鱼腹塞入姜丝，腌渍 15 分钟；当归、黄芪洗净，沥干；枸杞洗净，泡水备用。

2. 将鲈鱼、当归、枸杞、黄芪放入滚水中，以小火炖煮 30 分钟，再加米酒和盐调味即可。

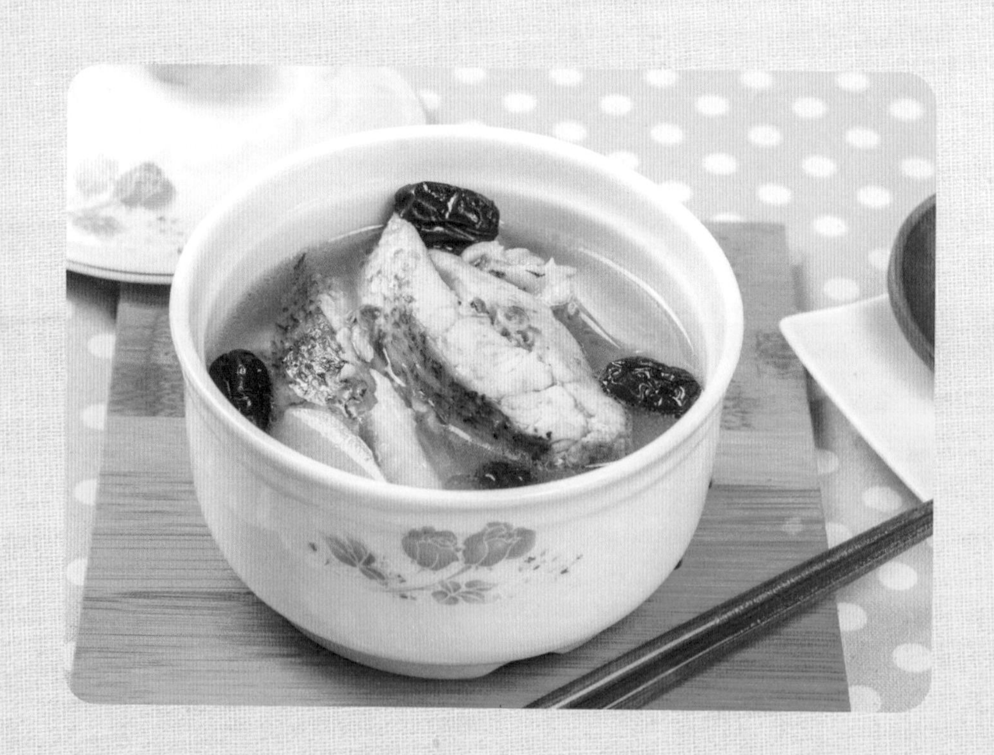

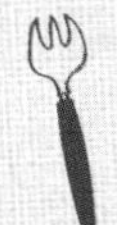

乌骨鸡糯米粥

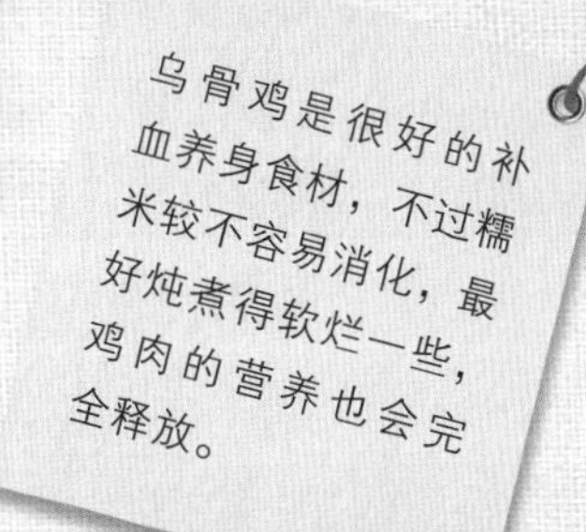

材料

乌骨鸡鸡腿 150 克
圆糯米 200 克
葱丝适量
盐适量

做法

1. 圆糯米洗净，沥干；乌骨鸡鸡腿洗净，剁块，再放入滚水中汆烫去血水，捞起备用。

2. 锅中注入适量清水，放入乌骨鸡鸡腿块，用大火煮滚后改小火煮 15 分钟；接着放入圆糯米再转中火继续煮，待煮滚后转小火继续熬煮，待糯米熟时，放入葱丝及盐调味即可。

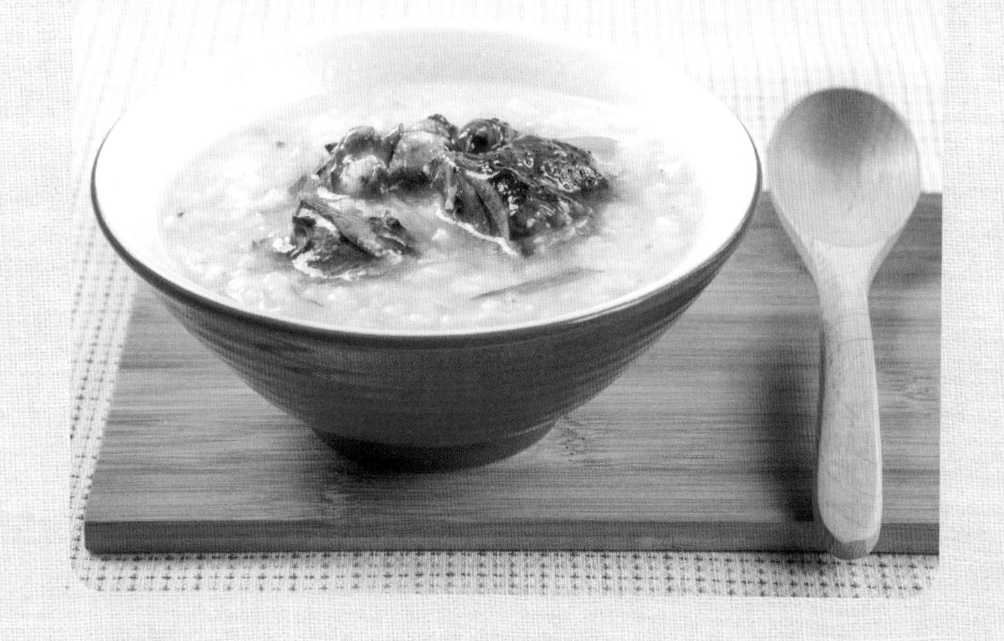

妊娠反应

妊娠反应是指孕妇在怀孕初期，经常出现挑食、食欲不振，一般于停经40天左右开始，怀孕12周以内反应消退。而少数孕妇出现频繁呕吐、不能进食，导致体重下降，酸碱平衡失调，以及水、电解质代谢失调，严重者甚至危及生命。

引发病症原因

妊娠反应主要与体内激素作用机制，以及精神状态的平衡失调有关。由于雌性激素及体内茸毛膜促性腺激素增多，导致孕妇产生怀孕初期反应。

临床症状表现

1. 轻症

早孕期间经常出现挑食、食欲不振、厌油腻、轻度恶心、流涎、呕吐、头晕、倦怠乏力、嗜睡等症，一般于停经40天左右开始，怀孕12周以内反应消退，对生活、工作影响不大，可不做特殊处理。

2. 重症

孕妇出现频繁呕吐，不能进食，导致营养不足，体重下降，极度疲乏，脱水，口唇干裂，皮肤干燥，眼球凹陷，酸碱平衡失调，以及水、电解质代谢失调严重和肝肾功能衰竭，进而危及生命。

疾病治疗原则

呕吐是大多数孕妇的妊娠反应症状，但有少数孕妇妊娠反应特别严重，无论吃不吃都吐，这样长时间剧烈呕吐，必然会引起孕妇生理失衡，影响胎儿的发育。因此，抑制呕吐是治疗本病的关键。其次，妊娠反应严重也与孕妇个人的脾胃功能差有关，因此，增强脾胃功能也能缓解此症状。此外，孕妇饮食宜选择容易消化、吸收的食物。

生活保健常识

有妊娠反应者应注意休息，保持充足的睡眠时间。容易失眠者，可用泡温水澡及喝热牛奶的方式催眠，同时应解除紧张、焦虑的情绪。要补充足够的水分。通过吃香蕉、喝运动饮料等补充体内的电解质。睡觉时，发生抽筋者应多摄取一些含钙的食物或补充钙片。便秘者可多吃含纤维素丰富的食物。

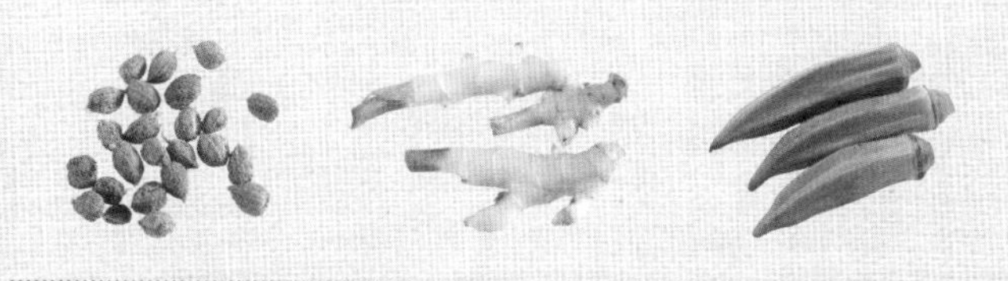

适合吃的食物

· **砂仁、生姜、秋葵**

宜选用砂仁、茯苓、陈皮、木香、生姜、豆蔻、紫苏、樱桃、石榴、杨梅、橘子、苹果、葡萄、冬瓜、柠檬、乌梅、甘蔗等抑制呕吐的中药材和食材；宜选用党参、白术、猪肚、鲫鱼等增强脾胃功能的药材和食材。

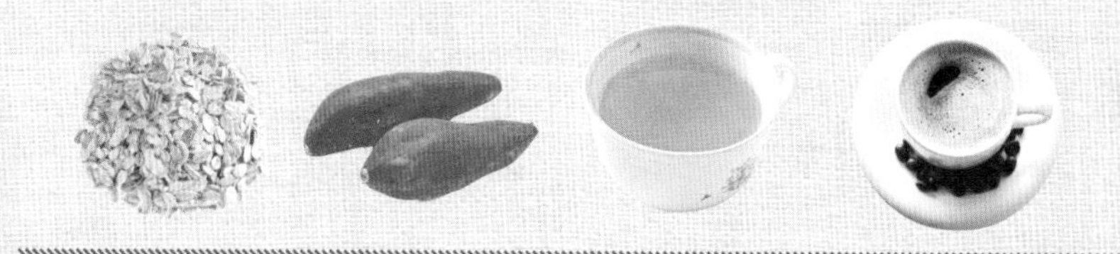

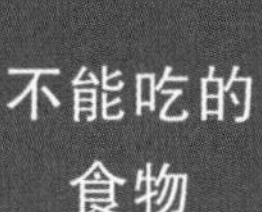

不能吃的食物

· **燕麦、红薯、浓茶、咖啡**

妊娠妇女忌食猪肥肉、鹅肉、动物油、烤肉、香肠等油腻食物，这些食物的脂肪含量很高，且不易消化，如一般的猪肥肉的脂肪含量可达88.6%以上。这些食物容易诱发和加剧孕妇的呕吐症状，不利于妊娠反应者的恢复。再加上过于油腻的食物，容易造成孕妇肥胖，虽然吃进了高热量的东西，却不利于胎儿吸收，还有可能因肥胖而引发其他的疾病。除此类食物外，以下两类食物，妊娠患者也不宜食用。

禁食的原因

禁食富含粗纤维的食物

有妊娠反应的孕妇，胃酸的分泌会减少以及胃排空时间延长，此时应进食一些清淡容易消化的食物。而红薯、燕麦、芹菜、韭菜等都含有大量的粗纤维，不容易消化，会加重孕妇的胃肠负担，加重恶心呕吐的症状。另外，红薯、芹菜、韭菜等食物，还容易引起腹胀。

禁食辛辣刺激性食物

这些食物过于刺激，会使孕妇呕吐的症状加重，加重妊娠反应孕妇的不适。而酒类中的酒精还可能引发孕妇的头痛、眩晕等不良反应，也不利于胎儿发育。而咖啡中含有的咖啡因和浓茶中含有的茶碱，均有兴奋中枢神经的作用，不利于有妊娠反应孕妇的睡眠，不宜饮用。

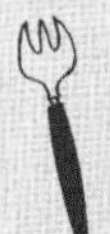

姜糖炖藕片

姜母糖淡淡的香味与温和的甜味，可以促进食欲，并保护孕妇的肠胃，让孕吐严重的妈妈可以得到舒缓。

材料

莲藕 100 克
姜母糖 30 克

做法

1. 莲藕洗净、去皮，切薄片。
2. 内锅中依序放入藕片、姜母糖和 600 毫升的水。
3. 将内锅放到电锅中，外锅倒入 200 毫升水，按下开关，蒸至开关跳起，再焖 10 分钟即完成。

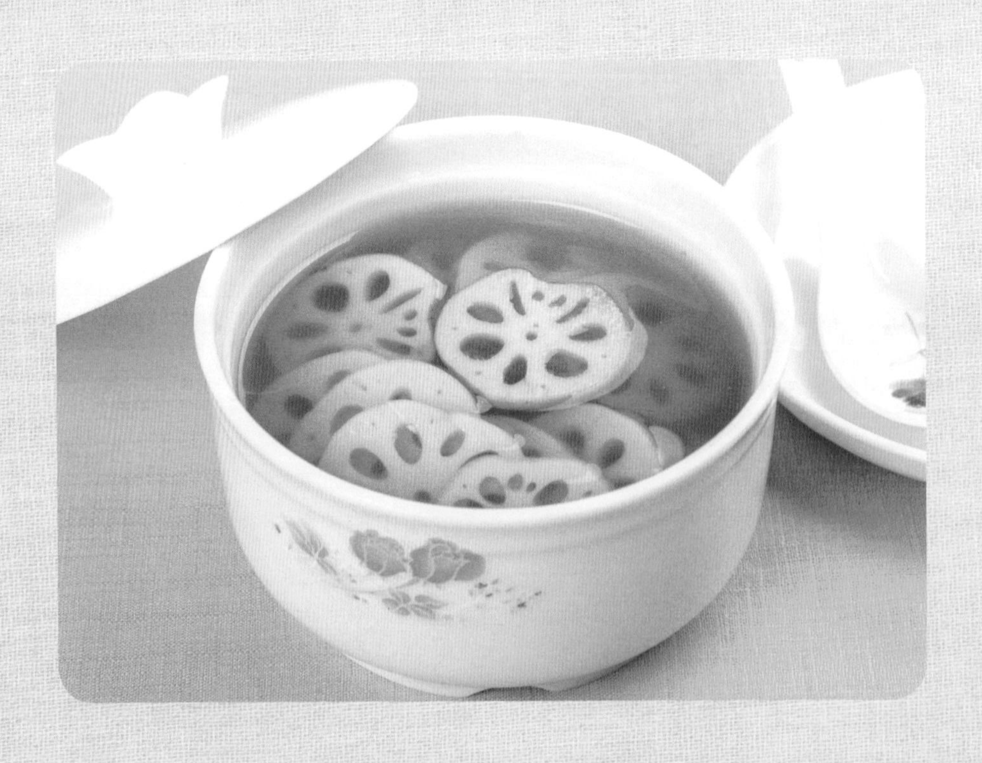

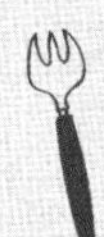

秋葵炒虾仁

材料

秋葵 130 克
白虾 150 克
姜 2 片
蒜末 10 克
鲣鱼酱油 15 毫升
盐 5 克
食用油适量

做法

1. 秋葵洗净，去蒂头，切小段；白虾去肠泥及壳，洗净后剖背。

2. 热油锅，放入虾仁煎至微香后盛起。

3. 原锅直接爆香姜片、蒜末，放入虾仁和秋葵，加盐和鲣鱼酱油调味，拌炒均匀即完成。

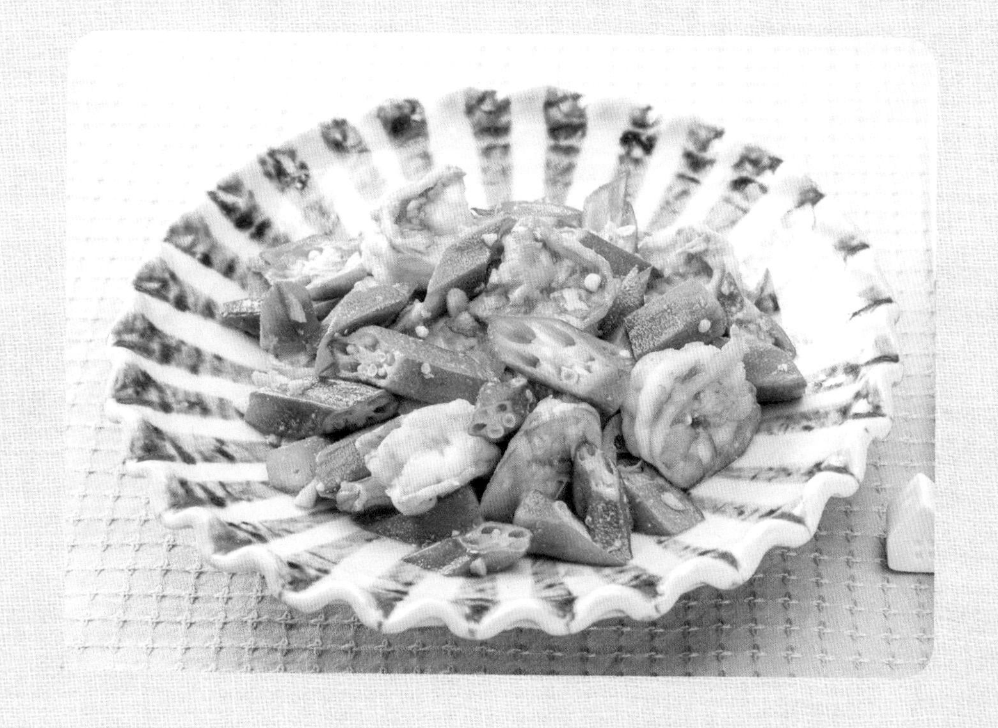

胎动不安

妊娠期出现腰酸腹痛，胎动下坠，或阴道少量流血者，称为“胎动不安”，相当于西医的“先兆流产”。胎动不安经过安胎治疗，腰酸、腹痛消失，出血也可停止，多能继续妊娠。

引发病症原因

主要是因为孕妇体质虚弱，多由气虚、血虚、肾虚、血热、外伤等，使冲任不固，不能摄血养胎及其他损动胎儿、母体；或劳累；外伤，包括不当的阴道内诊、性交、跌倒或闪挫所致。

临床症状表现

1. 阴道出血

妊娠期间阴道有少量出血，颜色鲜红或暗红，出血量少于月经量，伴有轻微的间歇性子宫收缩。妇科检查子宫颈口未扩张，羊膜囊未破裂，子宫大小与停经月数相符。

2. 小腹不适

有些患者出现小腹坠胀不安，若阴道流血量增多或下腹部疼痛加剧，可导致流产或早产。

3. 腰酸腰痛

患者会出现腰膝酸软，腰部隐痛或胀痛。

疾病治疗原则

不论是胎动减少还是加剧，都说明胎儿出现了异常情况，也说明孕妇具有流产或早产的危险，因此，治疗的首要任务是安胎。

生活保健常识

胎动不安、阴道出血者，应卧床休息，尽量少起床，忌收腹等增加腹压的动作，严禁房事。减少刺激，避免不必要的侵入性检查。如有组织物排出或出血量增加，应带着排出组织物去医院就诊。有阵发性下腹剧痛伴出血增多，应立即前往医院就诊。

民间小秘方

取适量的白扁豆研成细末，每次取 4.5 克服用，以 30 克苏梗煎水送服，隔日 1 次，连服数次，可温中安胎、健脾止呕，治胎动不安、呃逆少食。

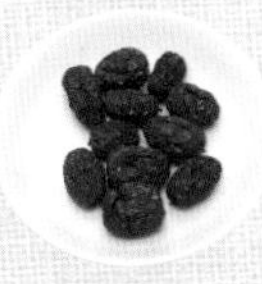
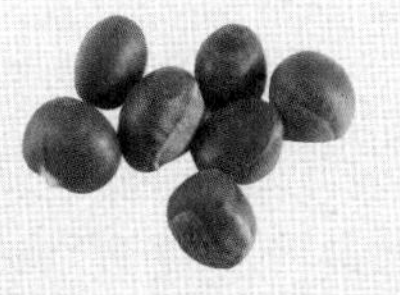
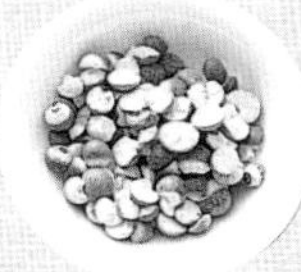

适合吃的食物

· **红枣、栗子、芡实**

气血亏虚型者，宜食党参、白术、黄芪、白芍、熟地、红枣、龙眼肉、乌骨鸡等益气养血、安胎的食物；肾虚不固型者，宜食杜仲、菟丝子、桑寄生、芡实、海参、栗子、核桃、黑豆等补肾安胎的食物。

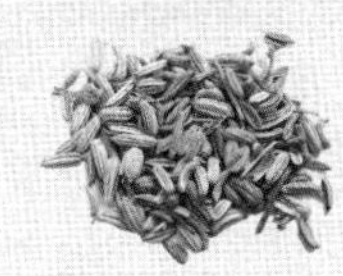
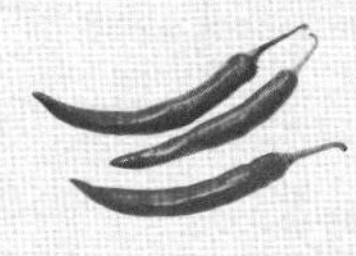
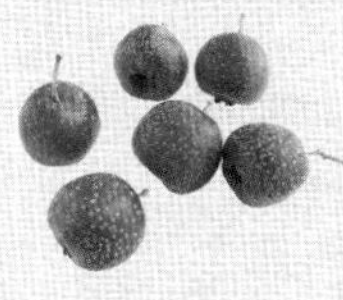
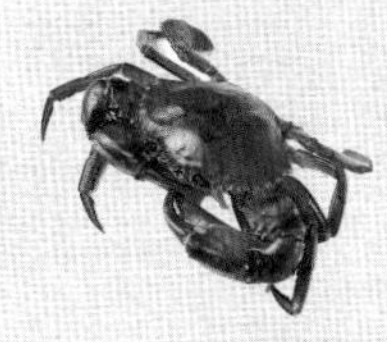

不能吃的食物

· **茴香、辣椒、山楂、蟹**

胎动不安患者应忌食寒凉性滑食物，例如：苋菜、马齿苋、薏仁、麦芽等。中医认为，这类食物能够通下焦，伤损肾气，使胎元不固。关于这类食物的食用禁忌，古书中早有记载，例如：苋菜和马齿苋，《本草纲目》中曰苋菜有“滑胎”的作用，而马齿苋也有“利肠滑胎”的作用；关于麦芽，《日华子本草》记载曰：“麦芽可下气，消痰，破瘀结，能催生落胎”，所以胎动不安患者应忌用。除此类食物外，以下两类食物，胎动不安患者也不宜食用。

禁食的原因

禁食辛辣刺激性食物

中医认为，辛热刺激的食物有破血堕胎的作用，因其能助热动火，使血脉旺盛，伤损胎元。关于这类食物的食用禁忌，例如：胡椒，《随息居饮食谱》记载曰：“多食动火燥液，耗气伤阴破血堕胎……故孕妇忌之。”关于花椒，《随息居饮食谱》记载“多食动火堕胎”。

禁食活血类食物，如咖啡、浓茶等

中医认为，孕妇食用山楂、蟹等，容易造成出血和流产。《本草纲目》中记载蟹能够“堕生胎，下死胎”。而山楂“行经气，瘀血”。现代医学研究证明，咖啡和浓茶中含有的咖啡因和茶碱，能抑制胎儿在母体的正常生长，并且还有可能造成胎儿畸形。

栗子烧鸡

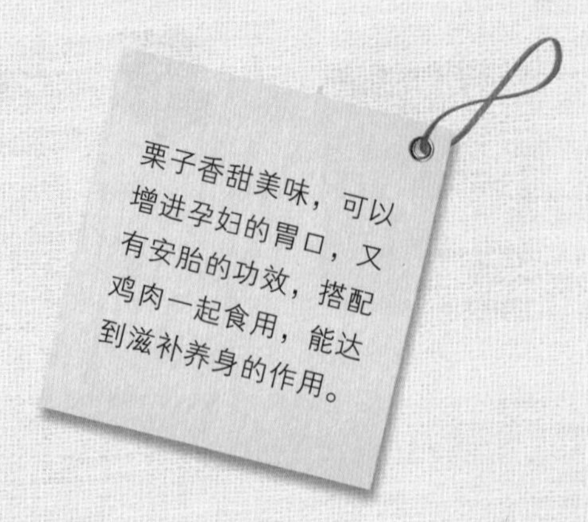

材料

栗子 50 克
去骨鸡肉 300 克
胡萝卜 30 克
姜片适量
酱油 15 毫升
生粉适量
水淀粉适量
芝麻油适量
盐少许
食用油适量

做法

1. 鸡肉切成块，加盐及生粉腌渍 5 分钟；胡萝卜洗净、去皮，切滚刀块；栗子洗净滤干，下油锅炸成金黄色，备用。

2. 热油锅，将鸡块煎至表皮微焦，再加入栗子、胡萝卜、姜片、酱油及水，待水滚后，盖上锅盖，焖煮约 10 分钟。

3. 起锅前用水淀粉勾芡，淋上芝麻油即可。

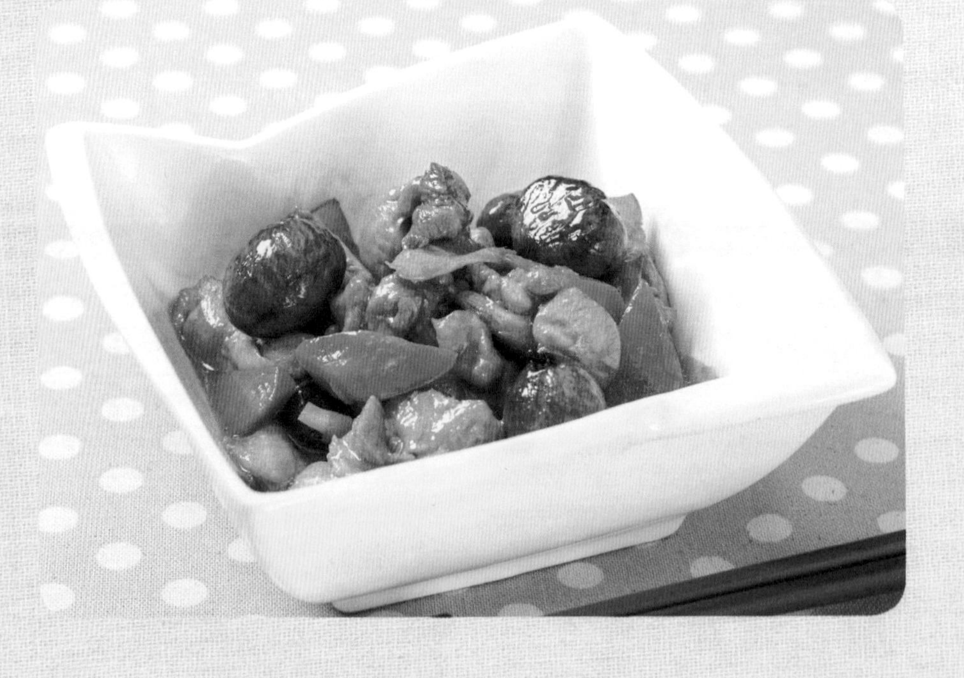

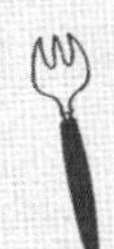

香菇红枣鸡汤

材料

鸡腿肉 300 克
干香菇 6 朵
红枣 6 颗
姜 3 片
米酒 15 毫升
盐 5 克

做法

1. 鸡腿肉洗净、切块，放入加盐的滚水中汆烫去血水；香菇用水泡软；红枣洗净，备用。

2. 大碗中依序放入鸡腿肉、香菇、红枣、姜片、米酒，最后加水淹过所有食材。

3. 将大碗放到电锅中，外锅倒入 200 毫升水，按下开关，蒸至开关跳起，再焖 5 ~ 10 分钟，最后加盐调味即完成。

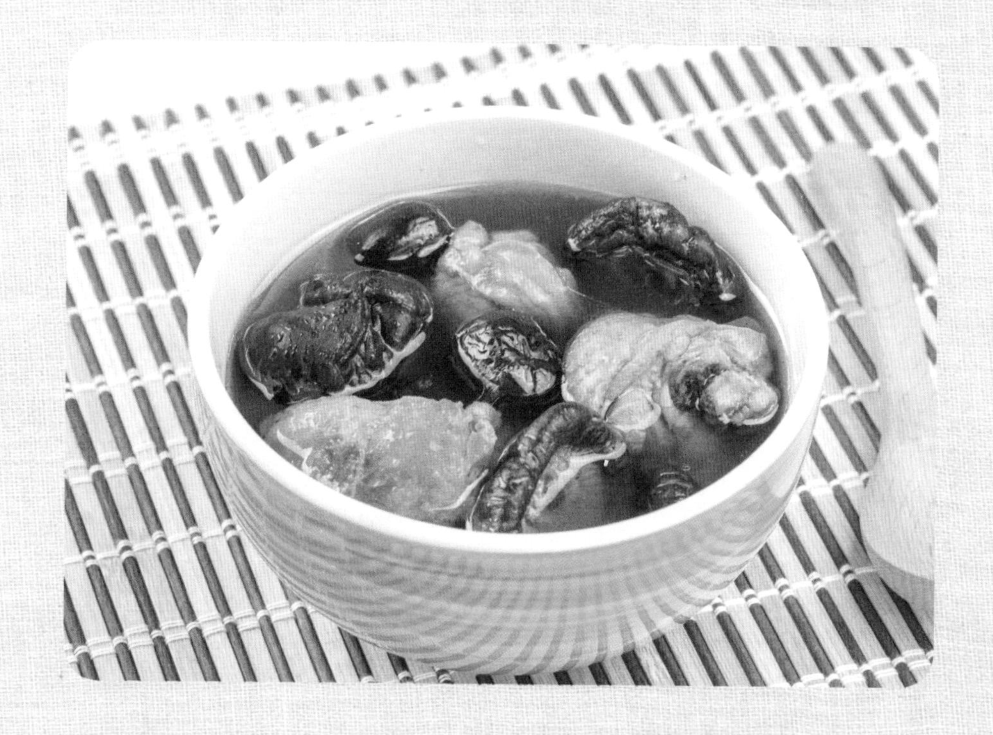

产后缺乳

产后缺乳又称为产后“乳汁不行”，是指哺乳期的妇女乳汁分泌量少，无法满足婴儿营养需求的一种产后病症。

引发病症原因

引起产后缺乳的原因包括气血亏虚、精神过度紧张、焦虑、悲伤、愤怒或惊恐，或是乳房感染等，这些因素均会影响乳汁的分泌，引起乳汁缺乏。

临床症状表现

1. 乳汁少

乳汁量极少甚至接近没有，乳汁清稀或浓稠，乳房柔软不胀满或硬胀疼痛。

2. 全身症状

伴有头晕、神疲乏力、食欲不振，或胸胁胀痛、心烦易怒等。

疾病治疗原则

引起产后乳汁不下的一个重要因素是乳汁淤积，导致乳房肿胀、疼痛，因此，只有促进乳汁分泌，才能从根本上解决此病。其次，产后妇女大多身体较虚弱，气血亏虚也会导致乳汁生化无源，引起缺乳，因此，在通乳的同时还应补益气血。另外，乳房感染也会造成缺乳，治疗此类型的缺乳应以清热解毒、通络下乳为主。

生活保健常识

女性在怀孕前，如有乳腺发育不良，应尽早做诊断治疗；怀孕期间要注意改善贫血、清洁乳房；产后应注意调畅情志，保持轻松、愉快的心情，同时要维持充足的睡眠，注意营养。

指导产妇正常哺乳，尽早开始喂奶，可以刺激母乳分泌。按需哺乳，挤出多余的乳汁，可将乳汁分泌时间提前并产生更多的乳汁。固定在夜间哺乳，这样可使母乳分泌增多。

民间小秘方

取黄芪 15 克、通草 9 克、猪蹄 2 只和黄酒适量一起放入炖锅中，大火烧沸，转小火继续炖煮 90 分钟后即可食用，有补气益血、通乳的作用，适用于乳汁不行患者。

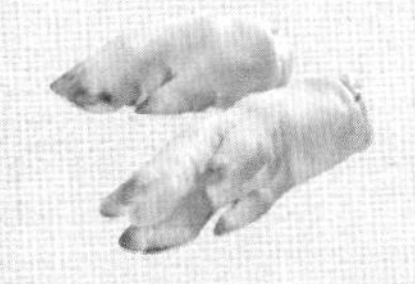
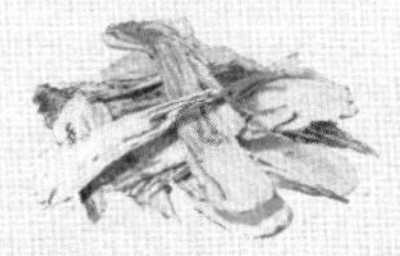
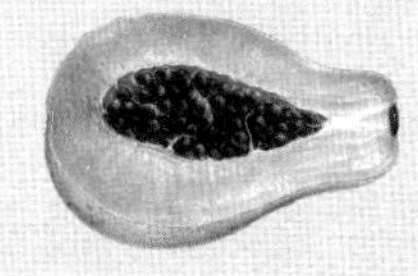
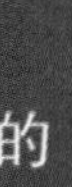

适合吃的食物

· **猪蹄、当归、木瓜**

宜选当归、黄芪、白术、龙眼肉、红枣等补气血的药材和食材；宜选川芎、王不留行、通草、猪蹄、羊肉、鲫鱼、虾等通乳催奶的食物；应选择高蛋白、多维生素的食物，例如：牛奶、豆浆、鸡蛋、瘦肉等。

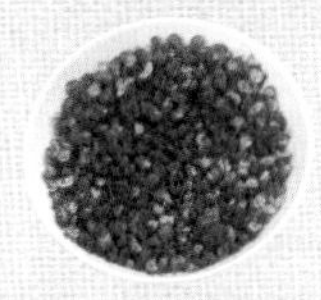
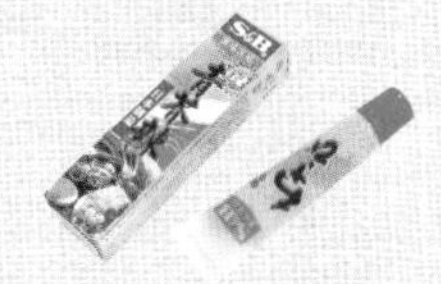
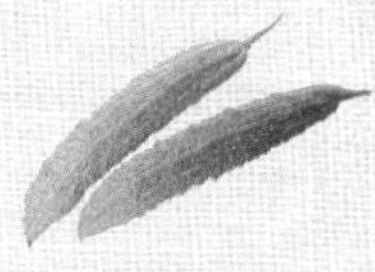
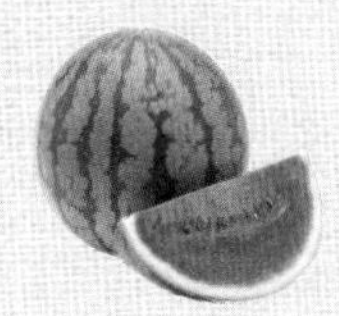

不能吃的食物

· **花椒、芥末、苦瓜、西瓜**

产后哺乳期妇女应禁食大麦、麦芽、神曲等食物。这类食物和药材具有减少乳汁分泌、回乳的作用，故产后缺乳患者不宜食用。关于麦芽，《医学衷中参西录》记载曰："至妇人乳汁为血所化，因其善于消化，微兼破血之性，故又善回乳。"而现代研究也证明，麦芽有抑制催乳素释放的作用，减少乳汁的分泌。而关于神曲，中医也常以其单用煎服，有回乳的作用。除此类食物外，以下两类食物，产后缺乳患者也不宜食用。

禁食的原因

禁食辛辣刺激性食物

这类食物均具有强烈的刺激性，乳腺炎患者食用后，可刺激局部充血、水肿，致使炎症扩散，使乳腺炎病情加重，加重产后缺乳的病情。咖啡中含有的咖啡因和浓茶中含有的茶碱，有兴奋人的中枢神经的作用，多饮咖啡会影响睡眠品质，不利于产后缺乳患者病情的恢复。

禁食生冷性寒的食物

这类食物均为性寒之品，中医认为，产后缺乳的患者食用这类食物，可加重气血的亏损，加重产后缺乳的程度，而且，这类性寒的食物还可使血脉凝滞，使乳络不通，影响乳汁的分泌。此外，脾胃虚寒的产后缺乳的患者过多食用这种食物，还可导致腹泻、腹痛。

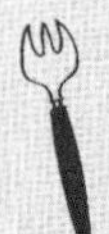

木瓜炖鱼

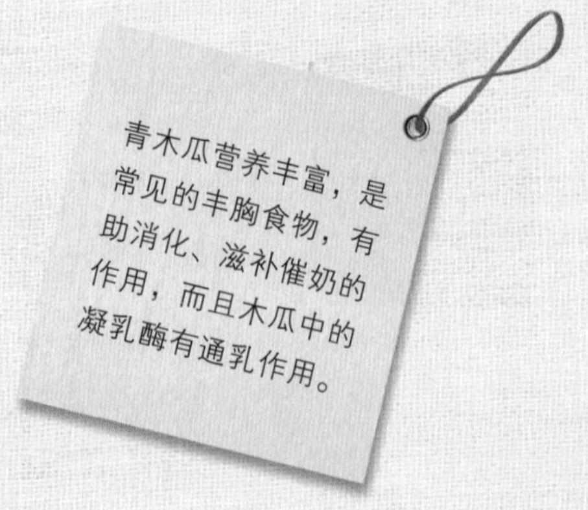

材料

青木瓜 200 克
鲈鱼 400 克
盐适量

做法

1. 将青木瓜洗净、去皮，切块；鲈鱼洗净，切块。
2. 把青木瓜放入水中熬汤，先转大火煮滚，再转小火炖煮半小时。
3. 等青木瓜煮软，再将鲈鱼放入汤中一起煮熟，加盐调味后起锅即可。

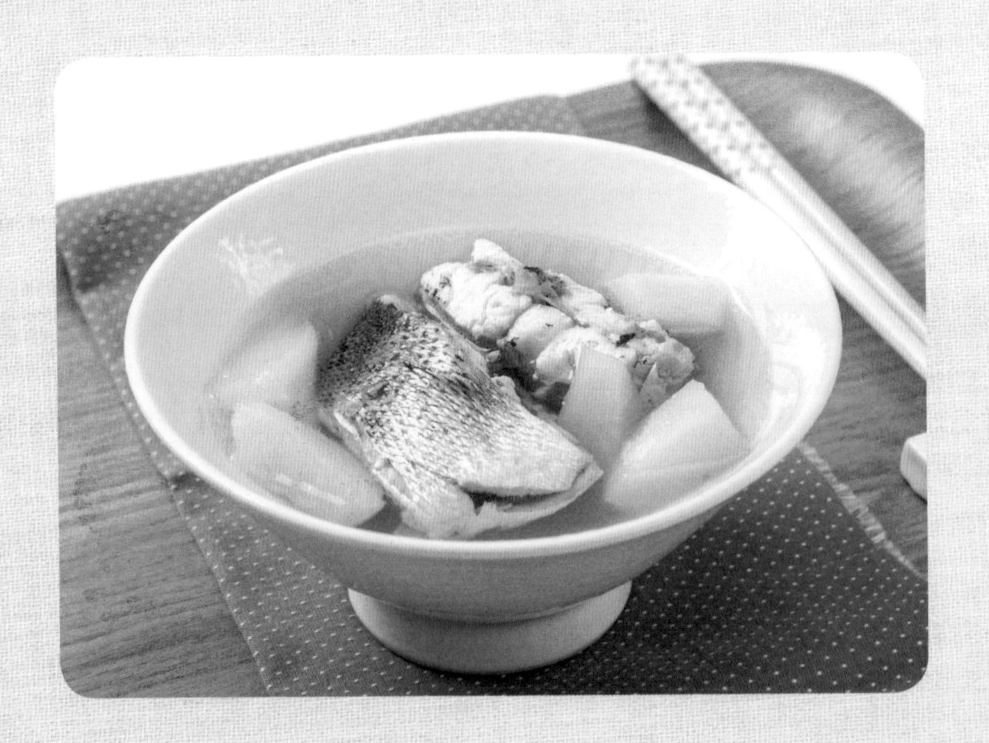

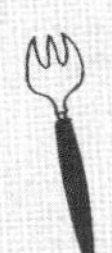

猪蹄通草汤

材料

猪蹄 1 只
通草 2 克
白芍 5 克
葱白适量
绍兴酒适量
盐适量

做法

1. 猪蹄洗净、切块，放入滚水中汆烫去血水，捞起沥干备用；通草、白芍洗净，放入纱布袋中备用。
2. 将装有药材的纱布袋，连同猪蹄、葱白放入水中开大火煮滚，加入绍兴酒，再转小火慢炖 90 分钟。
3. 起锅前取出纱布袋，并加盐调味即可。

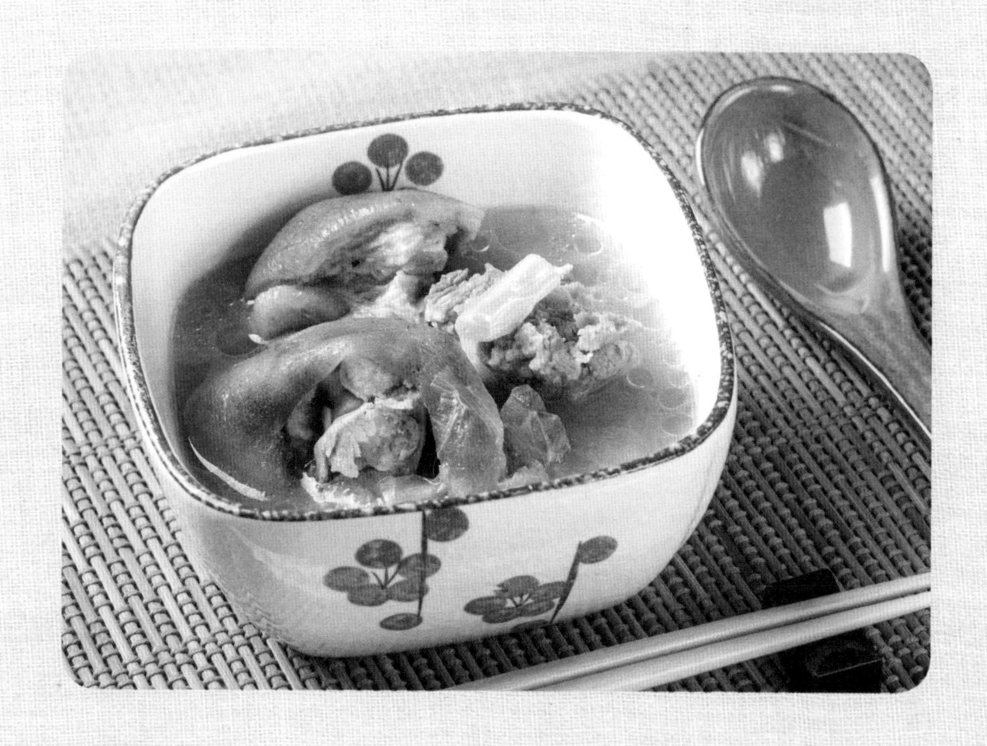

更年期综合征

妇女更年期综合征是指更年期妇女由于雌激素水准下降，卵巢功能减退，脑垂体功能亢进，分泌过多的促性腺激素，导致神经失调，进而引起的诸多症状。

引发病症原因

本病多因身体上的生理变化，加上个人经历和心理负担。尤其对心理比较敏感的更年期妇女来说，生理上的不适更易引起心理的变化，引发各种更年期症状。

临床症状表现

1. 精神方面

情绪复杂多变，易紧张激动、心情烦躁、易动怒、敏感多疑、倦怠嗜睡、记忆力减退、精神不集中等。

2. 生理方面

月经失调，或月经量减少甚至停经，阴毛及腋毛脱落，阴道干涩分泌物减少，性欲减退等。

3. 全身其他症状

面部阵阵潮热、手足心热、盗汗、腰膝酸软、心悸失眠、神疲乏力、食欲不振、饮食减少等。

疾病治疗原则

女性停经后，卵巢萎缩，不再分泌雌激素，从而加重心情烦躁、老年失智、性欲低下、骨质疏松等诸多病症，所以，经常补充雌激素，可有效缓解更年期诸多不适症状。中医认为妇女更年期若滋补肝肾，可有效缓解更年期综合征，同时还应健脾、益气、补血。另外，宜补充蛋白质、铁、铜、叶酸、抗坏血酸及维生素等。

生活保健常识

保持愉快、豁达、乐观的情绪。不宜过多卧床休息，身体尚好时，应该主动从事力所能及的工作和家务。由于阴道抵抗力下降，故要注意下身清洁卫生。饭菜要多样化，并可以多食用一些有滋补肾精及镇静安神作用的食物。更年期容易出现浮肿，患者要少吃咸食。

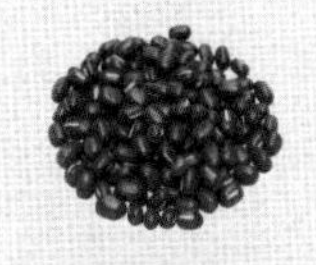
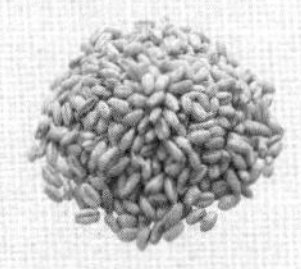
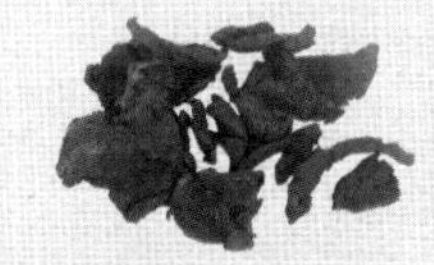

适合吃的食物

·红豆、小麦、黄精

宜选用坚果类、紫米、小麦、当归、生地黄、女贞子、枸杞、补骨脂、葛根等补充雌激素的药材和食材；宜选用滋补肝肾的药材，例如：山茱萸、熟地、山药、黄精、杜仲；宜补充蛋白质，例如：蛋、奶、瘦肉、牛肉等。

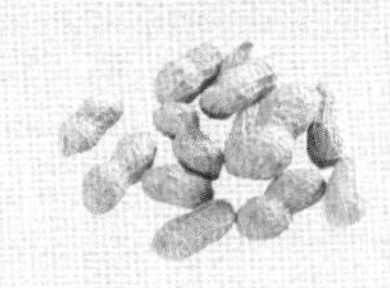
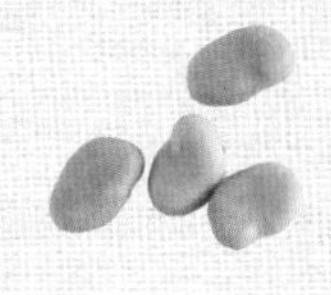
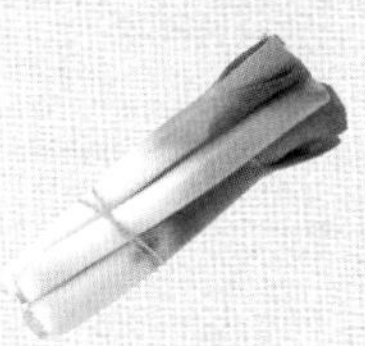
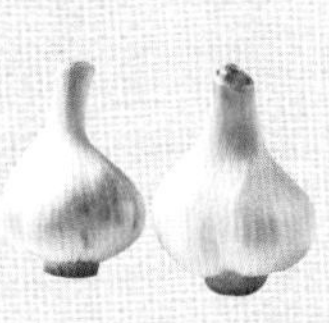

不能吃的食物

·花生、蚕豆、葱、大蒜

更年期综合征妇女忌食高脂肪、高热量的食物，因为这些食物的脂肪含量和热量均很高。由于更年期妇女基础代谢降低，对热量的需求减少了，过多热量和脂肪摄取容易引起肥胖，更会引发盗汗、肌肉酸痛等并发症，要避免食用。

此外，这个时期的妇女因为身体的不适，情绪变化较大，常常容易神经紧张、动不动就发怒，此时可以多做些运动，或利用一些休闲活动来转移注意力，放松心情以度过更年期。此外，以下两类食物更年期综合征患者也不宜食用。

禁食的原因

禁食燥热伤阴的食物

中医认为，爆米花属于香燥伤阴的食物，更年期综合征患者多为阴虚火旺体质，不宜食用。而花生、蚕豆、黄豆等原本为性平之物，但是经过炒制后，由于结合水氢键被破坏掉，因而变成性燥热、易上火伤阴的食物，故阴虚火旺的停经期综合征女性不宜食用。

禁食辛辣刺激性食物

这类食物均具有强烈的刺激性，会刺激交感神经，使更年期综合征患者处于兴奋状态，加重其敏感、烦躁等症状。而且辣椒、胡椒、葱、蒜、芥末、酒类均属于性温热之品，阴虚火旺的更年期综合征者不宜食用。

黄精瘦肉汤

更年期的妇女不宜吃肥肉，因此，本汤选用猪瘦肉。如果喜欢较为软嫩的口感，也可以使用鸡肉来代替喔！

材料

猪瘦肉 180 克
黄精 20 克
姜片少许
葱花少许
米酒少许
盐少许

做法

1. 猪瘦肉洗净，切块；黄精泡水、去杂质。

2. 砂锅中加水煮滚，放入黄精、姜片、一半的葱花、猪瘦肉，水滚后淋少许米酒。

3. 转小火，盖上锅盖炖煮 20 分钟，起锅前加适量盐调味，最后撒上剩余葱花即可。

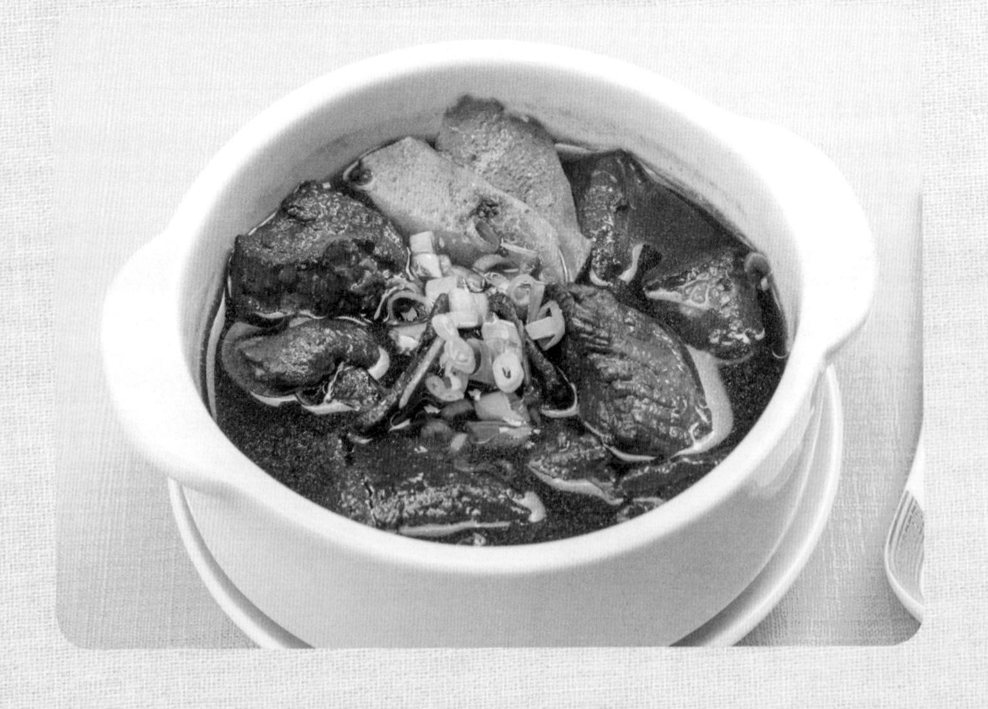

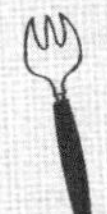

紫米红豆甜粥

红豆含有较多的膳食纤维，能润肠通便、降血压、降血脂、调节血糖，同时有很好的利尿作用。

材料

紫米 25 克
糯米 25 克
红豆 50 克
莲子 50 克
薏仁 50 克
红枣 10 颗
白糖适量

做法

1. 紫米、糯米、红豆、薏仁洗净，浸泡 30 分钟；莲子、红枣洗净。
2. 锅中放入水，加入所有食材，以大火煮沸，然后改小火煮 90 分钟，直至粥成黏稠状，起锅前加白糖调味即可。

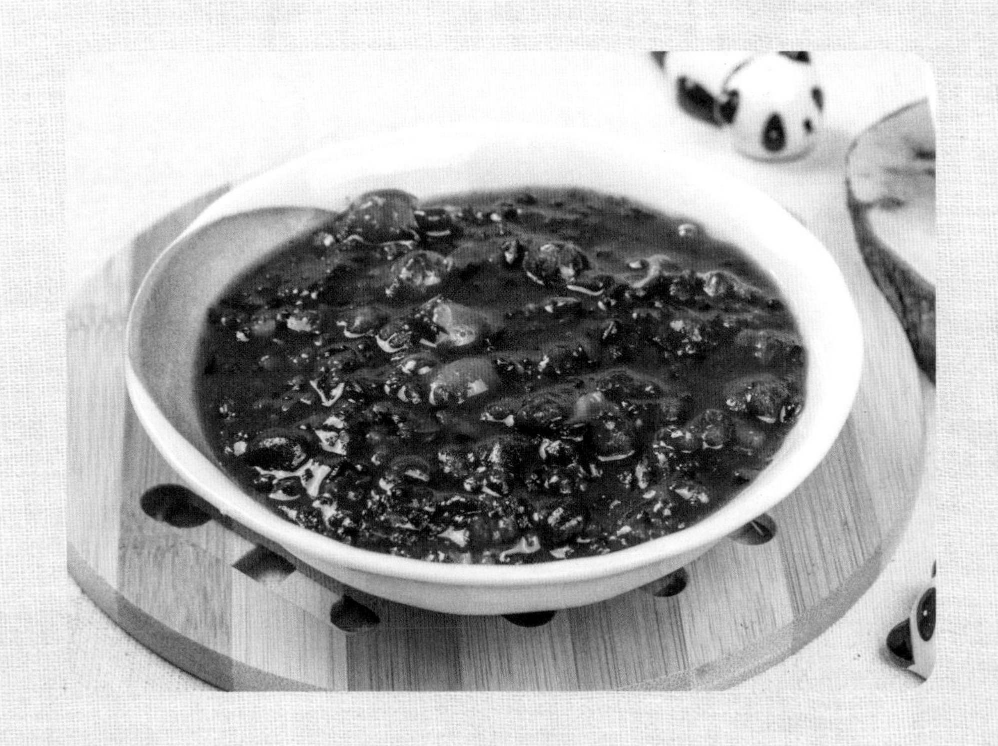

Chapter 5

儿科常见病
体质调整食疗方

儿科疾病指的是儿童易患的疾病，

这里说的儿童包括新生儿（从出生后脐带结扎开始，至生后满二十八天）、婴儿（出生二十八天后至一周岁）、幼儿（一周岁后至三周岁）、学龄前期（三周岁后至七周岁）、学龄期（七周岁后至青春期来临）。

小孩脏腑娇嫩，抵抗力也较差，所以容易发病，并且变化迅速，出现症状就要立刻就医治疗，不能怠慢。

小儿流涎、小儿厌食症、小儿腹泻、小儿遗尿、小儿夏季热等，都是常见的儿科疾病，一定要好好帮孩子调养身体。

小儿流涎

小儿流涎就是指小儿流口水，是指口中唾液不自觉从口内流溢出的一种病症。多发于1岁左右、断奶前后的婴儿。

引发病症原因

小儿流涎的病因较多，一般分为生理性和病理性两种。病理性流涎多由于口腔、咽喉部黏膜发生炎症，以及口腔受药物刺激，或咽后壁脓肿等因素，导致唾液分泌增多，经常流出口外。中医常认为是由于脾胃虚弱或脾胃湿热所引起。

临床症状表现

1. 年龄

多见于3岁以内的小儿。通常3～6个月的婴儿流涎属正常的生理现象，若孩子已超过7个月大，仍在流涎，应考虑属于病理现象。

2. 唾液增多

患儿不断流涎，浸渍于两颊及胸前，而且口腔周围发生粟样红疹及糜烂。

3. 其他症状

一般无特殊症状，少数患儿伴有食欲不振、啼哭等症。

疾病治疗原则

由于小儿乳牙的萌生和食物刺激神经、唾液腺，使得小儿口水的分泌量增多，因此，治疗小儿流涎，首先，要减少唾液的分泌，可一定程度上缓解流涎症状。其次，流涎患儿多半脾胃虚弱，所以治疗时应改善脾胃功能，以健脾益气、燥湿和胃、摄纳津液为主。对于脾胃有湿热的小儿流涎患者，治疗应以清热利湿为主。

生活保健常识

父母应培养幼儿从小养成良好的卫生习惯，注意立即清洁口腔。幼儿断奶前后，注意饮食要多样化，加强营养的供给。一般情况下，幼儿流涎持续的时间较长，最长可达半年以上，但若调理医治得当，通常一个月内即可治愈。如是由于脾胃积热所引起，可用适量温开水调匀石榴，取石榴汁涂于口腔。

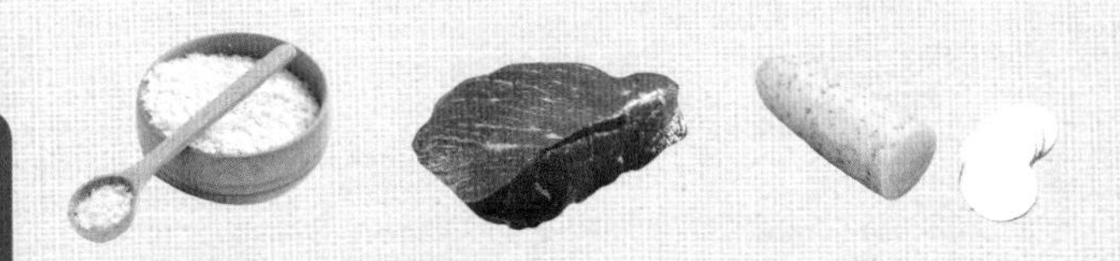

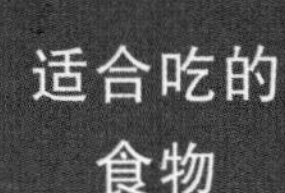

适合吃的食物

·白米、牛肉、山药

患者宜选择益智仁、鸡内金、远志、陈皮、砂仁、茯苓等药材，可减少唾液的分泌；宜食用黄芪、白术、党参、山药、猪肚、牛肚、白米、小麦、莲子、牛肉、鲫鱼等健脾益气、摄纳津液的药材和食材。

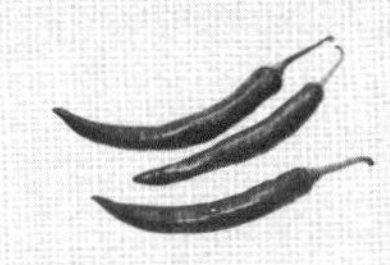

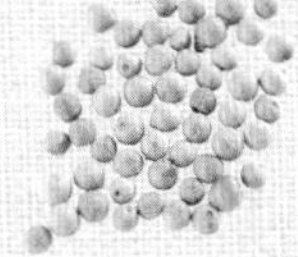

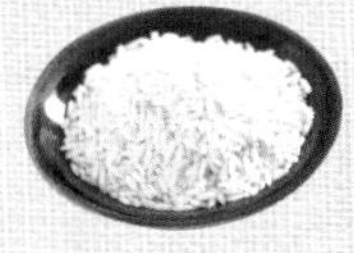

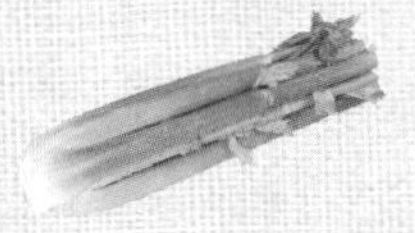

不能吃的食物

·辣椒、胡椒、糯米、芹菜

小儿流涎患者不宜食用柠檬、杨梅、山楂、杏等酸性食物，因为这些食物在咀嚼的过程中，可促进唾液的分泌，使唾液分泌过多，加重小儿流涎的病情。而且小儿的脾胃功能多数较弱，不适宜食用柠檬、杨梅、山楂等这类具有较强酸性刺激的食物，否则容易促使胃酸增多，引起胃部不适，不利于小儿流涎的病情。除此类食物外，以下两类食物，流涎的小儿患者均不宜食用。

禁食的原因

禁食辛辣刺激性食物

辣椒、花椒、芥末、胡椒、茴香等食物的辛辣刺激也可以对唾液腺形成刺激，使其分泌唾液增多，加重小儿流涎的病情。部分流涎的小儿是由于口腔的炎症刺激唾液分泌旺盛而引起的，对于这部分患儿来说，食用辛辣刺激性食物，会刺激口腔黏膜充血，使炎症加重。

禁食不容易消化的食物

糯米、年糕等属于性黏滞的食物，芹菜、韭菜含有大量的膳食纤维，这些食物均不容易消化。部分小儿很迟才开始添加辅食，有些甚至推迟至断奶以后，这样的做法不利于小儿脾胃的正常发育，导致脾胃虚弱，引起流涎，加剧肠胃的负担。

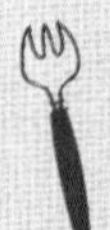

山药秋葵

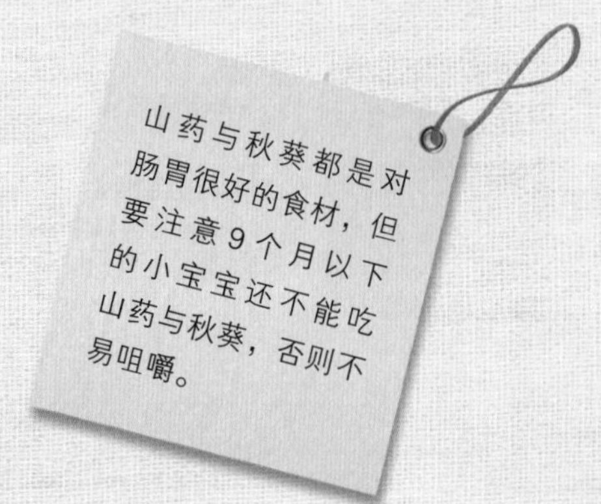

材料

山药 30 克
秋葵 20 克
高汤 70 毫升

做法

1. 山药洗净，去皮后煮熟，切小丁。
2. 秋葵洗净，去头尾后烫熟，再切片。
3. 将秋葵和山药放入高汤中煮滚即可。

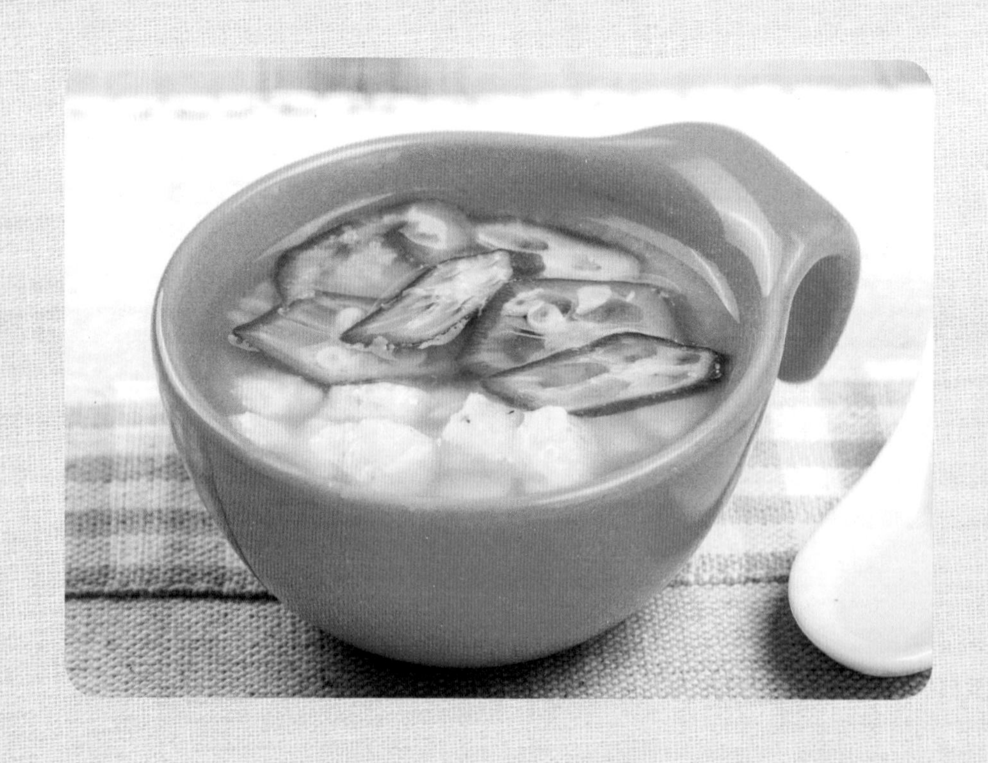

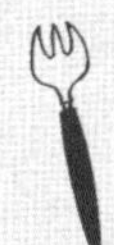

山药虾粥

材料

白米粥 75 克
山药 30 克
虾仁 1 只
葱花少许
海带高汤 60 毫升

做法

1. 山药去皮、洗净，切成小丁；虾仁去肠泥，洗净后切成小丁。
2. 锅中放入白米粥和海带高汤煮滚，再加入山药、虾仁，煮熟后撒上葱花即可。

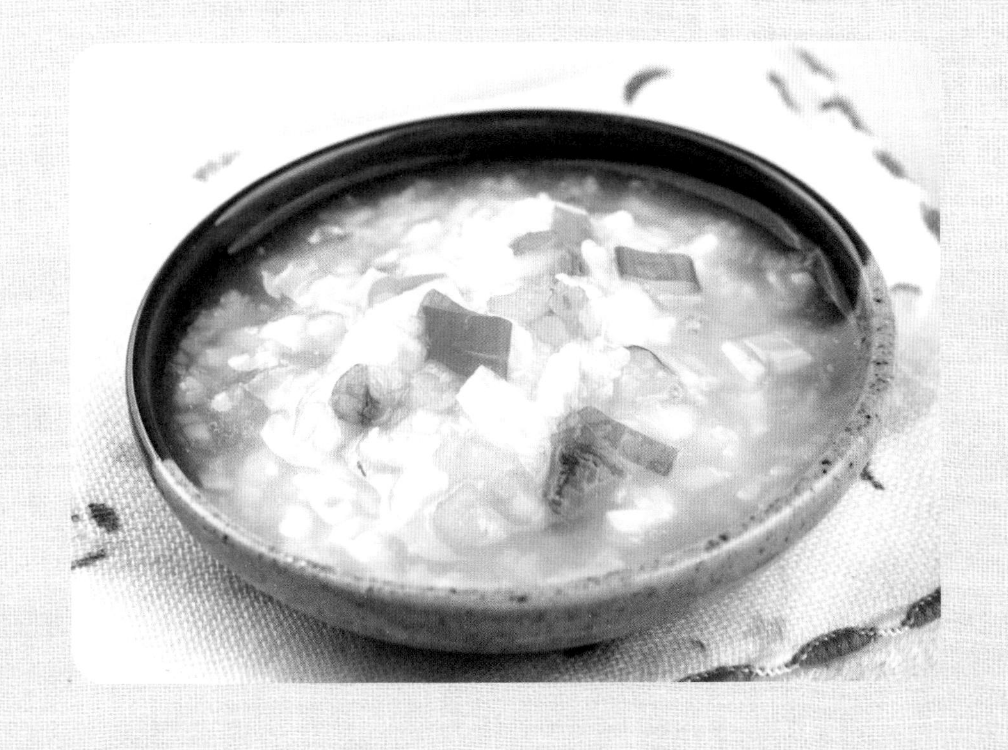

小儿厌食症

小儿厌食症是指小儿较长时期食欲不振，甚至拒食的一种常见病症。多发于3～6岁的儿童。如果长期无法改善，会引发营养不良和发育迟缓、畸形。

引发病症原因

造成小儿厌食的因素有：不良的饮食习惯，例如：吃过多零食，打乱了消化活动的正常规律，会使小儿没有食欲；微量元素缺乏，例如：缺锌；饮食结构不合理，例如：主副食中的肉、鱼、蛋、奶等高蛋白食物多，蔬菜、水果、谷类食物少，冷饮、冷食、甜食吃过多；家长照顾孩子进食的方法态度不当；以及全身性疾病影响，例如：肝炎、肠炎等。

临床症状表现

1. 轻症

患儿食欲减退，不思饮食，饭量显著减少，但身体的其他状况尚好。

2. 重症

患儿除厌食外，还伴有腹部胀满、腹泻、呕吐等症，严重的厌食者甚至会出现营养不良、生长发育迟缓等症。

疾病治疗原则

研究证实，小儿缺锌后味觉敏感度会明显下降，吃东西味同嚼蜡，食欲减退，出现厌食症状，所以治疗当从补锌、提高味觉敏感度着手。其次，小儿营养缺铁性贫血也会导致小儿厌食，因此，补充铁元素可以防治贫血引起的食欲不振、厌食。

生活保健常识

矫治厌食不可单纯依赖药物，切勿滥用保健补品，必须改正不良的饮食习惯，例如：贪吃零食、偏食、挑食、饮食不按时等。食物不要过于精细，鼓励患儿多吃蔬菜及五谷杂粮。对患儿喜爱的某些简单食物，应允其进食，以诱导开胃。

民间小秘方

取鸡内金、砂仁各6克与鲫鱼100克一同煮汤食用，每日1次，有健脾胃、补气血的功效，适合小儿厌食症患者。

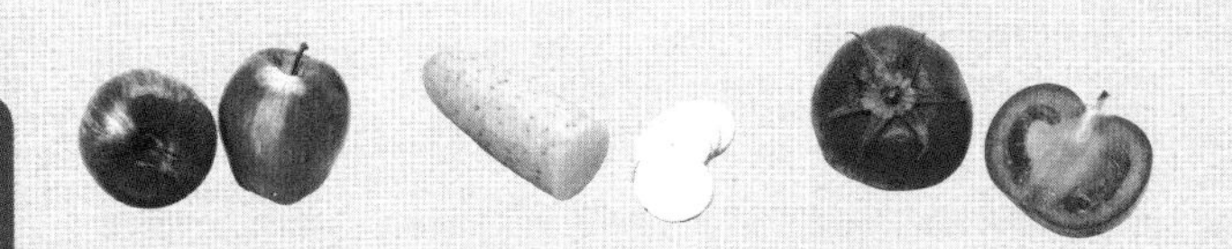

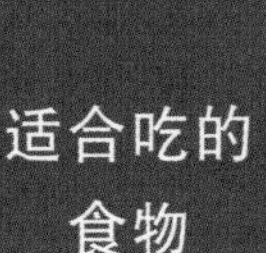

适合吃的食物

· **苹果、山药、西红柿**

宜用白术、党参、茯苓、黄芪、山药、莲子、海带、苹果等富含锌且健脾胃的药材和食材；宜食用红豆、豌豆、红枣、桂圆、黑芝麻、花生等富含铁的食物；宜食用富含钾元素的食物，例如：紫菜、海带、菠菜、苋菜等。

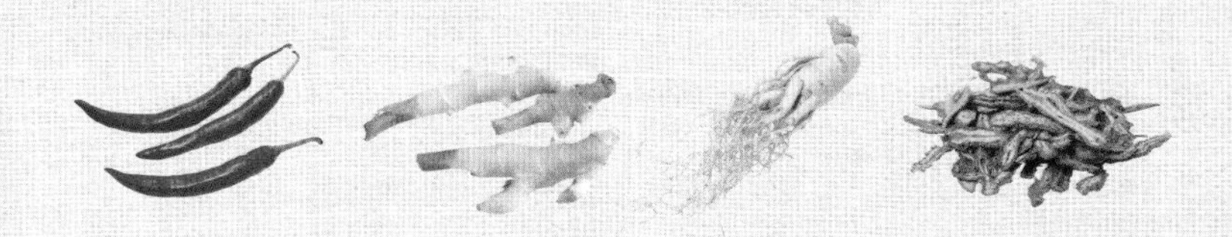

不能吃的食物

· **辣椒、生姜、人参、黄连**

厌食患儿忌食高糖、高蛋白和不易消化的食物，例如：冰品、奶油、糖果、碳酸饮料等。这些食物的糖、蛋白质含量很高，例如：100克冰激凌中含糖17.3克，100克可乐含糖10.8克，摄取过量的糖分和蛋白质，会导致小儿消化不良和腹胀，引发厌食。高糖食物还会使血液中的糖含量增高，没有饥饿感。除此类食物外，以下两类食物，厌食症患儿也不宜食用。

禁食的原因

禁食辛辣刺激性食物

这类食物均有强烈的刺激性，小儿脾胃功能的发育不够完善，容易对这些刺激产生较强烈的反应，引发胃部的不适，导致厌食。而且这些食物均是性温热之品，食用后可使胃肠中积聚燥热，并且耗损大肠津液，使大便干燥积滞，导致便秘，进而加重小儿厌食的程度。

禁用过于滋补或苦寒攻下的药

很多家长会给孩子食用很多的滋补强壮的药物，例如：人参、熟地、龟板等，对于脾胃功能较弱的小儿来说，过量食用这类药材，会腻胃伤脾，加重厌食症。而黄连、大黄、槟榔等药物，具有苦寒攻下的作用，食用过量会损伤脾胃功能，加重厌食症。

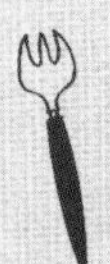

红椒苹果泥

红椒与苹果的甜味，可以促进孩子的食欲，鲜红明亮的颜色也是孩子所喜欢的，可以有效改善孩子的厌食症。

材料

红椒 10 克
苹果 20 克

做法

1. 红椒洗净，去籽后切小块，加入少量水，放入搅拌机内搅打成泥。
2. 苹果洗净、去皮，磨成泥。
3. 煮熟红椒泥，加入苹果泥搅拌均匀即可。

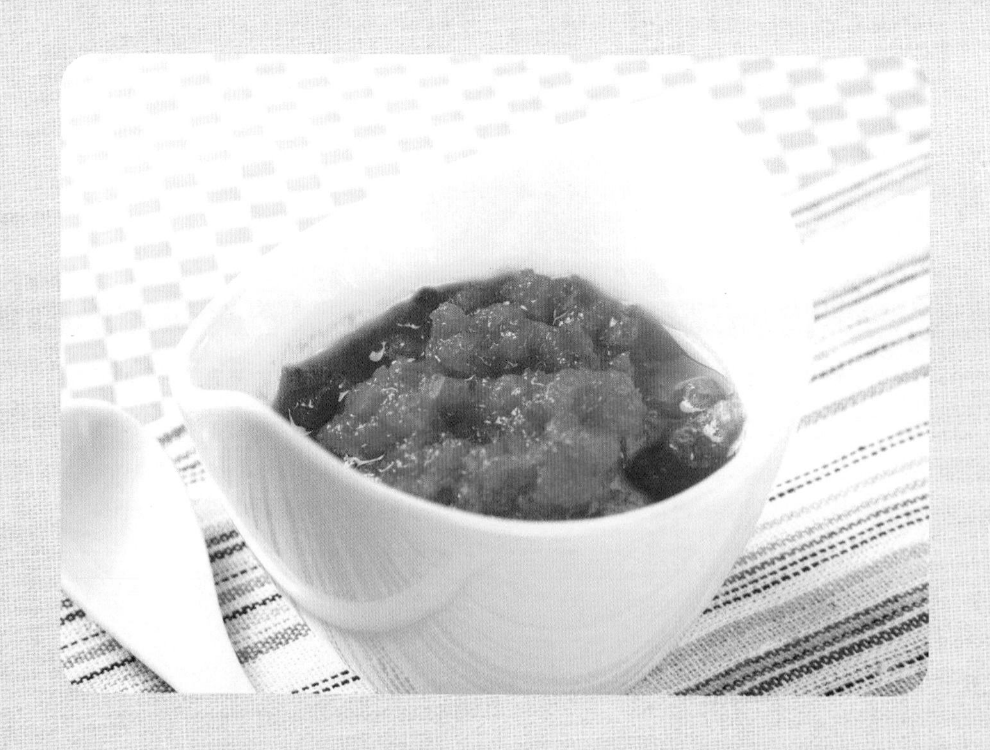

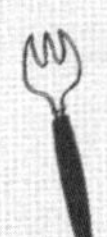

西红柿牛肉粥

材料

白米粥 60 克
牛肉 20 克
西红柿 50 克
土豆 25 克
高汤适量

做法

1. 牛肉洗净，剁成末；土豆蒸熟后，去皮磨成泥；西红柿用开水氽烫后，去皮去籽，再剁碎。

2. 将白米粥和高汤放入锅中，加入牛肉、土豆、西红柿熬煮，煮滚即可。

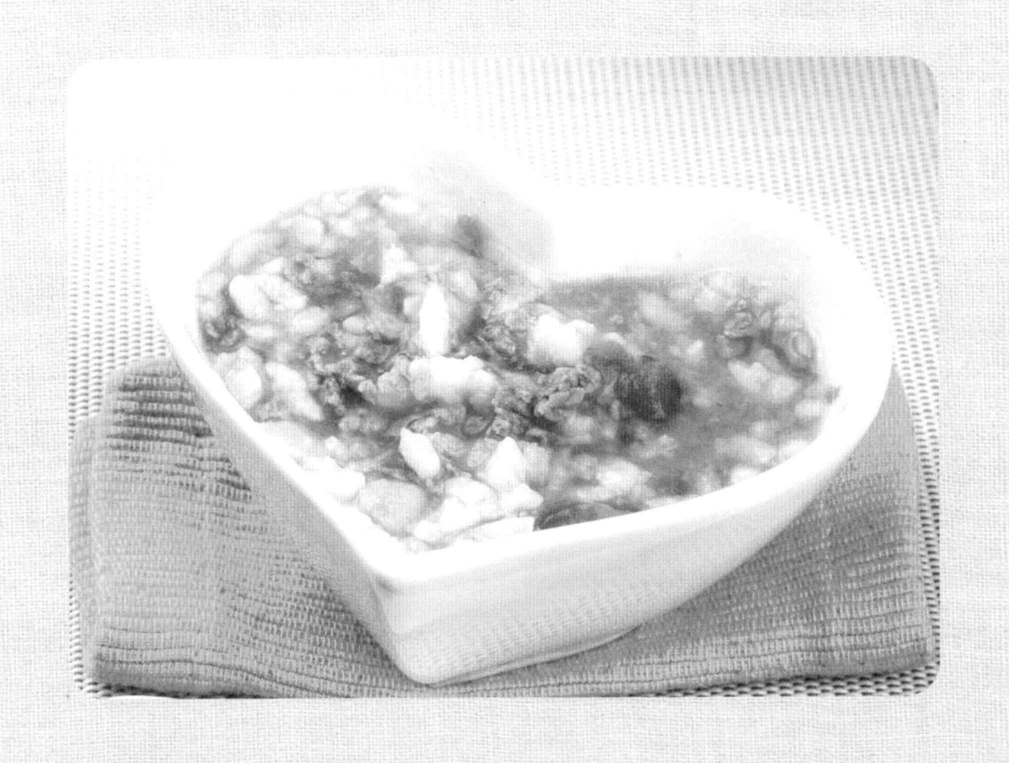

小儿腹泻

小儿腹泻是由各种原因所引起的，以腹泻为主要临床表现的胃肠道功能失调综合征。本病好发于 1 ～ 2 岁的小孩。

引发病症原因

引起小儿腹泻的原因包括非感染性因素和感染性因素两个方面。非感染性因素包括：小儿消化系统发育不良，耐受力差；气候突然变化，小儿腹部受凉，使肠蠕动增加，或因天气过热，使消化液分泌减少，因而诱发腹泻。感染性因素是指由多种病毒、细菌、真菌、寄生虫引起，可通过污染的日用品、手、玩具或带菌者传播。

临床症状表现

1. 大便次数增多

每日大便次数可达十多次，每次大便量不多。

2. 大便性状改变

大便稀薄或带水，呈黄色，有酸味，常见白色或黄白色奶瓣（皂块）和泡沫，可混有少量黏液。

3. 全身症状

患者一般无发烧或发烧不高，伴食欲不振，偶有溢奶或呕吐，轻者无明显的全身症状。

疾病治疗原则

小儿胃肠功能较弱，且抵抗力差，若饮食不洁，感染病毒、细菌，容易引起腹泻，因此，治疗小儿腹泻，主要从抑制致病菌、健脾祛湿、涩肠止泻着手。其次，小儿腹泻较严重者，会出现恶心、呕吐、脱水的现象，因此，立即给身体补充水分也是食疗小儿腹泻的一个方面。此外，富含果胶的碱性食物可达到一定的止泻作用，可多食用。

生活保健常识

应适当控制腹泻小孩的饮食，减轻其肠胃负担。腹泻严重及伤食腹泻患儿，可暂时禁食6～8小时，随着病情的好转，逐渐增加饮食量。忌食油腻、生冷及不易消化的食物。保持皮肤清洁干燥，勤换尿布。每次大便后，宜用温水清洗臀部，并扑上爽身粉，可防止发生红臀。

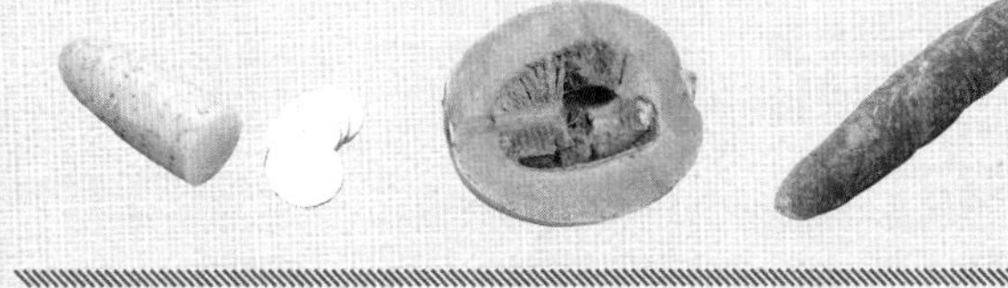

适合吃的食物

·山药、南瓜、胡萝卜

常用的药材和食材有白扁豆、石榴皮、藿香、补骨脂、陈皮、薏仁、山药、神曲、麦芽、荸荠、石榴、猪肚、牛肚、砂仁、莲子等；宜食苹果、土豆、南瓜、胡萝卜等富含果胶的食物；宜喝糖水、盐水等。

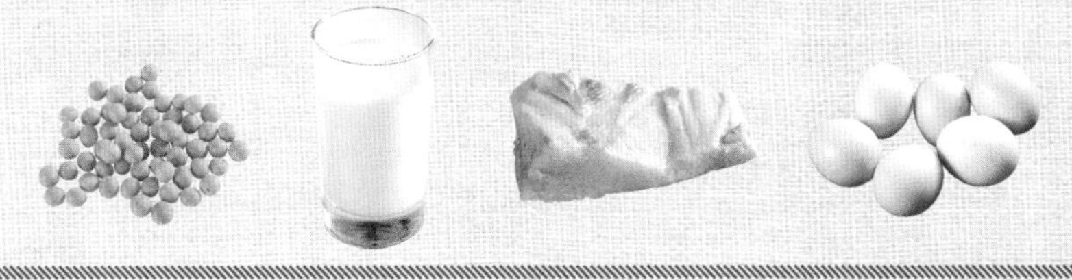

不能吃的食物

·黄豆、牛奶、肥肉、鸡蛋

患儿禁食富含长纤维素的食物，如菠萝、洋葱、白菜、梨、柑橘、芹菜等。这些食物中均含有大量的纤维质和半纤维质，纤维质和半纤维质有促进肠道蠕动的作用，加重腹泻的病情。此外，洋葱在体内的消化吸收过程中，容易产生过量的气体，导致腹胀症状，增加小儿腹泻患者的不适。而辣椒等食物还具有强烈的刺激性，可刺激胃肠道黏膜，使其充血、水肿，影响腹泻患儿的病情。除此类食物外，以下两类食物，腹泻患儿也不宜食用。

禁食的原因

禁食胀气、不易消化的食物

黄豆、红豆、白凤豆、蚕豆等豆类，含有的部分糖类可以形成黏质半纤维，这种黏质半纤维会在消化道内发酵，产生气体。豆浆中含有一定量的低聚糖，肠胃功能较差者食用后，可以引起嗝气、肠鸣、腹胀等症状。

禁食高蛋白质和高脂肪的食物

例如：肥肉、猪肝、猪油、奶油等食物，脂肪含量极高。摄取过量脂肪，由于其具有润肠的作用，可诱发大便次数增多、腹泻等，加重小儿腹泻的病情。而鸡蛋、鸭蛋等，蛋白质含量很高，这些食物在肠道可产生大量气味奇臭的气体，不利于小儿腹泻患者的病情。

南瓜面线

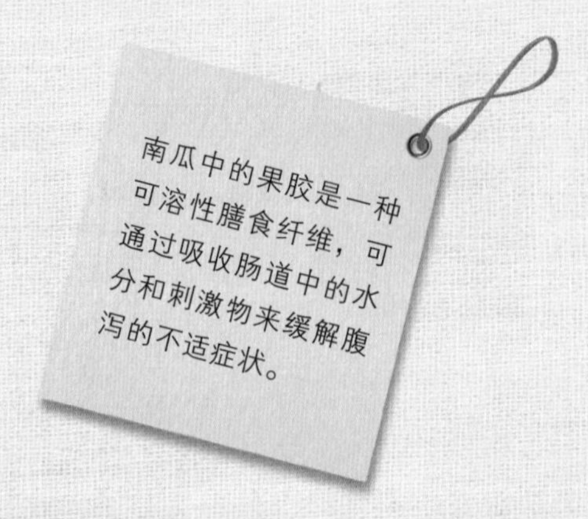

材料

面线 50 克
南瓜 20 克
高汤适量

做法

1. 南瓜洗净，去皮、去籽后切丁，蒸熟。
2. 滚水中放入面线煮至软烂，捞出后剪成小段。
3. 锅中放入南瓜和高汤，煮滚后加入面线拌匀，再次煮滚即可。

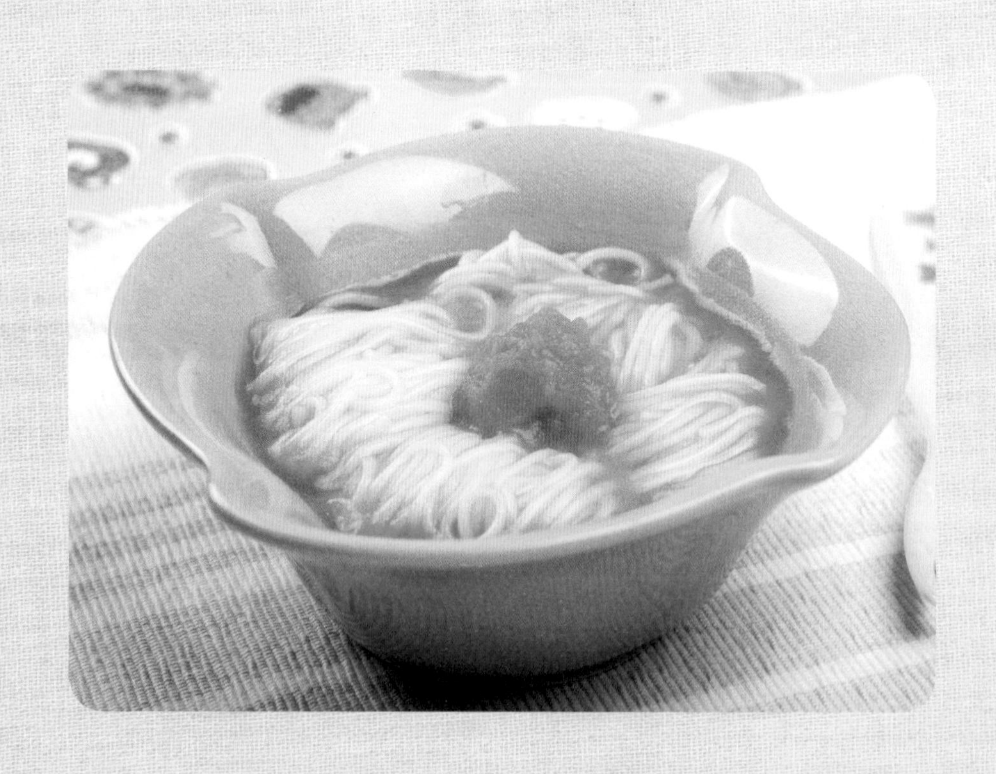

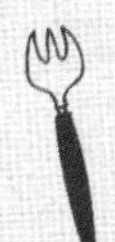

什锦蔬菜粥

材料

白米饭 40 克
胡萝卜 10 克
红薯 10 克
南瓜 10 克
花生粉 15 克

做法

1. 红薯和南瓜分别洗净，去皮和籽，蒸熟后磨碎；胡萝卜洗净去皮，烫熟后切碎。
2. 锅中放入白米饭和适量水煮滚后，加入其他食材煮至熟软即可。

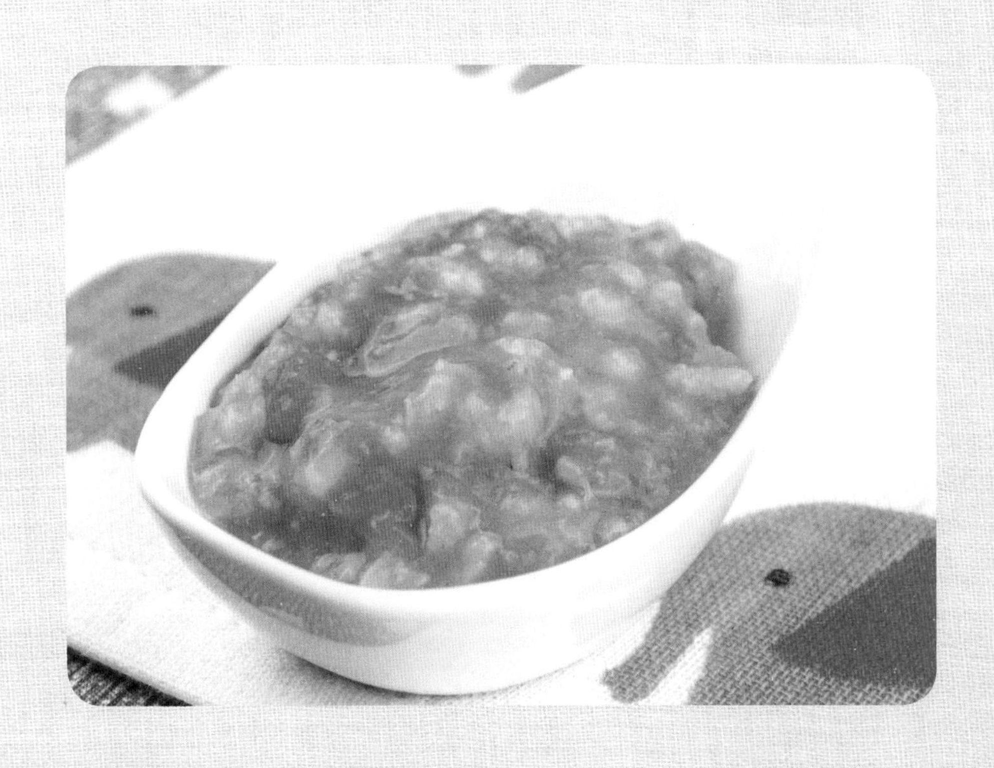

小儿遗尿

小儿遗尿指3岁以上的幼儿在睡梦中小便，醒后方知的一种病症，俗称"尿床"。

引发病症原因

小儿遗尿的原因包括：家族遗传，遗尿患者常在同一家族中发病，疾病发生率为20%～50%；泌尿系统功能障碍，泌尿通路狭窄梗阻、膀胱发育变异、尿道感染、膀胱容量及内压改变等，均可引起遗尿；控制排尿的中枢神经系统功能发育迟缓等。

临床症状表现

多数患儿易兴奋、性格活泼、活动量大、夜间睡眠过深、不易唤醒，遗尿在睡眠过程中，一夜发生1～2次或更多。醒后方觉，并常在固定时间。主要类型分两种，一种为遗尿频繁，几乎每夜发生；另一种遗尿可为一时性，可隔数日或数月发作一次，或发作一段时间。

疾病治疗原则

由于小儿的肾功能没有发育完善，因此调控膀胱排尿的能力也比较差，所以只要强化肾功能，就能缓解此症。

此外，中医认为肾气不足、肾阳亏虚所致的遗尿者，宜温补固涩，缩尿止遗；而肝胆火旺所致的遗尿者，宜清肝泻火，缓解遗尿症状。

生活保健常识

对于遗尿患儿要耐心教育引导，切忌打骂、责罚，鼓励患儿消除怕羞和紧张情绪，建立起战胜疾病的信心。每日晚饭后注意控制饮水量。在夜间经常发生尿床的时间之前，立即唤醒患儿起床排尿，持续训练，可逐步改善遗尿现象。

民间小秘方

❶覆盆子15克加水煎汁，滤渣取汁液与瘦肉一起放入砂锅中，加水煮汤，吃肉喝汤，一日3次，有补益肝肾、缩小便功效，适用于小儿遗尿患者。

❷取金樱子1.5千克加少量白糖熬成药膏，每次取1大汤匙服用，一日2次，有固精涩肠、缩尿止遗的功效，适用于小儿遗尿患者。

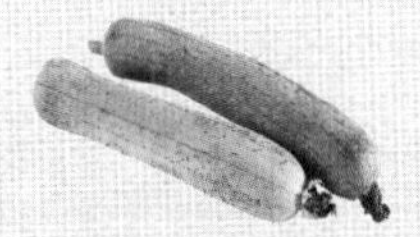

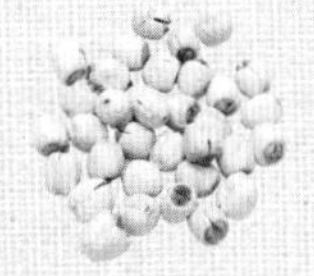
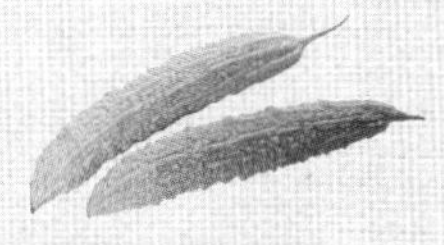

适合吃的食物

· 丝瓜、莲子、苦瓜

宜用金樱子、覆盆子、桑螵蛸、益智仁、黄芪、白术、党参、五味子、陈皮、猪肚等缩尿止遗的药材和食材；肾气不足者宜食莲子、韭菜、黑芝麻、山药、桂圆等温补固涩的食物；肝胆火旺者宜食丝瓜、苦瓜。

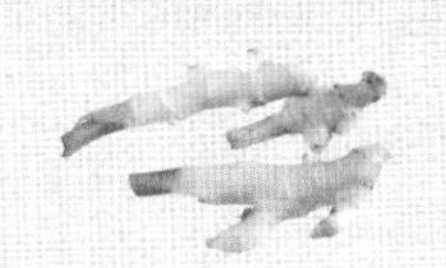
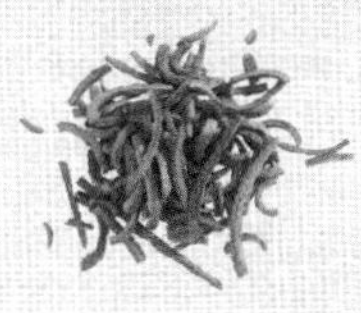
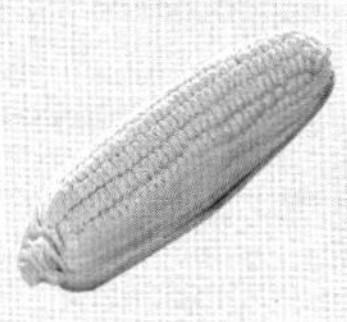
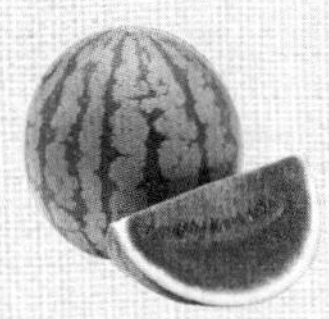

不能吃的食物

· 生姜、肉桂、玉米、西瓜

遗尿的小儿不宜食用多盐、多糖食物，因为薯片、皮蛋等多盐的食物，可引起人体内渗透压改变，使患儿口渴多饮，加重遗尿的病情。另外，蛋糕、巧克力、柑橘等高糖食物也可以引起患儿多饮多尿。而且研究发现，高糖食物会在小儿的体内发生反应，一来可刺激膀胱膨胀，使其平滑肌发生痉挛；二来也会引起小儿睡眠过深，导致遗尿。除此类食物外，以下两类食物，遗尿的小孩也不宜食用。

禁食的原因

禁食辛辣刺激性以及生冷的食物

辣椒、咖喱、生姜、肉桂等食物具有强烈的刺激性，可对神经系统形成一定的刺激，由于小儿神经系统的发育尚未成熟，食用这类刺激性的食物，容易导致大脑皮质的功能失调，引起遗尿。而冰品等生冷食物可削弱脾胃的功能，也会刺激肾，不利于小儿遗尿的病情。

禁食味甘淡、利尿作用明显的食物

这些食物均具有明显的利尿作用，食用后可加重小儿遗尿的病情。例如：玉米含有蛋白质、脂肪、糖类、β－胡萝卜素、B族维生素、维生素E，以及丰富的钙、铁、铜、锌等多种矿物质，它与玉米须均有较强的利尿作用。

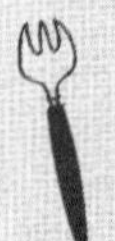

金针丝瓜

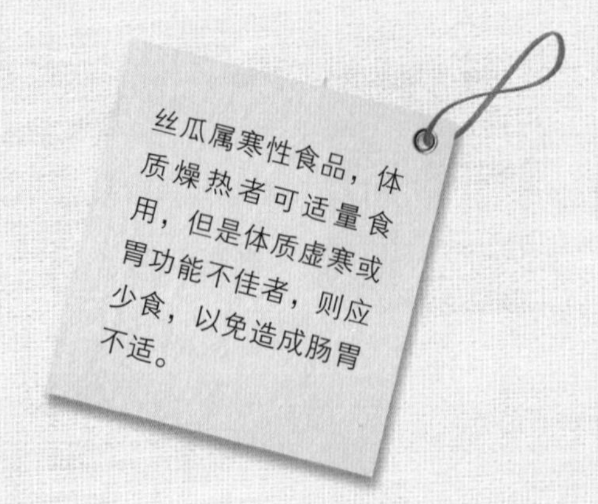

材料

丝瓜 150 克
金针菇 40 克
虾皮 5 克
姜丝少许
芝麻油少许
盐少许
食用油适量

做法

1. 将丝瓜洗净、去皮，切小块；金针菇洗净，切小段；虾皮洗净。

2. 锅中放入少量油，爆香姜丝和虾皮，放入丝瓜，翻炒一会儿，加入适量水，盖上锅盖焖煮，等丝瓜软烂后，加入金针菇炒匀，再放入盐调味，起锅前加入少许芝麻油即可。

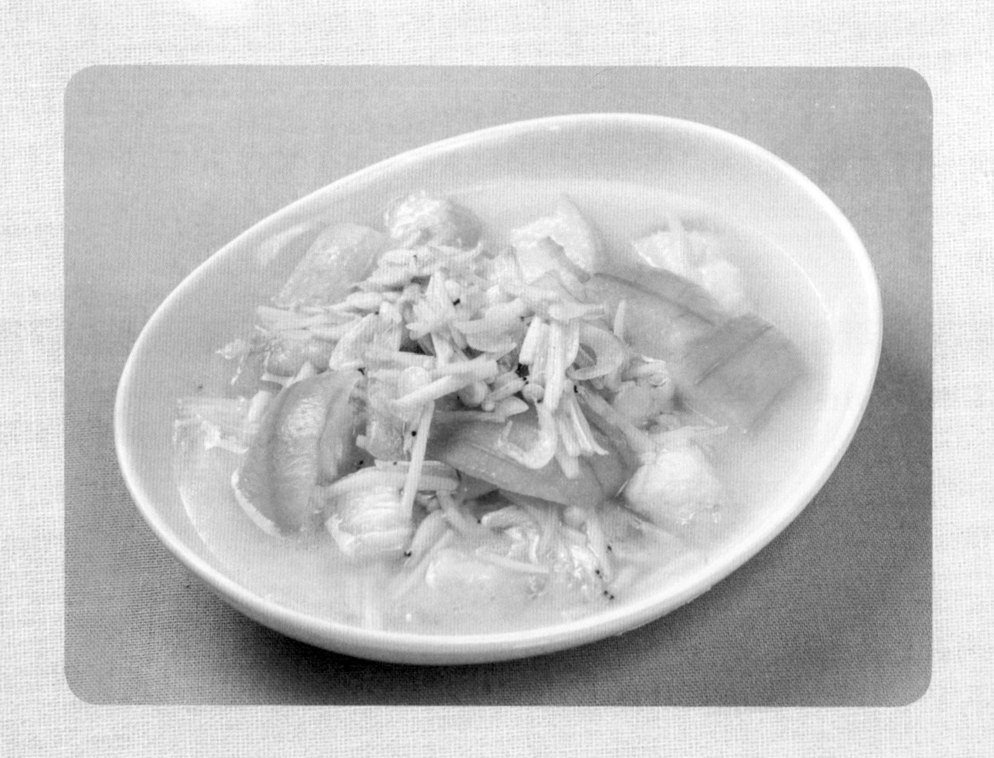

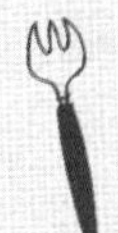

三鲜丝瓜汤

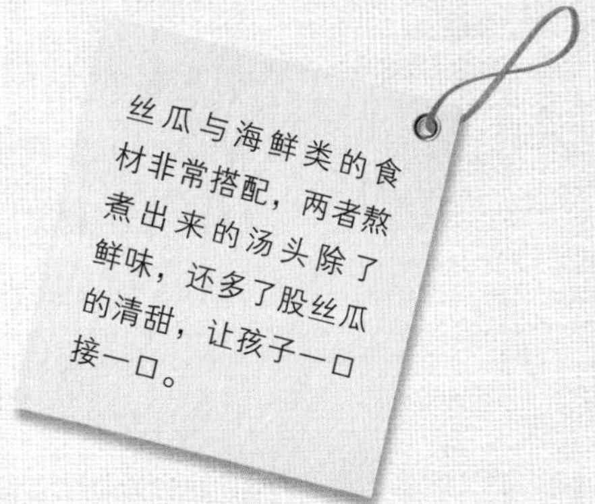

材料

虾仁 20 克
蟹脚 20 克
鲜干贝 1 颗
丝瓜 150 克
姜丝适量
盐适量
食用油适量

做法

1. 将丝瓜洗净去皮，切成小块；虾仁洗净，挑去肠泥；干贝洗净，切小丁；蟹脚洗净。

2. 锅中放入少许油，爆香姜丝，再放入虾仁、蟹脚、干贝，翻炒一会儿，最后加入丝瓜和适量水，盖过食材，等丝瓜熟软后，加入盐调味即可。

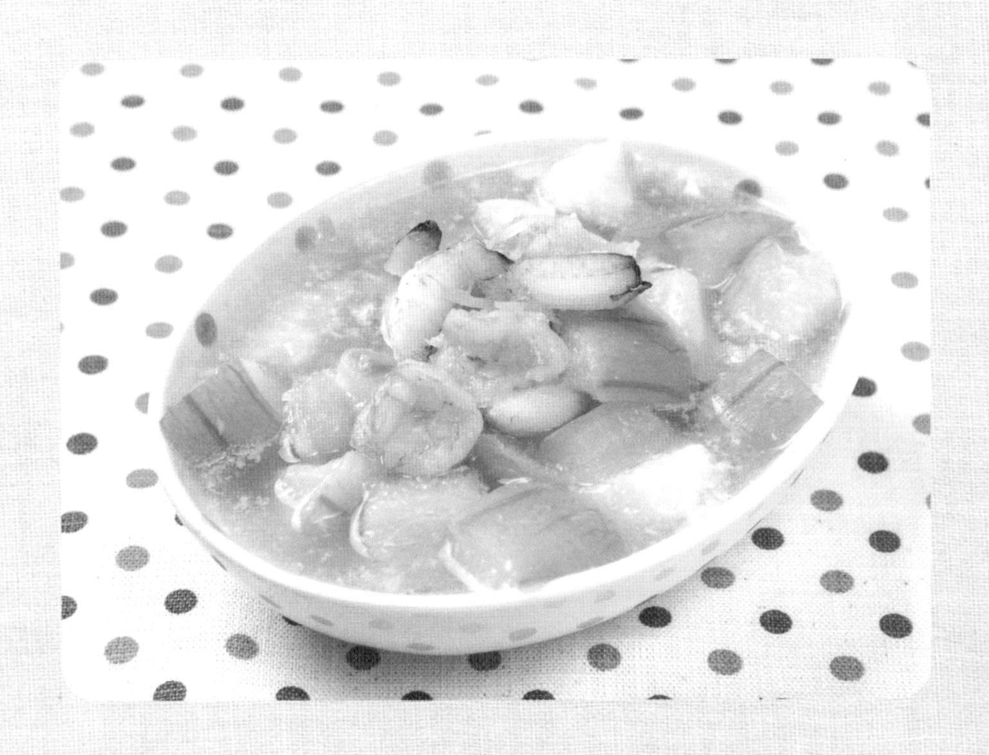

小儿夏季热

小儿夏季热是指在夏天由于气温升高而引发的一种儿科常见病、多发病，多见于6个月～3岁的体弱小儿，发病与气候炎热密切相关。

引发病症原因

中医认为小儿先天禀赋不足，如早产儿、肾气不足者；后天脾胃不足、营养较差、脾胃虚弱者；病后体虚、气阴不足者。有这些情况的小儿，入夏后不能耐受暑热的气候，易患本病。

临床症状表现

1. 发热

大多数病儿盛夏时节开始发烧，体温在38～40℃之间，持续不退，天气越热，体温越高。

2. 多饮多尿

病儿口干舌燥、口渴多饮，小便频数、清长。

3. 少汗或无汗

大多数患儿不出汗，仅有时在发病时头部稍有汗出。

4. 其他症状

病初起时一般情况良好，或偶有轻微感冒症状。发热持续不退时，可见食欲减退、面色苍白、倦怠乏力、烦躁不安等症。

疾病治疗原则

由于小儿体温调节不健全，当外部温度过高时，体内的热气无法排出去，容易罹患夏季热，在此种情况下，只有驱除体内的热气，才能有效治疗此病。其次，热气过盛会损耗津液，导致阴液亏虚，因此在清热的同时也要滋阴生津、解渴。另外，还应促进身体排汗，以防汗出不畅、邪气蕴蒸而导致中暑等症的发生。

生活保健常识

父母要密切关注孩子，注意营养，饮食宜清淡，少给小儿吃油腻的食物。多补充水分，可饮用西瓜汁、金银花露、绿豆汤等。高烧时可适当用物理降温方式，如睡冰枕。必要时可通过空调设备或开门窗通风，或开电扇等方式，让室内的空气流通，降低居室温度。常洗温水浴，帮助发汗降温。避免着凉、中暑，防止并发症。

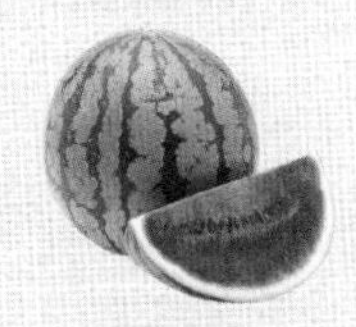
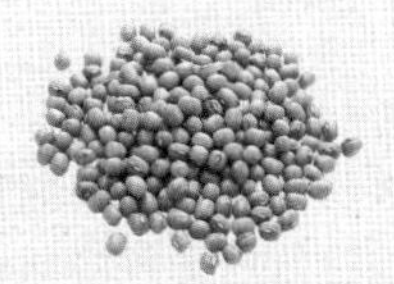
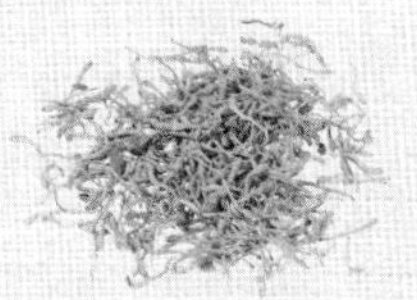

适合吃的食物

· 西瓜、绿豆、金银花

宜选淡竹叶、麦冬、栀子、天花粉、金银花、太子参、莲藕、葛粉、玉竹等滋阴清热的药材和食物；宜选薄荷、桑叶、葛根和牛蒡等清热发汗的药材；宜选择清补凉润的食物，如西瓜、冬瓜、绿豆、百合等。

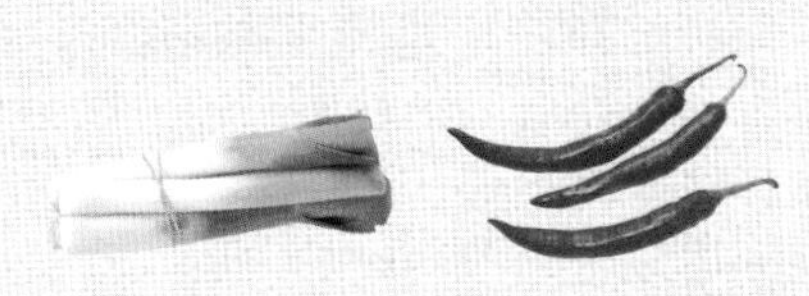
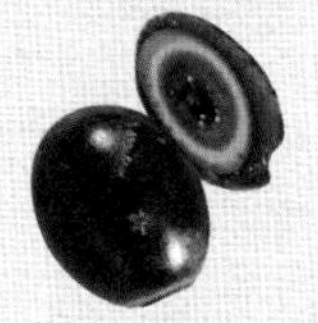
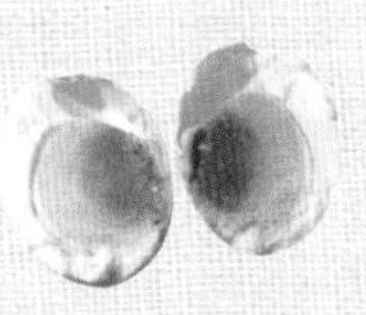

不能吃的食物

· 葱、辣椒、皮蛋、咸鸭蛋

中医认为，小儿夏季热为体质虚弱患儿为夏季暑邪侵入所致，因此不宜食用助热上火的食物，如羊肉、荔枝、榴莲、龙眼、薯片等。这类食物食用后均会助热上火，加重小儿夏季热的病情。除此类食物外，以下两类食物，夏季热患者也不宜食用。此外，容易得夏季热的孩子，一定要少吃冰品消暑，也要避免长时间在太阳底下，少吹冷气，以自然风为主，更要常常运动，增加身体的抵抗力。

禁食的原因

禁食辛辣刺激性食物

胡椒、桂皮、丁香、辣椒、葱、姜、大蒜、洋葱等食物，具有强烈的刺激性，可对神经系统形成一定的刺激，加重其发热、口渴等症状，加重夏季热的病情。此外，此类食物也均为性温热之品，食用后可助热上火。

禁食过咸的食物

这些食物中的含钠量很高，过量摄取纳，会改变血液的渗透压，使人体出现“口渴”的状态，加重夏季热患儿的口渴多饮症状。

西瓜汁

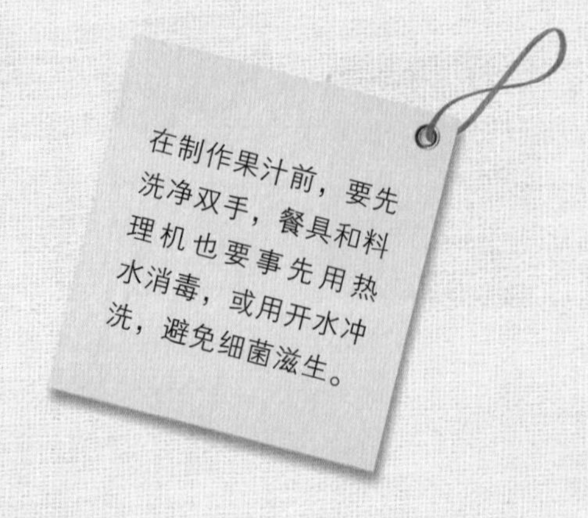

材料

西瓜 30 克
冷开水适量

做法

1. 西瓜去皮，切小块，放入研磨钵中磨成西瓜泥。
2. 把西瓜泥倒在筛网中，滤出西瓜汁。
3. 西瓜汁中加入冷开水稀释即可。

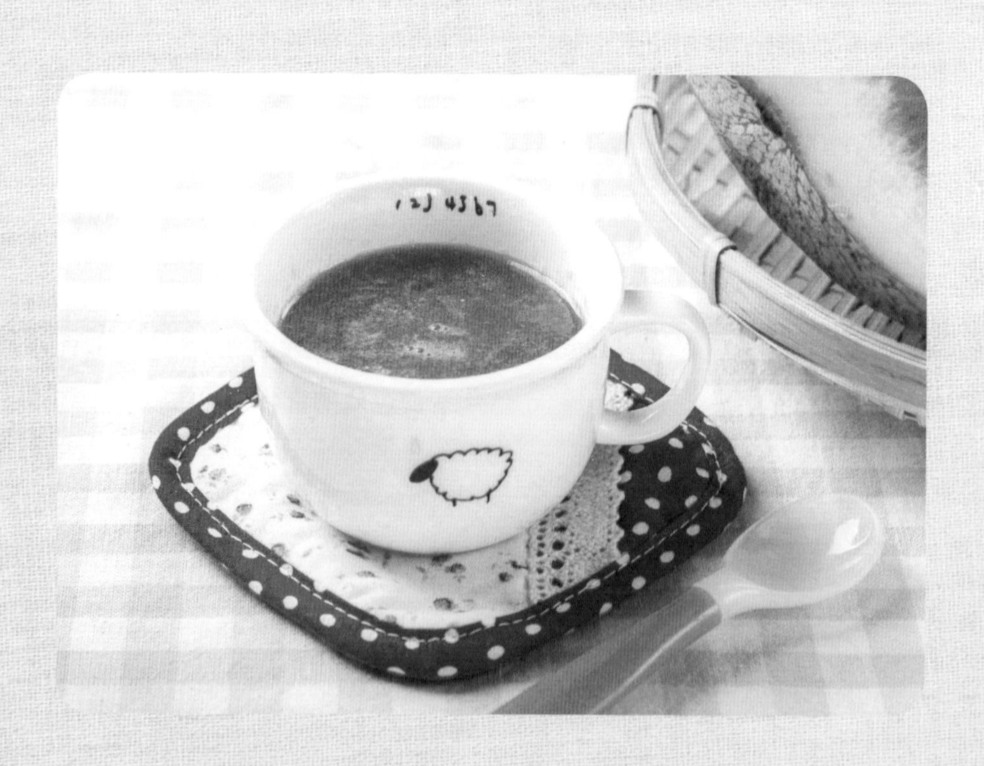

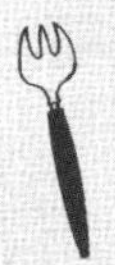

绿豆沙牛奶

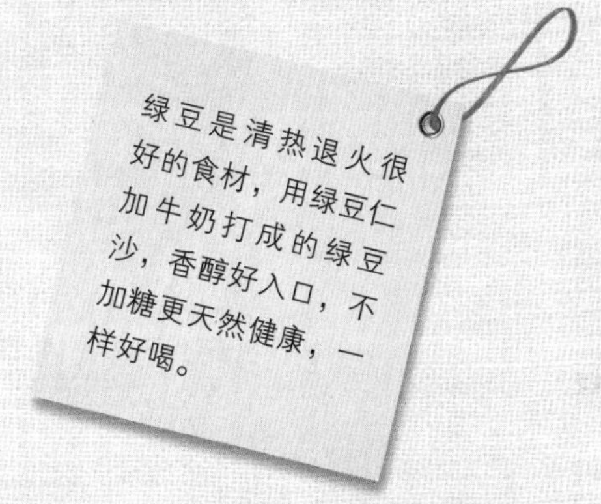

材料

绿豆仁 100 克
白糖 80 克
牛奶 300 毫升

做法

1. 绿豆仁清洗干净，浸泡 3 小时。
2. 将泡好的绿豆仁和白糖一同放入锅中，加水煮滚，煮至软烂。
3. 煮好的绿豆仁放凉后，和牛奶一起放入料理机中打匀即可。

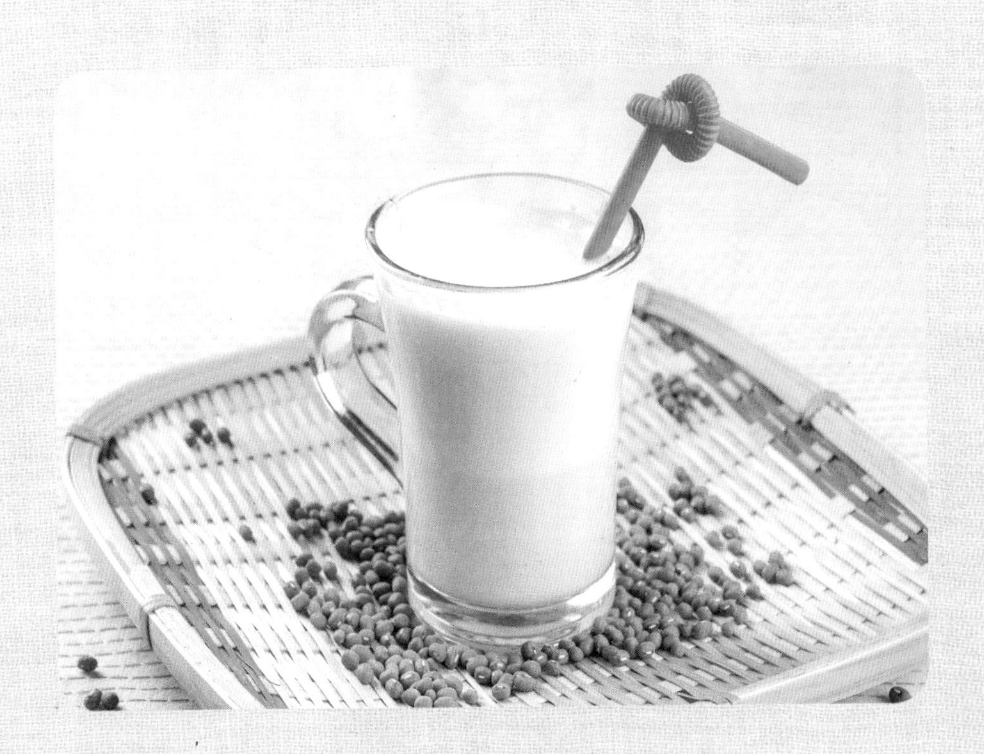

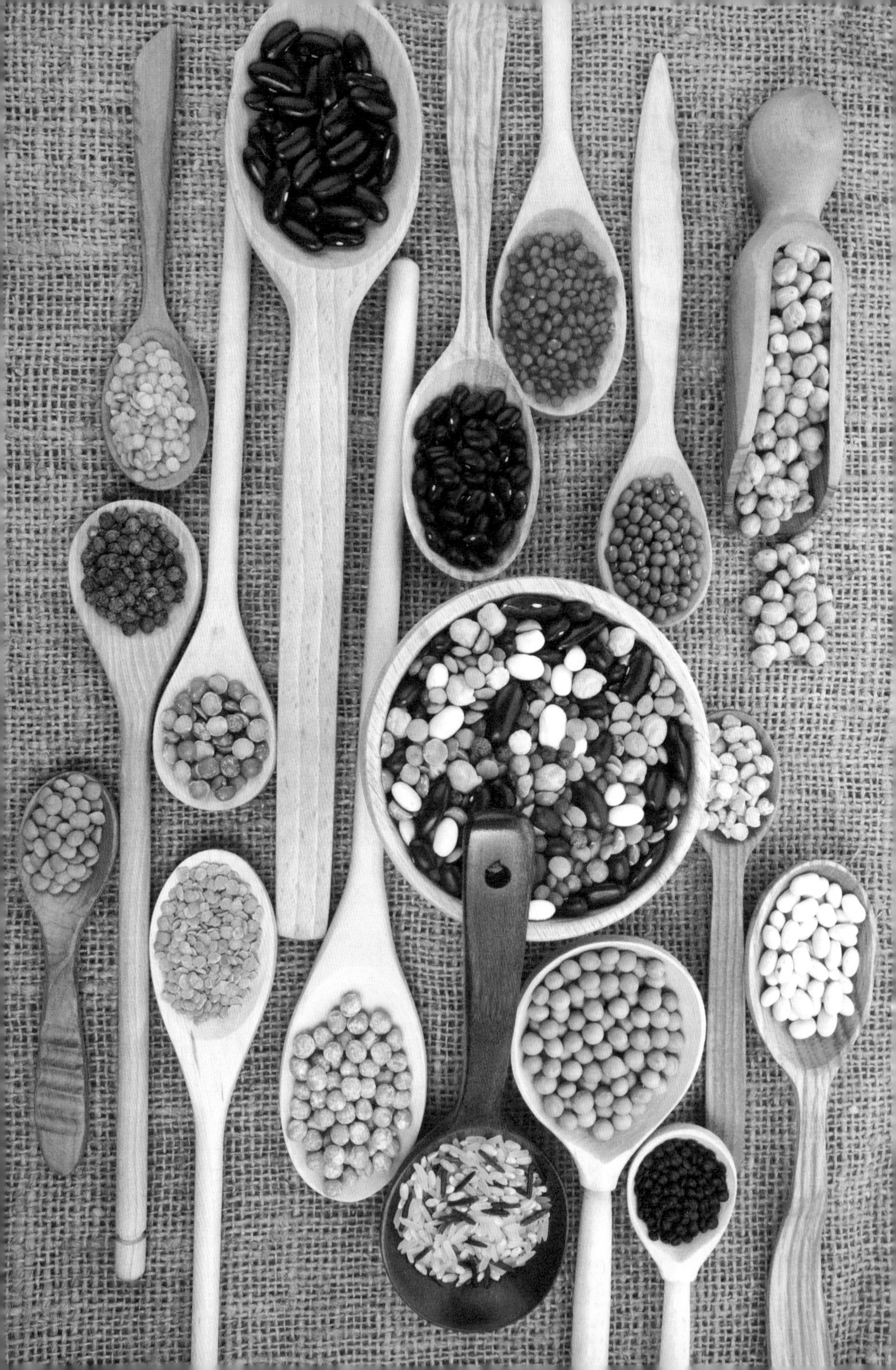